PAULO DE PAULA

EU SOU, EU POSSO!

NOTA DO PUBLISHER

Este livro que está em suas mãos, caro leitor, é um guia inspirador e essencial para todos que se sentem perdidos e estão procurando um sentido maior para a vida e para a existência. Paulo de Paula traz em *Eu sou, eu posso!* uma caminhada intimista, única e poderosa pelo Universo. Aqui, as palavras ressoam dentro de nós e nos mostram como viver a vida mais conectada com o que realmente importa e com menos sofrimento psíquico.

Nessa jornada você entenderá conceitos complexos da Ciência e da Filosofia, refletirá sobre sentimentos positivos, negativos e seus impactos na matéria e encontrará na história pessoal do Paulo de Paula um passo a passo para aplicar esses aprendizados em sua vida e mudar sua realidade.

Minha equipe e eu acreditamos que, por meio das páginas deste livro, podemos transformar o mundo e que você tem em mãos uma verdadeira jornada pelo Universo – aquele que existe dentro de si e também o que nos cerca. Além de matéria, somos também energia e vibração.

Encante-se pelos autores e por seus conhecimentos sobre Física Quântica, Neurociência e sabedorias ancestrais e descubra durante a leitura como se reconectar com o seu "Eu sou" para materializar seus sonhos com o "Eu posso"!

Uma ótima leitura.

Rosely Boschini – CEO e publisher da Editora Gente

PAULO DE PAULA

EU SOU, EU POSSO!

O mantra da Filosofia e da Física Quântica que transforma vidas

A impressionante jornada ao universo da mente por meio das variáveis determinantes

Organizado por Iveraldo Guimarães

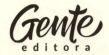

Diretora
Rosely Boschini

Gerente Editorial
Rosângela de Araujo Pinheiro Barbosa

Editora Assistente
Franciane Batagin

Assistente Editorial
Giulia Molina

Produção Gráfica
Fábio Esteves

Coordenação Editorial
Juliana Rodrigues | Algo Novo Editorial

Preparação
Fernanda Guerriero

Capa e ilustração
Marcela Badolatto

Projeto gráfico e diagramação
Vanessa Lima

Revisão
Vero Verbo Serviços Editoriais e Carolina Forin

Impressão
Gráfica Loyola

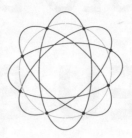

Todas as fotos foram enviadas pelos autores. Sua autorização de uso e reprodução são de inteira responsabilidade dos mesmos.

Copyright © 2020 by Paulo de Paula e Iveraldo Guimarães
Todos os direitos desta edição são reservados à Editora Gente.
Rua Original, 141/143 – Sumarezinho
São Paulo, SP– CEP 05435-050
Telefone: (11) 3670-2500
Site: www.editoragente.com.br
E-mail: gente@editoragente.com.br

Dados Internacionais de Catálogo na Publicação (CIP)
Angélica Ilacqua CRB-8/7057

Paula, Paulo de
Eu sou, eu posso!: O mantra da Filosofia e da Física Quântica que transforma vidas / Paulo de Paula. – São Paulo: Editora Gente, 2020.
400 p.

ISBN 978-65-5544-041-6

1. Técnicas de autoajuda 2. Neurociências 3. Filosofia 4. Autoconhecimento 5. Sucesso I. Título

20-2931   CDD 158.1

Índice para catálogo sistemático:
1. Autoajuda: Sucesso

AGRADECIMENTOS

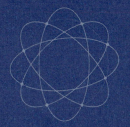

Após tantos anos de intensos estudos sobre os conhecimentos divulgados por cientistas e filósofos para fundamentar esta minha narrativa de vida, torna-se um prazer demonstrar muita gratidão às pessoas que me ajudaram a compor o seu cenário.

Fico feliz em ter a oportunidade de agradecer a Zélia de Paula, minha esposa, que acreditou neste meu projeto desde o primeiro momento, quando eu ainda claudicava no seu formato e na decisão para qual direção seguir. Sou seu devedor eterno por sua paciência em ler e reler os textos, redirecionando-os quando preciso, e por suas sugestões, as quais foram determinantes para que o livro se enriquecesse em seu conteúdo.

Meu agradecimento especial a Ana Amélia Agra, fonoaudióloga e com formação em Letras, que diligentemente revisou as diversas versões dos originais buscando erros e incoerências e elaborando questões essenciais, especialmente na sua correção final. Suas leituras críticas resultaram em recomendações pertinentes para tornar a leitura destas páginas a mais aprazível possível.

Agradeço imensamente a Vicente Serejo, escritor e excepcional cronista, por ter contribuído com inúmeros conselhos construtivos que foram determinantes na substituição e redução de jargões técnicos para o texto ganhar mais fluidez e melhor compreensão; assim como por suas sugestões na organização dos capítulos finais.

Sou muito grato a Mizael Barreto, parceiro de primeira hora na construção de nossos projetos educacionais, por ter revisado os capítulos referentes à formação da Universidade Potiguar, cedendo valiosas informações a eles. Também estendo essa gratidão a Raulino Tramontin, parceiro em nossos pioneiros passos no ramo da educação, por seus valiosos e generosos conselhos para o aperfeiçoamento dos capítulos; e, ainda, a Ana Cristina Canettieri, atual diretora da Consultores Associados de Educação e Cultura (Cadec), que gentilmente me mostrou a necessidade de ajustar alguns fatos relatados nos capítulos que abordam a criação da Universidade Potiguar.

Desejo expressar o meu reconhecimento aos companheiros da Força Aérea Brasileira (FAB) Telles Ribeiro, Biasus, João Luiz e Outeiro, que deram valiosas contribuições com observações imprescindíveis oriundas de seus conhecimentos aeronáuticos e de lembranças dos tempos de Escola e de nossa formação em pilotos de aviões a jato.

Expresso minha sincera gratulação aos parceiros das lutas comerciais Wellington e Cláudio Miranda, que foram generosos em colaborar com subsídios para retificar e preencher lacunas, essencialmente nos capítulos referentes aos empreendimentos comerciais Galvão Mesquita e Casa Lux.

Enfim, a todos que colaboraram para a feitura desta história, direta ou indiretamente, com suas cooperações e seus estímulos, quero entregar a minha sincera gratidão. Confesso que, devido às suas observações e críticas construtivas, esse neófito em literatura aprendeu que o leitor quer sempre explicações simples e honestas para as questões mais difíceis, as quais não se deve jamais negligenciar; que não se deve medir esforços para uma explicação suplementar; e, por fim, que é necessário tentar deleitá-lo permanentemente com a poesia da Ciência e da Filosofia, a qual também tem o condão de mitigar eventuais tecnicismos.

Paulo de Paula

SUMÁRIO

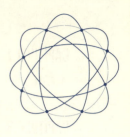

PREFÁCIO 10

APRESENTAÇÃO 14

PRÓLOGO 24

CAPÍTULO 1
A infância no Sítio do Cucuruto 26

CAPÍTULO 2
Uma passagem para Guaxupé 39

CAPÍTULO 3
Um novo destino: Mogi das Cruzes 60

CAPÍTULO 4
Os mecanismos do TDAH 73

CAPÍTULO 5
Com destino a Cumbica 86

CAPÍTULO 6
O concurso 104

CAPÍTULO 7
A EPCAR 125

CAPÍTULO 8
As emoções e os sentimentos 139

CAPÍTULO 9
Os ensinamentos para o voo 161

CAPÍTULO 10
A era do jato 179

CAPÍTULO 11
Os caminhos para a AFA 190

CAPÍTULO 12
A Academia 196

CAPÍTULO 13
O CATRE 205

CAPÍTULO 14
As Empresas 229

CAPÍTULO 15
A reestruturação 248

CAPÍTULO 16
Criando a faculdade UNIPEC 272

CAPÍTULO 17
Criando a Universidade Potiguar (UnP) 292

CAPÍTULO 18
Uma nova tecnologia de Gestão Educacional 312

CAPÍTULO 19
O Anticódigo 344

A METÁFORA DO VOO 364

EPÍLOGO: DE VOLTA PARA BARBACENA 370

REFERÊNCIAS BIBLIOGRÁFICAS 379

APÊNDICE 389

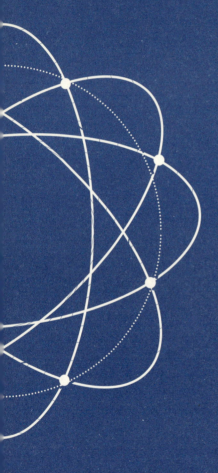

PREFÁCIO

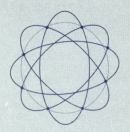

O livro que o leitor tem em mãos é, no mínimo, intrigante. O autor construiu, de forma impressionante, um caminho que entrelaça a história de sua vida aos conceitos da Física Quântica, às novas descobertas da Neurociência (e muitas informações provenientes da Filosofia) e às sabedorias ancestrais, bem como às propostas de técnicas e práticas para melhorar a vida das pessoas, promovendo condições de equilíbrio e harmonização da energia de cada um. Acompanhando a sua saga, ele transmite, de maneira muito eficiente, informações e conceitos científicos comprovadamente úteis.

Conheci Paulo de Paula há alguns anos em Natal (RN), na ocasião de uma palestra que ministrei sobre Física Quântica aplicada à saúde. Fomos apresentados pela doutora Monique de Sá, uma amiga de sua esposa e justamente quem havia me convidado para palestrar. Durante nossa conversa, senti que estava diante de uma mente brilhante, dona de uma grande dose de energia vital. Com o tempo, fiquei sabendo de detalhes de suas conquistas no mundo acadêmico e empresarial, o que confirmou minhas primeiras impressões. Soube que o respeito e a admiração foram mútuos.

Durante a leitura deste livro – o que fiz saboreando cada página –, fui conhecendo mais e mais o autor, essa figura incrível que você vai ficar animado em desvendar. Os capítulos desnudam a alma dele, juntamente com a preocupação que ele tem em oferecer as possibilidades de resolução dos problemas que o acompanharam anos a fio. O leitor pode se utilizar desse conhecimento, associado à experiência pessoal de Paulo de Paula, para ampliar sua capacidade de obter saúde mental e emocional.

E agora, poucos anos depois, sou brindada com o convite empolgante de prefaciar esta obra, cujo título mostra seu propósito: *Eu sou, eu posso!* A leitura é fácil e, ao mesmo tempo, intensa. Os conteúdos científicos são muito bem embasados e explicados de modo simples, para que todos possam entender e se beneficiar.

Entre tantos capítulos interessantes, o que versa sobre a gratidão chamou minha atenção! Atualmente, estudos da Neurociência sobre os efeitos do sentimento de gratidão têm mostrado que ela modula o cérebro e faz o sistema nervoso autônomo responder, diminuindo o estresse. A gratidão é a prática mais efetiva para estimular sentimentos ligados à felicidade, alegria, tranquilidade. O ser humano é capaz de mudar a sua biologia a partir dos pensamentos e sentimentos, o que está muito bem estabelecido nos livros do médico indiano Deepak Chopra e nos trabalhos do biólogo quântico Bruce Lipton, Ph.D. No Capítulo 6, portanto, Paulo de Paula consegue explicar ao leitor a importância desse sentimento, que é, como ele mesmo diz: "Uma imprescindível variável determinante no desenvolvimento das atividades humanas". Vale a pena deter-se nesse capítulo e absorver toda a intensidade dele.

Durante esta narrativa, vamos conhecendo o autor e verificamos sua determinação, iluminação, capacidade de aprendizagem e de liderança e, acima de tudo, humildade em reconhecer as bênçãos recebidas, retribuindo-as ao Universo. Impossível não se emocionar com suas peripécias e vitórias.

Nestas páginas, está comprovada a excelência que o autor se propõe a depositar em tudo o que intenciona fazer, propondo a autocura, denominada por Paulo de Paula o "Anticódigo", usada para se contrapor aos sofrimentos psíquicos. O Capítulo 19 explica primorosamente as quatro forças da natureza, na visão da Física clássica e da Física Quântica, e inclui a quinta força, de igual magnitude, com a intenção de reunir e aglutinar – mas, acima de tudo, ser a essência da humanidade.

Para este livro ser mais valioso para o leitor, Paulo de Paula, com sua intensa maneira de servir ao outro, oferece formas de cultivar o conhecimento de técnicas e práticas, capazes de auxiliar o encontro com a harmonia emocional e a sanidade mental.

Desejo-lhe uma maravilhosa leitura! Aproveite!

Dra. Rosangela Arnt[*]
Curitiba, 26 de julho de 2020.

---

[*] É membro do Quantum Integrative Medicine (EUA). Especialista em Nutrologia, Práticas Ortomoleculares e Saúde do Trabalhador; exerceu a Medicina por trinta e sete anos. É consultora científica para instituições de ensino e empresas na área de Saúde Quântica e nutracêuticos. Idealizadora, coordenadora e professora de várias pós-graduações *lato sensu*, com aval do MEC, na área da Saúde Integrativa Quântica. Palestrante e autora internacional.

APRESENTAÇÃO

NOTA DO EDITOR: Caro leitor, os números das notas de fim se repetem caso a referência já tenha sido feita anteriormente no mesmo capítulo. Todas as referências podem ser consultadas no fim do livro, de acordo com o número e com o capítulo no qual aparecem.

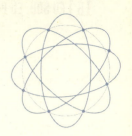

Meu prezado leitor, este livro, que agora chega às suas mãos, conta a saga de uma batalha de titãs invisíveis travada nos obscuros campos da mente entre as ações reflexivas do inconsciente e o poder sobrepujante do consciente. Essa saga tem como fundamento a minha própria história de vida, a qual principia com uma infância afetada por um trauma psicológico, cujos sofrimentos consequentes acompanhar-me-iam por quase toda a minha existência, acrescidos de comportamentos de hiperatividade e impulsividade. Por conta desse quadro sintomático, bem mais tarde, observei que me enquadrava (conforme os critérios do Manual Diagnóstico e Estatístico dos Transtornos Mentais – DSM – e outros sistemas classificatórios) como detentor do Transtorno do Déficit de Atenção com Hiperatividade (TDAH). No Capítulo 4, desenvolvo considerações acerca desse transtorno e observo a permanência dos comportamentos de hiperatividade e impulsividade, bem como a eventualidade dos desvios de atenção.

No entanto, como constatará você, essas agruras psíquicas, apesar do poder de causarem sofrimentos excruciantes, não tinham energia suficiente para suplantar a energia *congênita* (ver Capítulo 1) que, ao fim, utilizei para neutralizá-las e substituí-las por pensamentos positivos e produtivos. E, por isso mesmo, elas não foram obstáculos intransponíveis para que eu ingressasse na Força Aérea Brasileira e me tornasse um piloto militar e um instrutor de aviões de combate; tampouco que fosse considerado um empresário de sucesso nas atividades educacional (com a criação e implantação de universidades, colégios e sistemas de ensino a distância) e imobiliária (com a implantação de projetos líderes na América Latina).

Por ter sido dolorosamente incomodado com a recorrência daqueles sofrimentos mentais, procurei soluções para mitigá-los ou suprimi-los por meio de processos psicanalíticos e métodos da Psicologia que alcançavam diretamente as profundezas do inconsciente, como a *abordagem direta do inconsciente* (ADI).* E ainda complementava a minha terapia em busca de qualquer paz mental com exercícios de Kriya Yoga, tentando harmonizar o corpo com a mente.

Por todos os caminhos procurei respostas que me permitissem encontrar lenitivo, mergulhando em estudos autodidatas sobre as ciências da mente. Essas minhas investigações findaram por levar-me também a descobrir subsídios para os meus propósitos nos ensinamentos milenares dos sábios orientais, nas mais recentes pesquisas da Neurociência e nos fundamentos da Física Quântica (ciência que estuda os fenômenos que ocorrem no interior do átomo). Os princípios da Física Quântica e os ensinamentos orientais revelaram-se impressionantes por suas similitudes – duas doutrinas (uma científica e outra filosófica) que, apesar de separadas por milênios no tempo, emaranham-se em seus fundamentos na atualidade.

---

* Define-se o método da abordagem direta do inconsciente (ADI), segundo sua criadora, a psicóloga Renate Jost de Morais, como técnicas por meio das quais o paciente aprende a entrar com o seu consciente em seu inconsciente e verifica, *in loco*, fatos responsáveis por muitos sintomas desagradáveis, focalizando-os como aconteceram (com a mesma carga emocional em sua origem), mas sem precisar sofrer agora.

Apresentação | 17

CIENTISTAS DA FÍSICA QUÂNTICA E PENSADORES DA FILOSOFIA ORIENTAL

FÍSICA QUÂNTICA

O físico alemão Max Karl Ernst Ludwig Planck (1858-1947) elaborou os seus princípios básicos, mas outros físicos também participaram de seu desenvolvimento, a exemplo dos austríacos Erwin Schrödinger (1887-1961) e Wolfgang Pauli (1900-1958), do polonês Max Born (1882-1970), do húngaro John von Neumann (1903-1957), do norte-americano Richard Feynman (1918-1988), entre outros.

FILOSOFIA ORIENTAL

Dentre os inúmeros estudiosos e autores da Filosofia oriental, citamos o físico Fritjof Capra (1939-), autor de *O tao da física*; o escritor japonês Daisetsu Teitaro Suzuki (1870-1966), autor de *Ensaios no zen-budismo: primeira, segunda e terceira séries*; o Lama Anagarika Govinda (nascido Ernst Lothar Hoffmann)(1898-1985), autor de *A atitude psicológica da filosofia budista primitiva* e expositor do budismo tibetano, Abhidharma e meditação budista; o filósofo indiano Sarvepalli Radhakrishnan (1888-1975), autor de *A filosofia indiana*; o filósofo taoísta chinês Chuang-Tzu (século IV a. C.), autor da obra que leva seu próprio nome; o líder espiritual Sri Prem Baba (1965-), autor de *O propósito*; o monge indiano e mestre do Kriya Yoga Paramahamsa Prajnanananda (1960-), autor de *Discourses on the Bhagavad Gitã*; o pensador indiano/britânico Thomas Troward (1847-1916), autor de *O poder oculto*.

Enquanto os conhecimentos orientais trazem respostas das profundezas da consciência, a Física Quântica as traz das profundidades microscópicas da matéria; enquanto o sábio oriental interioriza-se explorando sua própria consciência e finda por descobrir que o Universo é a sua amplificação, o físico quântico desvirgina a essencialidade da matéria, penetra em sua natureza e aprende que ele e sua consciência são componentes de uma unidade cósmica. Apesar das abordagens diferentes, ambos convergem para o mesmo fim; afinal, as realidades são as mesmas.[1]

Quando comungo que as prospecções ao interior de nosso EU,* para explorá-lo como consciência em sua plenitude, são essenciais para o conhecimento sobre o nosso Universo, não posso deixar de lembrar-me de Thomas Troward, um dos mais brilhantes e prestigiosos estudiosos dos conhecimentos filosóficos hindus,[2] que há muito já previra "existir um lado interior nas coisas e que, até que esse lado interior seja conhecido, as coisas em si não serão conhecidas".

Antes de continuar a apresentar este livro que você está prestes a ler, eu preciso considerar sobre a sua veraz e legítima natureza. Embora ele descortine a possibilidade de ser motivador e inspirador para que pessoas com problemas similares também se libertem de suas prisões psíquicas e se tornem livres e produtivas, não se pretende ser uma obra de autoajuda. É tão somente uma história de vida que apresenta sentimentos e emoções como variáveis determinantes imprescindíveis ao próprio desenvolvimento da vida (e que não necessitam de adicionais explicações sobre seus conceitos). Em meio a essa história, faço minhas próprias reflexões a respeito dos seguintes tópicos:

- Mente;
- Cérebro e sua independência com relação à consciência;
- Existência de Deus;
- Importância de ver a coisa pronta e realizá-la;
- Sentimentos e emoções, como amor, generosidade e gratidão;
- Propósitos da vida;
- Conexões de nossos neurônios;

---

* O EU ao qual me refiro consiste em nossa consciência plena constituída pela mente inconsciente e pela mente consciente.

- Possibilidade da criação de um Anticódigo para anular ou substituir o código responsável pelo desenvolvimento de minhas angústias psíquicas – uma história instigante que fiz questão de alicerçar com princípios científicos e filosóficos de fácil compreensão para todos.

Informações de caráter pessoal ou de natureza técnica (ou científica) mais aprofundadas foram acrescidas ao texto, inseridas em quadros como ilustração ou enriquecimento do tema (trata-se de leitura optativa, sem perda da compreensão do assunto considerado).

• • • • ● • • •

No prólogo deste livro, apresento a você a minha realidade, com a qual convivi durante a minha existência. Para um efeito mais didático, dei-lhe uma constituição de cinco componentes, razão pela qual a denominei *realidade pentâmera* – **físico, emoção, mente, espírito/consciência** –, os quais vão permear toda a nossa narrativa. **Espírito/consciência** findarão por ser considerados um único componente, apenas individualizados por terminologia, como o leitor vai ver mais adiante.

Quando, há pouco, referi-me aos padrões de energia por mim utilizados para neutralizar os meus sofrimentos psíquicos, eu o fiz porque a energia será uma variável determinante de presença constante nestas páginas a partir do Capítulo 1. E não poderia ser diferente, posto que tudo no Universo é energia, como preconiza a Física Quântica, ciência que ladrilhará toda a nossa narrativa.

É no Capítulo 1 que, pela primeira vez, você vai se defrontar com a Metafísica, com o encontro inusitado da fé com a ciência por meio das benzeduras de minha Mãe Eliza. Nele também rememoro os conceitos básicos do átomo e de uma onda (fundamentais para a compreensão de nossas considerações tecidas ao longo do livro).

No Capítulo 2, continuo em minha infância, mas, agora, no município de Guaxupé (ainda em Minas Gerais), para onde a família se mudara. Ali, aos 7 anos, sofri o terrível trauma psicológico que me acompanharia pela vida afora. É nesse capítulo que ocorrem minhas primeiras considerações sobre o cérebro e a mente, a qual se apresenta como mente consciente e mente inconsciente. Minha jornada sofre uma drástica mudança quando me interno no Seminário, onde tenho meu primeiro encontro com um vocábulo que transformaria minha vida no futuro: EU SOU. Nesse mesmo Seminário, também vivencio a variável determinante da **disciplina**, uma pedra angular na minha personalidade em formação.

No Capítulo 3, narro o desenvolvimento de minha adolescência (já em Mogi das Cruzes, no estado de São Paulo) e descrevo alguns conceitos básicos da Física Quântica (**colapso da função de onda e emaranhamento quântico**), demonstrando que o pensamento muda a realidade das coisas, ao mesmo tempo que faço breves reflexões sobre se o Universo é fruto do acaso. E ainda chamo atenção do leitor para o **poder da visão antecipada**, quando é possível ver a coisa pronta antes de sua materialização.

Nos Capítulos 4 e 5, teço considerações sobre o TDAH, o transtorno mental que atiça a minha impulsividade e minha hiperatividade, e sobre os seus sintomas e as suas causas. Além disso, descrevo o conflito entre minha mente consciente e a minha mente inconsciente, discuto sobre a natureza do duo **espírito/consciência** e sua independência com relação ao cérebro, assim como sobre a **plasticidade do cérebro** e as suas **conexões neuronais**, capacidade cerebral que me permitiu criar o **Anticódigo**.

Os Capítulos 6, 7 e 8 trazem a minha narrativa sobre o concurso para a Escola Preparatória de Cadetes do Ar (EPCAR), em Barbacena (MG), no qual passei, bem como o cotidiano daquela Escola por mim vivido. E, ancorado naquela vivência, desenvolvo considerações sobre a gratidão, o *agora*, o hábito, as emoções e os sentimentos.

A minha formação de piloto militar é relatada do nono ao décimo segundo capítulo, contemplando os treinamentos no Centro de Formação de Pilotos Militares (AFA), em Natal (RN), e na Academia da Força Aérea (AFA), em Pirassununga (SP). Essas foram experiências que me inspiraram a elaborar as considerações sobre o **hiperfoco**, a **fé**, o **poder da vontade** e o **salto quântico**, outro importante princípio da Física Quântica que participa permanentemente de nossas ações.

No Capítulo 13, relato meu retorno a Natal para realizar um estágio superior de aperfeiçoamento e adaptação ao avião a jato de combate, o AT 26 Xavante, no Centro de Aplicações Táticas e Recompletamento de Equipagens (CATRE), ao fim do qual fui escolhido como instrutor de voo. Enquanto desenvolvo minhas ações naquela nova função, demonstro a importância vital do sentimento da *intuição* na vida de um piloto de aeronaves, bem como seu conceito à luz da Neurociência e dos pensamentos orientais.

Os Capítulos 14 e 15 apresentam a minha decisão de deixar a Força Aérea Brasileira (FAB) para ingressar no mundo do comércio. Neles, explicito como essa grande decisão ocorreu à luz de um dos sintomas do TDAH: a impulsividade. Relato como assumi as **Empresas** do comércio e as reestruturei, vislumbro o **giro do estoque** como uma das mais fundamentais variáveis determinantes dessa atividade e constato os efeitos positivos do uso da variável determinante da *gentileza* no processo de vendas.

Nos Capítulos 16 e 17, narro os acontecimentos que me levaram a abandonar o universo do comércio e entrar definitivamente no universo da educação com a criação de colégios, centro de educação ambiental e faculdade (UNIPEC). Neles, o leitor conhecerá a saga da transformação dessa faculdade em uma das maiores universidades do Nordeste brasileiro – a Universidade Potiguar –, bem como a aceleração do seu crescimento. Nesse contexto, demonstro a importância da aplicação do **hábito angular** como fator de mudança dos rumos de quaisquer atividades humanas.

E é nesses capítulos também que propago as minhas reflexões a respeito do *egoísmo*, uma das mais influentes variáveis determinantes no comportamento humano.

No Capítulo 18, detalho a implantação de uma nova filosofia de gestão universitária – a **TEUP**, ou Tecnologia Empresarial para a Universidade Potiguar, inspirada na Tecnologia Empresarial Odebrecht (TEO) – e de um processo comportamental de **comunicação efetiva empresarial**. Explico como, apesar da execução do projeto de consolidação de uma holding educacional a partir da Universidade Potiguar, tomo a decisão de vendê-la; e confesso as razões de um desequilíbrio psíquico. E, por fim, considero sobre as variáveis determinantes que me fizeram retomar meu equilíbrio emocional e abrir novas frentes empresariais com a criação do Instituto Tecnológico Brasileiro (um sistema de educação a distância, EAD), de um novo colégio (do primeiro ao segundo grau) e de um projeto imobiliário hoteleiro de categoria internacional.

No Capítulo 19, exponho reflexões sobre o poder indescritível da variável determinante do **amor**, revelo os estudos feitos sobre os códigos da memória que me traziam meus recorrentes pensamentos traumáticos e faço o leitor acompanhar-me na busca incessante para a elaboração da senha de um **Anticódigo** contra aqueles sofrimentos psíquicos. E, por fim, relato os eventos que me levaram à descoberta desse Anticódigo na personificação do vocábulo **EU SOU**.

Espero que você tenha uma aprazível leitura e que o conteúdo deste livro lhe presenteie com uma positiva inspiração para sua vida pessoal, profissional, empreendedora ou empresarial.

Tenho visto as pessoas tornarem-se frequentemente neuróticas quando se contentam com respostas erradas ou inadequadas para as questões da vida. Elas buscam posição, casamento, reputação, sucesso externo ou dinheiro, e continuam infelizes e neuróticas mesmo depois de terem alcançado aquilo que tinham buscado. Essas pessoas encontram-se, em geral, confinadas a horizontes espirituais muito limitados. Sua vida não tem conteúdo ou significado suficientes. Se têm condições para ampliar e desenvolver personalidades mais abrangentes, sua neurose costuma desaparecer.

CARL GUSTAV JUNG (1875-1961)
Psiquiatra suíço (criador da Psicologia Analítica)

PRÓLOGO

Desde quando comecei a me interessar por uma solução para anular ou mitigar os meus sofrimentos psíquicos, imaginei que a minha realidade era formada por cinco componentes, conforme observado na figura a seguir. Esses componentes são representados pelo(a):

- **Físico** – tudo o que é formatado e resultante de misturas (a atmosfera, os líquidos, os sólidos, os astros, as plantas, os animais, o corpo humano; enfim, o Universo que percebemos);
- **Emoção** – essa resposta imediata dada pelo cérebro aos estímulos do meio externo, essa genitora de sentimentos que afetam definitivamente a nossa vida (e a qual eu elegi como um dos constituintes de minha realidade, por ser uma experiência tão poderosa a ponto de modificar drasticamente o próprio funcionamento do meu organismo);
- **Mente** – esse campo extremamente misterioso em que acontecem todos os fenômenos emocionais, o qual eu julgava responsável por todos os meus tormentos psíquicos. Uma essência imaterial, intangível, que eu não conseguia vencer estrangulando, porque não conseguia vê-la nem segurá-la, e tão poderosa que se compõe de duas: a **consciente** e a **inconsciente**;
- **Espírito/Consciência** – componentes que, muito tempo depois, eu consideraria uno, conforme você descobrirá em capítulo subsequente.

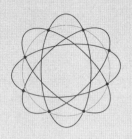

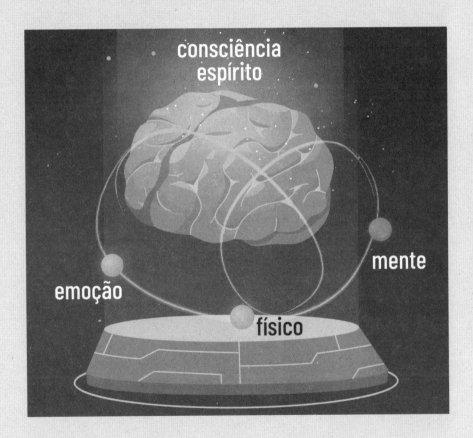

Essa concepção estrutural da minha visão de mundo é a minha **realidade pentâmera** (por ter cinco componentes), minha companheira nessa jornada desde a infância à idade adulta, e que utilizo como linha condutora da minha narrativa. Todos os seus componentes serão alvos de considerações à proporção que forem surgindo, de acordo com os requerimentos da história.

CAPÍTULO 1

A infância no Sítio do Cucuruto

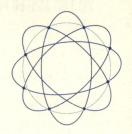

O CONFRONTO DAS ONDAS MENTAIS

Apesar de a Neurociência ter avançado muito em seus conhecimentos sobre as correlações entre o cérebro e a mente, ainda existem significativas lacunas de explicações para inúmeros fenômenos, as quais somente serão preenchidas com novos conhecimentos, com novas pesquisas. No entanto, os conhecimentos atuais já nos dizem que a fé e a oração, por exemplo, atuam em nosso cérebro (no sistema límbico) liberando substâncias que produzem sentimentos de bem-estar. E que, durante esses atos, detecta-se (por meio da eletroencefalografia) a produção de ondas cerebrais* de altas frequências e, em consequência, de um incremento da atividade metabólica e da atividade eletroquímica em nossas células nervosas. O neurocirurgião e neurocientista brasileiro Raul Marino Júnior, autor do livro *A religião do cérebro*,[1] afirma que: "Durante essas condições, realmente o cérebro emite um tipo específico de onda mental". E, com relação às curas inexplicáveis:

> *Todos tentam explicá-las, mas ninguém chega próximo de uma explicação sequer plausível. Ainda estamos engatinhando. É um terreno absolutamente espinhoso, arenoso, mas a Neurociência começa a nos conceder algumas respostas sobre a peculiaridade da biologia do funcionamento do cérebro durantes esses transes.*

---

* **Pensamentos** ou **ondas cerebrais** são ondas eletromagnéticas produzidas pela atividade elétrica das células cerebrais, que podem ser medidas por equipamentos como o tomógrafo por emissão de pósitrons, eletroencefalógrafo (EEG), magnetômetros de precisão e outros.

Nasci no sul de Minas Gerais no pequeno Sítio do Cucuruto, no município de Pratápolis, fronteiriço com as comunas de Passos, São Sebastião do Paraíso, Itaú de Minas e Cássia, e a cerca de 100 quilômetros de Guaxupé. O sítio fora herdado de meu avô Joaquim Urias de Paula. O cenário de lá era uma vida regada a simplicidade, e foi nesse berço simples que vim ao mundo, no Ano Santo de 1950, o ano do grande perdão.* Em Cucuruto a vida era tão rústica, tão campônia, que se iluminava com a luz trêmula dos candeeiros, pois a energia elétrica ainda não chegara ali.

Nasci de Eliza e Sebastião, pais semianalfabetos, mas de uma elevada consistência espiritual. Eles haviam construído um lar no qual a ausência de maior conforto era compensada por atitudes de caridade, generosidade e amor ao próximo, sentimentos que findei por herdar.

Mãe Eliza era parteira e benzedeira, doando-se à comunidade rural gratuitamente com o único intuito de servir a todos que necessitassem dos seus dons. Como parteira, num tempo e num lugar em que a assistência médica era inexistente, trouxe ao mundo dezenas de novas vidas sem o auxílio de qualquer instrumental médico, sem qualquer condição favorável e sem jamais ter sido registrado um óbito sequer entre as vidas que estavam em suas mãos. Ela estava equipada tão somente com sua força de vontade, seus dons e sua fé.

Nessa sua missão de trazer vidas à vida, ela compartilhava com suas parturientes uma interação, uma sintonia, cuja argamassa era feita de amor, alegria contagiante, energia dos benfazejos que contaminava a todos ao seu redor. No entanto, as pessoas daquela carente população rural não recorriam ao altruísmo de Mãe Eliza apenas para os partos; também buscavam suas aptidões de benzedeira para que curasse os seus males de natureza

---

* O Papa Pio XII abriu o Ano Santo de 1950 com o futuro repleto de tensões e feridas abertas desde a recente Segunda Guerra Mundial, as quais demorariam para sarar. Uma mensagem de paz foi incluída na comemoração. Era o ano do grande regresso e do grande perdão de todos os homens, mesmo os não cristãos.

social, psicológica ou espiritual – e, não raro, as perturbações do corpo. Os seus enfermos acreditavam em seu dom de curar e que ela o havia recebido de Deus. Mãe Eliza trabalhava com os chás das plantas medicinais que ela própria cultivava, e principalmente com a fé e suas orações.

As sessões de cura se iniciavam com um sinal da cruz e com a prece de Caritas. Com um galho de arruda viçoso na mão, orava:

— Você nasceu e foi batizado. Deus te fez, Deus te criou. Tira todo o mal que nesse corpo entrou.

Assim como acontecem fenômenos extraordinários para os nossos conhecimentos comuns no campo das ciências, naquele momento de fé que acobertava Mãe Eliza e as pessoas que a procuravam, também se faziam presentes ocorrências de difícil esclarecimento. Após as sessões, aquele galho de arruda, no início tão viçoso, findava, inexplicavelmente, murcho como se tivesse sido retirado da planta havia semanas, como se tivessem sugado toda a sua seiva. Em nenhum momento ela reivindicava as curas como mérito próprio. Tanto que, ao fim, repetia as palavras de Cristo:

— A tua fé te curou.

· · · • ● • · · ·

Você sabe, assim como eu, que aqueles atos de Mãe Eliza não tinham qualquer cientificidade, porém hoje eu sei que ela estava revertendo a energia de caráter negativo a predominar em seu paciente, obtendo, por fim, a cura. Eram curas que nossa ciência clássica certamente não aceitaria como tal, mas ocorriam. E, de acordo com a mudança de paradigmas da Neurociência, aquelas curas eram, sim, possíveis, embora inexplicáveis. À luz da Física Quântica (voltaremos a ela), Mãe Eliza, mesmo sem saber, estava usando a Metafísica (além da Física) para a realização de seus feitos, assim como ocorrem feitos semelhantes pelo nosso planeta afora.

Fui o quarto filho de Eliza e Sebastião a nascer no Sítio do Cucuruto. Dona Alzira – parteira, assim como minha mãe – fizera os três partos anteriores, do meu irmão Carlos e de minhas irmãs Paula e Fausta, e eu também nasceria por suas mãos. No entanto, na véspera de meu nascimento, ela viajou a São Paulo para cuidar de uma filha, conforme o relato de Mãe Eliza anos depois.

Mãe Eliza entrara em trabalho de parto.

Era meia-noite quando Pai Sebastião, na companhia de um funcionário seu, cavalgou até outro sítio, distante uma légua, onde morava a parteira Terezinha. Retornaram às 5h30 da manhã trazendo a pequenina Terezinha (com não mais que 1,5 metro de altura), parteira e benzedeira tal qual Mãe Eliza. Adentrou pela pequena casa cantarolando e iluminando-a com sua energia. Eu estava para nascer a qualquer momento.

A pequenina Terezinha pediu à mulher de Capoeira (o funcionário) para ferver água; juntou os panos e, cantando suas cantigas, realizou o parto. Transpirava energia, que, apesar de seu tamanhinho, era imensa e contagiava Mãe Eliza, Pai Sebastião e a todos que ali se encontravam. Cada cantinho da casa vibrava com aquelas ondas positivas e envolventes que ela propagava. Aquela energia que inundava toda a morada naquele dia, que também fluía de Mãe Eliza, parece ter se incorporado ao espírito daquela criança que acabara de chegar ao nosso mundo; e, de tal maneira, que em mim permaneceu até os dias de hoje como o mais vigoroso componente do meu EU.

O leitor deve estar se perguntando por que dou tanta ênfase à energia que perambulava por aquele pequeno lar encravado num sítio tão longínquo. Preciso deixar bem claro para você que o pensamento é um tipo de energia eletromagnética a propagar-se pelo espaço na forma de ondas (ondas cerebrais), semelhante a qualquer outro tipo de energia, como a luz do sol, o calor de uma fogueira, o raio X, as ondas do rádio que ouvimos ou a radiação do forno de micro-ondas que esquenta nossa comida. E a energia que lá estava emanava em ondas dos pensamentos dos presentes.

Mas, voltando à questão da ênfase que dou à energia. Na verdade, eu somente saberia da importância desse fato quando saí à procura de respostas para questões essenciais de minha vida, quando nessa busca obstinada deparei-me com essa ciência tão estranha e de conhecimentos tão distantes dos conhecimentos que todas as ciências acumularam durante a história de nossa humanidade; essa ciência que comprova ser tudo no Universo tão somente energia e que sempre esteve tão próxima de nós: a **Física Quântica**.

Não importa se esse tudo é uma estrela ou sua luminosidade; o nosso corpo ou qualquer ente do mundo físico; a nossa mente; o nosso espírito (ou a nossa consciência); todas as nossas emoções e pensamentos. Tudo são ondas de energia. A Física Quântica é tão especial por apresentar fenômenos que parecem invadir os domínios da espiritualidade e tão presente em nosso cotidiano que tem o poder de influenciar a nossa vida, mesmo que nem saibamos disso.

A FÍSICA QUÂNTICA

A Física Quântica estuda todos os fenômenos que acontecem com as partículas atômicas e subatômicas (átomos, elétrons, prótons, nêutrons e outras). Essas partículas, por não serem afetadas pelas leis da mecânica newtoniana – como a da gravidade, da inércia etc. –, não podem ser estudadas pela Física clássica.

Como dito anteriormente, no início do século XX, o físico alemão Max Karl Ernst Ludwig Planck elaborou os seus princípios básicos, mas outros cientistas também participaram de seu desenvolvimento. Apesar de a Física

> Quântica estudar fenômenos relativos ao mundo subatômico, esses fenômenos estão interligados com acontecimentos na escala macroscópica, posto que tudo no Universo é constituído por átomos e suas partículas subatômicas e, consequentemente, de energia. Inclusive nós, humanos.

CONCEITO DE ÁTOMO

Como não se pode falar em mundo quântico sem antes conceituar o átomo, visto que essa Física moderna tem como foco escarafunchar a sua intimidade, vamos, de maneira muito breve e mais simples possível, rememorar as nossas aulas do colégio sobre a sua estrutura, a qual chamamos atômica.

Há alguns milênios (século V a.C.), o filósofo grego Demócrito de Abdera imaginou que, se fôssemos fatiando uma matéria qualquer, chegaríamos a um ponto em que conseguiríamos o menor pedaço possível sem poder ser mais dividido. A esse último pedacinho de matéria Demócrito chamou de átomo.[2]

Você deve se lembrar da figura do átomo que os nossos professores mostravam no quadro-negro, com vários **elétrons** dando voltas ao redor de um núcleo feito de outras partículas conhecidas por **prótons** e **nêutrons**, como mostra a ilustração a seguir.

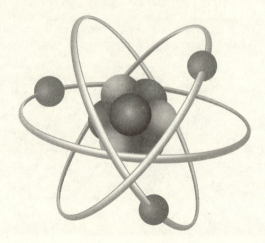

Essa estrutura do átomo – que nos lembra a conformação de nosso sistema planetário, com os planetas em torno do Sol –, apesar de bem diferente da atual estrutura atômica concebida, vai nos servir como modelo quando precisarmos conceituar ou descrever eventos do mundo da Física imprescindíveis à compreensão de nosso relato.

Os sentimentos nutridos por Mãe Eliza em relação às pessoas (o amor, a vontade e o sincero desejo de servir) eram concentrações de energia positiva que, quando emanadas, deslocavam-se pelo espaço nas amplitudes de suas ondas e chegavam até elas. Se falamos em energia, temos de falar sobre ondas. Assim, do mesmo modo que não podemos invadir o mundo quântico sem conceituarmos o átomo, igualmente não poderemos ignorar os conceitos sobre uma onda (seja de qualquer natureza) porque são igualmente fundamentais.

CONCEITOS BÁSICOS DE UMA ONDA

Como vimos, qualquer energia se locomove na forma de uma onda, que é um pulso (uma pulsação) que se propaga de um ponto a outro transportando energia sem transportar qualquer matéria.

E uma onda você conhece bem, pois a vê quando uma pedra é jogada na água, formando ondas concêntricas a partir do local do impacto. Estou dando esse exemplo de onda apenas porque, neste caso, ela se torna visível e fica mais fácil a compreensão do fenômeno. Essas ondas que ondulam na água, e que transportam a energia recebida da pedra, são conhecidas como **ondas mecânicas**. No entanto, existem ondas que nunca são visíveis, conhecidas como **eletromagnéticas**, a exemplo das ondas de rádio ou de nosso pensamento. Dessas duas categorias de onda (mecânicas e eletromagnéticas), apenas as **eletromagnéticas** são essenciais para as nossas considerações.

Qualquer tipo de onda possui os mesmos componentes básicos, seja mecânica, seja eletromagnética: **comprimento de onda**, **amplitude** e **frequência**, conforme ilustrado a seguir.*

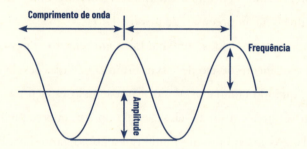

Apesar de todos esses componentes serem relevantes, a amplitude é o elemento da onda que tem significativa importância em nossa narrativa, pois possui uma relação direta com a energia por ela transportada em sua trajetória.

O ENCONTRO DE ONDAS DE ENERGIA

Eu dizia que os bons sentimentos de Mãe Eliza relativos às outras pessoas eram concentrações de energia positiva transportadas nas amplitudes de suas ondas. Durante os seus encontros, portanto, aquelas ondas de energia encontravam-se com outras, geradas pelos indivíduos ali presentes, os quais podiam estar carregados positiva ou negativamente e sofriam interferências entre si (fenômeno que ocorre em qualquer encontro de pessoas). As **interferências das ondas** podem ser **construtivas** – fenômeno ocorrido quando as ondas se sobrepõem (se encaixam) e expandem a sua energia, conhecido por **ressonância** – ou **destrutivas** – quando não se sincronizam e subtraem a intensidade de sua energia, anulando-se entre si.

---

* O **comprimento de onda** é a distância entre uma crista e outra. Já a **amplitude** é a distância entre o seu eixo e a sua crista, como mostrado na figura acima. A frequência, por sua vez, é representada pelo número de ondas que passam por determinado ponto, ou oscilam sobre esse ponto, por segundo.

Quando as ondas benfazejas de Mãe Eliza se interferiam com ondas igualmente positivas, os valores de suas amplitudes somavam-se, resultando em uma amplitude com maior intensidade de energia numa ressonância. Essa massa crítica de energia positiva, **advinda da fé e do poder da vontade**, tinha influência direta no funcionamento dos organismos e na mente das pessoas, e elas se curavam de suas enfermidades psicossomáticas (doenças com princípio na mente). Era assim que a Física Quântica atuava naqueles encontros, mas Mãe Eliza nem sabia disso.

INTERFERÊNCIAS DAS ONDAS

Se há um encontro de duas ondas de pensamentos positivos (picos para cima) com amplitudes iguais **A** e **A** (mesma intensidade de energia), somam-se as suas amplitudes (**A + A = 2A**) e ocorre uma **interferência construtiva (ressonância)**, como ilustrado na figura a seguir. Em consequência, o organismo humano reage favoravelmente.

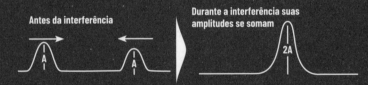

No entanto, quando uma onda de pensamento positivo (de pico para cima **A**) e outra de pensamento negativo (de pico para baixo **A**), **mas de mesmas amplitudes**, se encontram, os valores de suas amplitudes se subtraem (**A − A = zero**), ocorrendo uma **interferência destrutiva**, como mostrado na figura abaixo. Em consequência, não ocorrerá qualquer influência no estado biológico ou psíquico da pessoa.

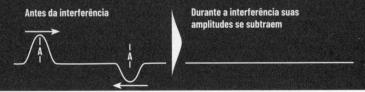

Diante de tais fatos, não poderia deixar de remeter-me aos estudos do pensador Thomas Troward,[3] sobre o qual já me referi anteriormente, quando afirmou sobre o **poder da vontade**: "Não há limite para a disponibilidade dessa energia além do que impomos a nós mesmos por nosso pensamento; nem existe nenhum limite aos propósitos de que possamos nos servir [...]".

O UNIVERSO VIBRA

Eu ainda tenho uma informação sobre as ondas que preciso passar a você, pois também é relevante nos nossos estudos.

O pensamento, como qualquer outra onda eletromagnética, move-se no sentido horizontal. Quando nos referimos à pequenina Terezinha, dissemos que a energia a nos envolver vibrava em nossos EUs. Pois bem, de acordo com a Física Quântica, essa onda eletromagnética, além do movimento horizontal, possui um segundo tipo de movimento: o da **vibração**.

Como já sabemos, tudo no Universo é feito de átomos, e os átomos são feitos de energia – e, como toda energia se movimenta, tudo no Universo está em vibração. Tudo está em movimento e tudo é onda. Inclusive nós, com nossos trilhões de átomos que nos dão forma.

E com relação a esse Universo pulsante, vou fazer um pequeno e muito breve parêntese em nossa narrativa, apenas para revelar que essa condição dinâmica não foi descoberta somente agora por nossa ciência moderna.

Na filosofia indiana, por exemplo, o termo hindu *Brahma* era utilizado pelos místicos orientais, milênios atrás, para designar uma realidade em movimento;[4] para eles, a natureza não era regida por uma lei divina estática, mas por um dinamismo inerente ao Universo.

Quinhentos anos antes de Jesus Cristo, o príncipe Siddhartha Gautama, o Buda, apregoava uma realidade dinâmica do Universo em que substâncias e espíritos nada mais eram do que movimentos e forças. E os pensadores chineses, em sua filosofia milenar, adotavam uma ordem cósmica com essência dinâmica. Como você pode ver, o estado de movimento ou vibração de tudo no Universo está presente no cerne tanto da ciência moderna quanto da filosofia milenar da humanidade.

· · · • · · ·

Revelei a você, leitor, o perfil da pequenina Terezinha porque ela teve fundamental importância nesta minha existência. Durante o meu crescimento, a pequenina Terezinha passou a ser a Vó Terezinha. Talvez por eu ter ficado tão conectado a ela, findei por herdar a disponibilidade permanente perante meus próximos, como se fosse um mágico traço genético. A Vó Terezinha realizou centenas de partos naqueles rincões tão desprovidos de tudo.

Durante toda a sua vida, sempre mantive com ela um permanente contato, mesmo quando a distância que nos separava era tão imensa. De tempos em tempos, eu lhe enviava uma ajuda para seus custos, juntamente com uma carta na qual lhe desejava uma vida feliz. No tempo em que eu estava na Força Aérea, soube que, quando passava qualquer avião nos seus céus, ela dizia:

— Lá vai Paulo.

Com ela, eu me encontrei pela última vez em Pratápolis, pouco tempo antes de sua morte. Deitada ali em seu leito, pareceu-me mais pequenininha. De debaixo de sua cama retirou um pequeno pacote, que me estendeu:

— Olha aqui. Guardei todas as cartas que me mandou. — E, de repente, ela me questionou: — Se fiz centenas de partos, por que você foi o único dos que eu fiz nascer que continuou ligado a mim por toda a minha vida?

Respondi então:

— Porque você foi a pessoa mais importante no mais importante momento de minha vida.

Hoje eu sei que respondera apenas parte do seu questionamento; a outra parte eu somente soube responder anos depois, com os novos conhecimentos adquiridos. Nós dois ficamos conectados um ao outro porque aquela energia com a qual fiquei tonificado, desde meu nascimento, certamente continuava a vibrar em nossos EUs com a mesma amplitude de suas ondas. E assim estávamos em sintonia com nossos sentimentos, criando uma bem-vinda ressonância. No entanto, havia algo mais e que estará presente em todo o desenvolvimento de nossos estudos: a gratidão envolvendo os conceitos do tangível e do intangível.

Quando a Vó Terezinha me trouxe ao mundo, ela cometeu o gesto **tangível** de dar-me uma vida; durante minha criação, ao me transferir sua energia, cometeu o gesto **tangível** de fornecer-me a energia que moveria a minha vida. E por todos esses gestos nasceu e se desenvolveu no meu EU um sentimento **intangível** de gratidão. E quanto mais eu entendia a importância de seus gestos, mais se potencializava essa **intangibilidade** dentro de mim.

Aprendi a conviver com aquela energia oriunda de minha casa e utilizá-la durante a minha existência. Dela fiz uso para percorrer caminhos que me levassem à supressão das aflições impregnadas em meu inconsciente; assim como em algumas circunstâncias dela fiz uso para concretizar sonhos e projetos.

• • • ● • • •

Os pais Sebastião e Eliza decidiram deixar o Sítio do Cucuruto em busca de melhores condições de vida, principalmente uma qualidade melhor de educação para os filhos que cresciam; e o destino seria Pratápolis. Eu completara 5 anos.

CAPÍTULO 2

Uma passagem para Guaxupé

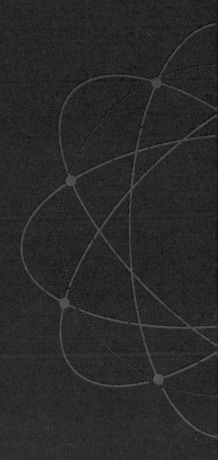

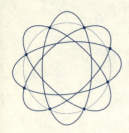

OS MISTÉRIOS DA MENTE

Confesso a você que na sede do município de Pratápolis não fomos felizes. Pai Sebastião associou-se a pessoas de caráter duvidoso, as quais o levaram a um colapso financeiro. Ainda não completara 7 anos e novamente tivemos de nos mudar para Guaxupé, onde moravam parentes que nos dariam suporte nos primeiros tempos. Ali, Pai Sebastião se aventuraria em pequenos empreendimentos, mas que não lograriam sucesso, e por isso ele se empregaria na empresa de construção Camargo Corrêa, que construía uma barragem em São José do Rio Pardo.

A vida nos reservara tempos muito difíceis. E foi aos 7 anos que eu sofreria um **trauma psicológico**, cujas consequências iriam me acompanhar por toda a minha trajetória de forma recorrente. Além daquele trauma maior que trincara minha infância, outros ocorreriam em consequência da pobreza. Aquele menino, porém, apesar do seu sofrimento, demonstraria uma fortaleza interior que me impressiona até hoje. E foi ele que me pegou pela mão e me guiou pela vida afora, com sua história aprisionada em minha mente. Aquele ataque à mente infantil, contudo, naquele período mais vulnerável aos acontecimentos da vida, findou por deixar marcas indeléveis durante minha existência. No entanto, aquela recorrência psíquica foi a razão pela qual tomei a decisão de me aprofundar em investigações que me permitissem obter respostas para suprimir ou mitigar minhas aflições, as quais dificultariam meu desempenho na vida e nos negócios com os quais me envolveria.

À medida que a minha vida passava, eu buscava respostas para acabar com minhas agonias psíquicas. Os meus estudos autodidatas concentraram-se, inicialmente, nas ciências da mente.

Comecei a descobrir que a **mente**, esse constituinte da minha realidade pentâmera, é um campo ainda extremamente misterioso e indissociável do cérebro, enquanto este estiver vivo (onde são assimiladas e gravadas as informações que chegam do meio externo), no qual ocorrem todos os fenômenos emocionais. Por essa razão, tecerei uma sucinta, porém pertinente, apreciação sobre esse nosso cérebro, mas sem qualquer pretensão de aprofundamento na Neurociência.

O CÉREBRO

O cérebro é um poderoso processador de informações que funciona com mais de 80 bilhões de células nervosas[1] (neurônios) interconectadas com milhares de ligações sinápticas (conexões que ocorrem entre os neurônios). Ele possui uma estrutura neurológica formada por três camadas de processamento, ou três unidades funcionais diferentes. Como se esse cérebro tripartite, e hoje conhecido como **trino**, fosse constituído por três cérebros diferentes. Essa teoria foi elaborada na década de 1970 pelo neurocientista Paul MacLean e apresentada em 1990 em livro,[2] no qual ele defende que cada uma das unidades funcionais representa um nível evolutivo do sistema neurológico dos vertebrados.

O CÉREBRO TRINO

A camada mais inferior de processamento de informações do cérebro trino é a mais primitiva, remontando à era dos répteis (considerando a evolução), e por isso mesmo conhecida como **cérebro reptiliano**, em que se abrigam os instintos mais primários, a exemplo das atividades de caçar, fugir de perigos, dormir, excretar. Um cérebro basal constituído pela medula espinhal e pelas regiões basais do prosencéfalo.

A segunda camada, o **sistema límbico** ou **emocional**, é a região do cérebro relacionada com a memória, a aprendizagem e as emoções, e tem na sua formação os núcleos da base do telencéfalo, o diencéfalo, o Giro do Cíngulo, o hipocampo e o para-hipocampo.

A terceira camada é formada pelo **neocórtex**, a região da qual surgem os pensamentos, de onde se irradiam as ondas mentais, onde se processam as atividades dos neurônios que ultrapassam as atividades psíquicas comuns e se conectam com a espiritualidade,[3,4] e onde habitam as crenças que nos tornam os humanos que somos. Ele é formado pelo córtex telencefálico, parietal, temporal e insular.

É do cérebro que se originam as nossas aptidões de reagir às informações que nos chegam do mundo ao nosso redor. Entre tantas funções importantes, ele gera comportamentos que nos trazem bem-estar, controla esses comportamentos pela ativação de músculos ou de secreção de substâncias químicas e permite que nos alimentemos e respiremos, que raciocinemos e nos comuniquemos entre nós mesmos.

Apesar de o cérebro ser esse desenvolvido processador de informações, gerador de comportamentos e detentor de outras funções essenciais à nossa vida e ao nosso desenvolvimento, ele não é capaz de fazer distinção entre a realidade e a imaginação.[5,6] Esse **fenômeno cerebral de**

indistinção é tão importante para a nossa vida que se torna imperioso demonstrar como ele acontece nas profundezas de nosso cérebro.

Ao observarmos um objeto, forma-se no cérebro uma exclusiva sequência de neurônios (células nervosas) que transmite adequados pulsos elétricos entre eles; em consequência, **uma específica área do cérebro será ativada**. No entanto, se apenas imaginarmos esse objeto, também será formada **a mesma sequência de neurônios e os mesmos pulsos elétricos e identicamente será ativada a mesma área específica do cérebro**. Ou seja, essa linguagem bioquímica do cérebro demonstra que ele não consegue distinguir o objeto real do objeto imaginário. É como se ele criasse a própria realidade, independentemente da existência real.

Além das funções mencionadas, o cérebro possui ainda outra significativa função: serve de abrigo para a **mente**, que o predomina como um campo imaterial, invisível e repleto de atividades psíquicas, em que ocorrem os processos que fazem aflorar as nossas mais sutis ou mais intensas emoções. E é sobre essa mente que singularmente possui duas mentes, a **mente consciente** e a **mente inconsciente**, que a seguir faremos relevantes considerações por estarem diretamente relacionadas com os meus sofrimentos psíquicos.

A MENTE

Se eu lhe pedir que descreva o cérebro, você o fará sem muita dificuldade, com maior ou menor profundidade. No entanto, descrever a mente não será tão fácil assim. Isso acontece porque o cérebro é material, tangível, enquanto a mente é imaterial, intangível, pois não se pode vê-la nem apalpá-la. Numa simples analogia com o computador, o **cérebro** seria a máquina (o hardware) e a **mente**, o aplicativo (um software).

Sabe-se que na mente se torvelinham os pensamentos, essa energia que, em forma de ondas eletromagnéticas, influencia as atividades das células nervosas em níveis profundos. Essa influência estabelece uma conexão entre os processos mentais (pensamentos ou emoções) e as atividades das células, entre as reações químicas que lá acontecem e a formação de novas substâncias; enfim, esses inúmeros eventos químicos e biológicos que se processam em nosso organismo.*

Um exemplo dessa influência torna-se evidente quando estamos diante de uma pessoa que de imediato nos agrada. Nesse momento, o nosso organismo libera um coquetel de hormônios responsáveis pela boa saúde celular (dopamina, oxitocina); e quando nos encontramos com alguém que nos desagrada, e até nos causa sintomas de estresse, o organismo libera hormônios nocivos à nossa saúde (cortisol, por exemplo).

Isso significa que o organismo reage à emissão de nossas ondas eletromagnéticas, sejam elas de caráter positivo ou negativo. Se de caráter positivo, a pessoa pode ser mais feliz; mas se as ondas forem de caráter negativo, oriundas, por exemplo, de um trauma psicológico, este pode se perpetuar durante a vida na forma de pensamentos recorrentes, que remoem a mente, alimentando o sofrimento psíquico e produzindo substâncias que causam enfermidades em nossos corpos. Não resta dúvida, portanto, de que os pensamentos ou as emoções podem afetar mecanismos psicológicos e biológicos em nossos organismos.

TRAUMAS INFANTIS

Nenhum trauma psicológico produz tão intensos efeitos negativos quanto aqueles sofridos pelas crianças, porque durante a sua infância elas são indefesas diante dos periculosos desafios da vida; por essa razão, precisam de proteção e que suas necessidades sejam supridas para que tenham um bom

---

* Essa conexão entre os processos mentais e as atividades celulares foi demonstrada pelo neurobiologista norte-americano e prêmio Nobel Roger Wolcott Sperry em seu trabalho intitulado *Science and moral priority: merging mind, brain and human values* [Ciência e prioridade moral: uma fusão da mente, do cérebro e dos valores sociais]. Nova York: Columbia University Press, 1982.

desenvolvimento. No entanto, se não são atendidas nessas suas carências ou se são violentadas em sua inocência com quaisquer traumas (comumente causados pelos adultos), estes serão carregados em sua mente até a idade adulta como um fardo psicológico. Esse fato causa transtornos emocionais e tantos outros, cujas consequências serão as dificuldades limitadoras para desempenhar suas atividades.

Pesquisas realizadas com crianças em sua primeira infância[7] demonstraram a ocorrência de sequelas socioemocionais negativas no seu desenvolvimento após terem sofrido experiências psicológicas traumáticas.

Aquele menino, em Guaxupé, carregava consigo uma hiperatividade que lhe drenava muita energia, ao mesmo tempo que emanava uma alegria incontida, uma felicidade genuína que contagiava a todos. Talvez aquele seu comportamento hiperativo fosse uma couraça de proteção para esconder o esmeril psíquico que roía dolorosamente a sua mente infantil. Talvez.

Como falei, em minha busca por caminhos para mitigar as dores mentais procurei entender os mecanismos básicos da engrenagem da mente e findei por encontrar-me com a **mente consciente** e com a **mente inconsciente**, essas duas partes do todo da **mente** que agem em conjunto para nos tornar os humanos que somos.

A MENTE CONSCIENTE E A MENTE INCONSCIENTE

Aprendi ser a **mente consciente** a voz dos nossos pensamentos, que principia a robustecer-se durante as últimas fases da infância e já no início da adolescência[8] até a fase adulta, quando suas ondas cerebrais alcançam as maiores intensidades de energia. No entanto, o menino de 7 anos ainda não chegara lá. O que estava em plena atividade era a sua **mente inconsciente**. Ele nem sabia que a sua personalidade já estava quase formada e que vivia o período mais importante e determinante de sua vida.

A nossa **mente inconsciente** é uma espécie de esponja, que absorve todas as informações que chegam do meio externo por meio dos sentidos e as armazena em seu almoxarifado central de registros de vida. E isso estava acontecendo com o menino em Guaxupé. Ele captava com sua **mente consciente**, que engatinhava, as informações que lhe chegavam no momento (um pedido da mãe, uma atividade a ser feita), mas no mesmo instante capturava, **por intermédio de sua mente inconsciente**, uma gigantesca quantidade de informações, pois **ela** tem capacidade de processar e arquivar as informações milhares de vezes mais que a **mente consciente**.[9] Tanto as memórias positivas quanto as negativas são informações que se acumulam nos arquivos da **mente inconsciente** desde a vida intrauterina.

Eu vou contar ao leitor uma curiosa história que descobri nas minhas andanças pelas veredas da Psicologia e da Neurociência. Intrigava-me o fato de que, desde a vida intrauterina, absorvemos informações do meio externo. Desde o momento em que o cérebro ainda está em desenvolvimento, em que sua embriogênese ainda cria as estruturas primárias para sua futura formação. E então comecei a questionar como seria possível uma mente funcionar sem existir um cérebro. Em verdade, este foi o meu primeiro encontro com a descoberta de que a mente (a consciência) existe sem a necessidade de um cérebro.

UMA MENTE SEM O CÉREBRO?

A moderna Psicologia nos ensina[10] que realmente uma criança em desenvolvimento no ventre materno percebe e registra todos os eventos ocorridos ao seu derredor. E essa percepção acontece mesmo que o seu cérebro ainda não esteja desenvolvido. Daí a questão: a mente inconsciente não precisa de um cérebro para exercer suas funções?

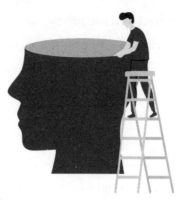

De acordo com o que veremos a seguir, não precisa. Entende-se, pela *abordagem direta do inconsciente* (ADI), que, a partir do momento de nossa concepção, iniciamos a captar as emissões externas reagindo física e psiquicamente aos estímulos recebidos. E neste momento não há cérebro. Para consolidar a tese de que a mente funciona sem cérebro, veja essa descoberta realizada pelo neurologista britânico John Lorber da Universidade de Sheffield, na Inglaterra.

Lorber estudava casos de hidrocefalia (acúmulo de água no cérebro) e chegou à conclusão de que, "mesmo quando parte do córtex cerebral é inexistente, os pacientes conseguem viver normalmente".[11] No entanto, outra descoberta revelou-se mais surpreendente ainda, citada e publicada na revista *Science*,[12] por seu redator Roger Lewin:

> *Um dos alunos da própria Universidade de Sheffield, com QI 126,* que ganhara prêmios como melhor aluno de Matemática e com vida social normal, não possuía um cérebro (tinha tão somente uma fina camada de tecido neuronal, com cerca de 1 milímetro de espessura – um cérebro geralmente tem 4,5 cm de espessura). O crânio do aluno era preenchido apenas com líquido cérebro-espinal.*

---

* As classificações da tabela de QI são as seguintes: acima de **130**: superdotação; entre **120** e **129**: inteligência superior; entre **110** e **119**: inteligência acima da média; entre **90** e **109**: inteligência média.

Se o caso do aluno da Universidade de Sheffield demonstrou que a **mente inconsciente** tem vida própria e o rapaz detém todos os processos cognitivos, conclui-se que sua **mente consciente** também existe, independentemente do cérebro. Ou seja, a mente independe do cérebro, a consciência independe do cérebro.

De qualquer modo, a verdade é que a criança na sua vida intrauterina, como já foi dito, *percebe e registra todos os eventos ocorridos ao seu derredor.* Assim, se ela for rejeitada (desejo dos pais de ter menino em vez de menina e vice-versa, de provocar aborto ou quaisquer outros sentimentos negativos), suas percepções registradas serão duradouras e resultarão em traumas que a perseguirão em sua existência. No entanto, outras consequências poderão surgir em decorrência dessas rejeições ou de outros registros de caráter negativo que tenha captado. Por exemplo, após o seu nascimento criará para si uma couraça que o protegerá das pessoas e do mundo no qual começa a viver. Essa couraça é constituída de sentimentos hostis e negativos. O egoísmo encontrará aí um terreno fértil para seu desenvolvimento, e não haverá lugar em seu EU que possa abrigar o amor, o único antídoto contra o egoísmo. E esses sentimentos hostis e negativos se acumularão em camadas sobre aqueles benévolos.

· · · • · · ·

Mencionei ao leitor que a nossa mente inconsciente funciona como um tipo de esponja, mas não fui eu que cunhei o termo *esponja* para demonstrar sua capacidade de absorver sensações, imagens, impressões oriundas do meio externo e de armazená-las em seu almoxarifado central de registros de vida. Quem o fez foi Maria Montessori,* médica e pedagoga italiana, conhecida por um

---

* **Maria Tecla Artemisia Montessori** (1870-1952), educadora, médica e pedagoga italiana, implantou um método educacional centrado na importância da liberdade, da atividade e do estímulo para o desenvolvimento físico e mental da criança, com ênfase no equilíbrio entre a liberdade e a disciplina. Saiba mais em: https://www.ebiografia.com/maria_montessori/. Acesso em: 28 jul. 2020.

singular método educativo que desenvolveu para o ensino de crianças. Foi ela, igualmente, quem criou as expressões ***mente absorvente inconsciente*** e ***mente absorvente consciente*** para designar a mente infantil.

A MENTE ABSORVENTE INCONSCIENTE

A **mente absorvente inconsciente**, de acordo com as conclusões de Montessori, está relacionada ao período da primeira infância, uma fase de desenvolvimento em que a criança sorve, mesmo sem qualquer discernimento, toda informação vinda do ambiente que a rodeia. Absolutamente tudo, pois tudo é estímulo para o cérebro: cheiros, sons, movimentos, palavras, cores, formas das coisas e hábitos das pessoas. O mundo que ela percebe com seus sentidos vai pouco a pouco se formando em sua mente e principia a perceber que dele faz parte e é parte indissociável dele.[13] É o estágio de vida do seu desenvolvimento mais frágil e mais delicado; tudo o que ela vê, toca, ouve, olfateia será referência para moldar a sua personalidade, o seu caráter, a sua identidade.

No entanto, por não ter ainda a capacidade de filtrar as experiências negativas (um acontecimento danoso, malfazejo, uma cena dolorida de vida), estas permanecerão registradas em sua **mente absorvente inconsciente** e poderão estigmatizar toda a sua existência, como ocorreu comigo.

Enquanto o cérebro, com suas células nervosas, desenvolve-se à medida que a criança amadurece para tornar-se um adulto, sua **mente absorvente inconsciente** arrefece em suas atividades específicas. E sua percepção do mundo sofre drásticas transformações, pois nessa passagem a sua **mente absorvente consciente** aumenta gradativamente o desenvolvimento da sua capacidade de reflexão e de conscientização. Antes que eu faça algumas considerações sobre a **mente absorvente consciente**, sinto uma necessidade de contar a você sobre alguns eventos dos quais participei exatamente nessa fase de desenvolvimento.

O TEMPO DE GUAXUPÉ

Pai Sebastião continuava a trabalhar na construção de barragens para hidrelétricas (na empresa Camargo Corrêa), distante de Guaxupé, em troca de um baixo salário; assim, tínhamos um pai ausente por periódicos pedaços de tempo e um dinheiro escasso na família. Foi então que entendi ser preciso ganhar qualquer dinheiro para ajudar a Mãe Eliza e minhas irmãs. Logo, eu estava trabalhando no açougue de João Embrízio e tinha a função de entregador de carne por toda Guaxupé. Numa charrete sacolejante, ia de casa em casa atender aos pedidos feitos ao meu empregador. E era eu mesmo, o menino de 10 anos, quem preparava a charrete para o trabalho. Esse emprego foi muito importante, pois ganhava gorjetas dos fregueses e ainda levava para casa alguns nacos de carne.

Aos 10 anos, minha hiperatividade não me soltava. Talvez pensasse que, aumentando minhas atividades, conseguiria esquecer o que me atormentava. E assim, em qualquer tempo que não estivesse a serviço de Embrízio do açougue, lá ia eu para o meu ponto, em frente a um frequentado bar, com minha caixa de engraxate a lustrar os sapatos das pessoas, como sempre fizera desde cedo. Na escola municipal Barão de Guaxupé, mostrava-me solícito com todos; minha professora, D. Vilma, por exemplo, já se acostumara quando a ajudava a carregar sua pesada bolsa de couro, desde o portão onde a esperava. Em dias ensolarados vendia doces; se chovesse, corria à mercearia do Turco e adquiria guarda-chuvas para vendê-los pelas ruas.

Nos sábados e domingos, eu me tornava auxiliar do preto Balbino, que tinha duas cores: o negro da pele, e o branco de seus cabelos. De sua casa, saíamos levando sua carroça pelas ruas até o Jardim de Cima, a praça onde se ajuntavam as moças e os rapazes mais abastados. Ancorávamos numa de suas extremidades e vendíamos por demais da conta pipoca e paçoca de amendoim. No entanto, quando o relógio da matriz marcava 22h, a praça esvaziava-se como se o sino tivesse tocado anunciando a revoada. E só então eu retornava, empurrando o carrinho de volta para casa.

Até me lembro de que nessa mesma época fui à casa do prefeito e pedi uma bolsa de estudos para uma das minhas irmãs, a Fausta. E fui bem-sucedido naquele meu pleito. Era uma criança vivaz e que não queria (ou não podia) parar.

O SEMINÁRIO

Em certo dia, conheci uma pessoa que seria responsável por uma significativa mudança em minha vida: o Padre Marcos Antônio Noronha. Tornei-me uma espécie de secretário mirim para auxiliá-lo em diversos serviços. No ano seguinte, aos 11 anos, o Padre Marcos me fez o convite e me concedeu uma bolsa de estudos para estudar no Seminário São José, onde permaneci pelos dois anos seguintes. Naquele lugar de relativa clausura e de rígida disciplina, também chamei atenção do Cônego Gerardo Naves com meu comportamento proativo, diligente, alegre e de total disponibilidade para o que fosse requerido.

O Cônego Naves, reitor do Seminário, era um estudioso das orquídeas e as cultivava colorindo os canteiros, e eu, quando necessário, ajudava-o também naquela atividade. No entanto, não chamei atenção apenas do reitor, mas de outros padres, inclusive do diretor e professor Padre Norton. Ele também tinha a função de semanalmente conversar com os seminaristas sobre diversos assuntos como catecismo, avaliação de seus desempenhos, suas vidas e tendências religiosas. Foi numa dessas sessões que falei a respeito das práticas espíritas de minha família; e nessa mesma ocasião respondi a uma de suas questões de maneira que o deixou intrigado.

— Por que você acha que os padres não se casam? — Padre Norton quis saber.

Pensei por uns instantes e disse-lhe que era porque isso seria um grande problema para a Igreja. A família dos padres teria direito a uma herança. E eles cuidariam mais das coisas de suas famílias do que das coisas da Igreja.

Surpreso, o Padre Norton questionou quem teria me falado aquilo, e eu respondi que ninguém. Eu achava que seria aquilo mesmo.

O Padre continuou a me fitar e não me perguntou mais nada.

Aquele menino também fazia coisas de criança e o que mais gostava era de jogar futebol. Até recebia elogios por sua habilidade com a bola lá pela ponta direita, onde era dono da camisa sete, a mesma que eternizou Garrincha, o ídolo de toda a garotada da época. E por isso mesmo sempre era solicitado para compor os times do infantil de Guaxupé e do Seminário.

A vida no Seminário não era tão suave quanto gostaria que fosse, mas vou contar ao leitor, com brevidade, sobre o dia a dia de lá, porque ele possui nuances, como os hábitos da rotina e da disciplina, que teriam importância em minha vida futura.

Às 20h tocava a ordem de silêncio com a estridência de uma campainha enlouquecida. A partir dali não se podia mais falar. Absolutamente nenhum som. O meu sono demorava uma eternidade para chegar. Quando chegava. Ficava vendo os filmes que minha mente passava, e a cada noite eles se repetiam. Eu ficava ali numa luta desesperada e inútil para expulsar aqueles meus demônios; quando adormecia, o fazia não porque o sono me vencera, mas por ter me vencido a exaustão. Era nesses momentos mais tormentosos que me perguntava qual remédio no mundo existiria para acabar com aquelas torturas que infernizavam a minha mente. Eu tinha que encontrar uma solução que impedisse aqueles pensamentos de me invadir quando bem quisessem, como se fossem imperadores de meu reino mental.

Às 6h o silêncio noturno era desfeito novamente com o som esganiçado da campainha mandando-nos despertar. E no dormitório mais de uma centena de meninos levantava-se de suas camas, fazia sua higiene matinal e, em jejum, dirigia-se à capela para as orações da manhã, com a missa celebrada em latim. Depois, todos iam para o desjejum, no qual se incluía um leite ruim de doer, doado pelo programa norte-americano Aliança para o Progresso, e em seguida se iniciavam as aulas. Entre as tantas disciplinas, estudávamos Latim e Grego. Orações, aulas, missas, campainha enlouquecida e o silêncio das noites e madrugadas – uma rotina que tornava os dias longos demais.

No entanto, havia um momento, em meio àquele sistema enclausurante, durante o qual eu sentia uma enorme paz interior e sentimentos de admiração – e eu não sabia quão determinante ele seria em minha vida.

OS MOMENTOS DO *EU SOU*

Nos seus sermões, tornara-se cotidiano o padre referir-se às passagens da Bíblia que Jesus protagonizava. E sugava-me toda atenção aqueles cenários em que o Cristo, decididamente chamava para si a responsabilidade, clamando a seus seguidores o aforismo **Eu Sou**. Lembro lucidamente porque aqueles momentos ficaram gravados em minha mente inconsciente. Admirava, extasiado, aquele homem que, quando alimentava seus discípulos, proclamava *Eu sou* **o pão da vida**. Aquela convicção impactava-me profundamente.

Quando se dirigiu a fariseus e líderes religiosos, conclamou para que todos o seguissem, pois assim sairiam da escuridão, dizendo-lhes: *Eu sou* **a luz do mundo**. E, por ter ressuscitado pessoas, declarou: *Eu sou* **a ressurreição e a vida**. Que homem corajoso! Ele só podia ter muita certeza daquelas suas afirmações, porque as propagava sem hesitação (conforme dizia o padre); e a firmeza com a qual pronunciava o **Eu Sou** me impressionava enormemente.

Em consequência de tanta contundência, aquele axioma tão poderoso calou de maneira tão profunda a mente daquele menino que ele o levou consigo por onde foi – mas sem saber que o levava.

Era difícil suportar o inflexível sistema de regras rígidas e de obediência no claustro do Seminário. E aquela rotina não facilitava a vida de minha mente. Quando tudo aquilo parecia que ia entornar, eu saía cantando pelos corredores (o que não era bem-visto pelos sacerdotes), como se o canto levasse consigo alguns pedaços de minhas lembranças. Entretanto, não era só com meus cantos que tentava afugentar meus tormentos. No silêncio das noites longas, eu escrevia desesperadamente todas as minhas experiências, na esperança de que elas ficassem aprisionadas naquelas páginas que se sucediam noite após noite.

As férias eram sempre muito bem-vindas, durante as quais aproveitava para auxiliar Padre Marcos em sua igreja, a Matriz.

A SAÍDA DO SEMINÁRIO

O meu tempo naquela escola, porém, estava por terminar.

O reitor solicitou a presença de Mãe Eliza para dizer-lhe que eu era uma criança maravilhosa, benquista, prestativa, estudiosa, mas que, infelizmente, não tinha vocação para o sacerdócio. No entanto, ela não precisava se preocupar com a bolsa de estudos, pois esta seria mantida até o fim do ano. A partir dali não dormiria mais no Seminário. Após as aulas, toda tarde, retornaria para casa. E aquela escandalosa campainha não me atormentaria mais.

Pode até ser que eu não tivesse a inclinação para a missão religiosa. Contudo, aqui entre nós, desconfio que a verdadeira razão não tenha sido a minha falta de vocação para o sacerdócio, mas – quem sabe? – a vocação espírita de minha família (e que eu confessara ao Padre Norton).

Com esse novo esquema de vida escolar, surgiram brechas no tempo, que aproveitava para auxiliar o Padre Marcos em serviços na Catedral, assim como para fazer o que toda criança tem de fazer: brincar. Os carrinhos feitos com as latas vazias de leite em pó, as bolas de gude, as partidas de futebol e as pipas. As pipas eram do que mais gostava. Adorava vê-las fazendo acrobacias pelos céus. Talvez seja por isso que, quando os aviões da Esquadrilha da Fumaça chegavam por aquelas bandas para fazer suas coreografias, deixando as caudas de fumaça no espaço, eu abandonava quaisquer tarefas para assisti-los. E não largava aquelas visões enquanto eles não fossem embora. As figuras de fumaça desenhadas no azul do céu deixavam-me enfeitiçado. Como eles faziam aquilo?

A CATEDRAL

Não vou negar que, apesar de meus esforços, minha vida continuava com fortes doses de precariedade. No entanto, seguia auxiliando Padre Marcos nas necessidades da Matriz de Guaxupé. Para isso, procurei estar sempre próximo do sacristão da Sé; dessa maneira pude aprender suas funções exercidas no dia a dia. Por essa razão, foi um fato natural quando, certo dia, Padre Marcos pediu-me para substituí-lo, temporariamente, enquanto ele se recuperava de uma doença que o acometera.

A nova Catedral Nossa Senhora das Dores, a Catedral de Guaxupé, era uma bela e imensa igreja construída sobre o chão da antiga Sé, que fora demolida nos anos de guerra da década de 1940. Sua construção, porém, somente seria concluída no princípio de 1960.

Sentia-me muito pequenininho a cada vez que subia suas dezenas de degraus e ficava diante dos altíssimos três portais em arco, entre suas duas torres prateadas com cimos em forma de pirâmide. Ali de perto parecia que o suave bege a colorir suas paredes suavizava-se mais ainda. Sobre cada cimo de cada torre, um galo de bronze ficava de prontidão para anunciar os amanheceres. E, nos portais, chamavam-me atenção os belos entalhes feitos à mão mostrando uma abelha sem ferrão pousada no centro de uma flor de maracujazeiro, a flor da paixão. Eram símbolos da cidade e da paixão de Cristo (*Guaxupé* deriva de *guaxe*, um pássaro; e de *axupé*, **uma abelha sem ferrão**).

O DELITO

Em meio às minhas tarefas incluía-se também a contabilização das contribuições dos fiéis. Durante as missas, uma auxiliar, a beata Sá Eva, recolhia as doações, visitando cada fileira de bancos, com um saco de veludo preso a uma haste para alcançar o fiel mais distante. Depois abria a caixa de ofertas, o gazofilácio, e de lá retirava mais alguns donativos que ali haviam sido depositados. O total recolhido era entregue a mim para contabilizá-lo.

Agora, vou lhe confiar um delito que eu cometia nesse momento, o qual se tornou uma culpa e um acontecimento que mais tarde, somente mais tarde, seria até engraçado (mas eu o cometia por estar já havia alguns meses sem receber qualquer remuneração da Paróquia, e a situação de manutenção lá em casa estava por demais desesperadora).

Do montante recolhido, eu retirava uma pequeníssima porcentagem e a levava para Mãe Eliza, que jamais soube de meu ato. Eu separava o dinheiro e olhando nos olhos santos de São José, que se albergava em seu nicho logo acima do local do crime, jogava a dinheirama para cima e recitava:

— Segura, São José! Não pegou? Caiu no meu pé.

O menino que sequestrara as ofertas fora o mesmo que fizera uma promessa para si mesmo: um dia as ressarciria à sua Paróquia, com todos os juros e correções monetárias.

O RESSARCIMENTO

Tempos depois, já aos 40 anos, resolvi fazer uma visita à Paróquia de Guaxupé. E ali, diante de mim, novamente se erguia a Catedral de minha meninice. Ao pé da imensa escadaria, levantei os olhos até o relógio da torre e atendendo ao tempo marcado para o encontro, sem agenda prevista, lentamente subi os degraus. Olhei para o alto mais uma vez e, então, para o campanário.

Passei por um dos pórticos em arco com seus magníficos entalhes e atravessei a ampla nave com os bancos de madeira perfilados. Na sacristia, que tão bem conhecia, reuni-me com o Pároco de então. E confessei para ele o meu, digamos, pequeno delito de *sequestrar* uma porcentagem do dízimo doado pelos paroquianos. Confessei que fora um gesto num momento de premente necessidade, mas que tinha sempre na consciência que um dia faria o seu ressarcimento. O Pároco remexeu-se inquieto na cadeira. Entreguei-lhe um cheque no valor de uns milhares de reais, em compensação ao delito infantil. O Pároco viu o valor e tentou disfarçar o assombro que se desenhava em seu rosto, sorriu e disse:

— Ora, você era apenas uma criança. Está perdoado.

Eu não estava apenas devolvendo o dinheiro que surrupiara, mas demonstrando toda a gratidão que sentia pelo empréstimo compulsório que a Igreja um dia me concedera. E eu sentia que aquele ressarcimento jamais seria o suficiente para devolver o bem que recebera.

Despedi-me do padre e saí, com a alma bem mais leve e sossegada. E feliz. Muito feliz por aquele menino não ter tornado o seu delito um hábito de vida. O seu comportamento de retidão que adquirira no convívio do lar de Mãe Eliza não seria desvirtuado. Aquele menino me salvou.

· · · · ● · · ·

O menino tornara-se empresário. Alguns anos depois daquela feliz visita à Catedral de Guaxupé fui, em Natal, protagonista de um profícuo e estreito relacionamento com a Igreja. Nesse tempo, o Padre Valquimar Nogueira do Nascimento era reitor do Seminário São Pedro e Dom Heitor de Araújo Sales, o Arcebispo da Arquidiocese de Natal. Com a universidade que criamos, celebramos convênios que contemplavam, entre outras ações, acesso mútuo dos componentes de nossas instituições às nossas bibliotecas; disponibilidade aos clérigos de Natal dos cursos e serviços odontomédicos da universidade, além da concessão de bolsas de estudo; criação de um curso de tecnólogos de nível superior em Gestão de Paróquias. Em virtude dessas disponibilidades que eu criava junto à Igreja, Dom Heitor falara-me acerca de uma placa a ser afixada no Seminário em minha homenagem, mas declinei da delicadeza.

O Seminário completaria oitenta anos de funcionamento em 1999; e para comemorar aquela data, decidimos ceder recursos para uma ampla reforma estrutural da escola que contemplava desde reparos a construções à sua pintura total. Para a inauguração das benfeitorias, o Arcebispo da Arquidiocese de Natal, Dom Heitor de Araújo Sales, convidou o seu irmão, o Arcebispo da Arquidiocese do Rio de Janeiro, o Cardeal Dom Eugênio de Araújo Sales, ex-aluno daquele Seminário.

Durante a festividade, em determinado instante, dirigi-me a Dom Heitor, que estava acompanhado de Dom Eugênio e outros clérigos presentes:

— Sabe, Dom Heitor, aquela homenagem com a placa que o senhor queria prestar a mim? Eu gostaria de trocá-la por um perdão.

Intrigado, Dom Heitor perguntou:

— Que perdão?

Contei-lhes, então, a história do sequestro das doações da Paróquia de Guaxupé. E riram muito com a audácia daquele menino. Dom Eugênio, passeando os olhos pelas obras realizadas, dirigiu-se a mim e disse, em concordância com Dom Heitor:

— Você era apenas uma criança. Nós o perdoamos.

Mais tarde, num momento bem descontraído, Dom Eugênio me pediu para que eu repetisse o verso que fizera para São José, porque o achava inusitado e engraçado. Atendi a seu pedido e ele riu um sorriso solto.

A MENTE ABSORVENTE CONSCIENTE

Eu lhe revelava que, enquanto a **mente absorvente inconsciente** arrefece em suas atividades específicas, a **mente absorvente consciente** aumenta o desenvolvimento da sua capacidade de reflexão e de conscientização. E retomo agora as considerações sobre ela.

À medida que a **mente absorvente inconsciente** inicia o declínio de suas atividades (já a partir dos 3 ou 4 anos), a criança começa a mudar para o estágio consciente do seu desenvolvimento, embora até os 7 anos ela continue com sua capacidade de absorver e arquivar, indiscriminadamente, as informações emitidas pelo meio ao seu redor. Com a diferença de que essa sua outra **mente**, a **absorvente consciente**, intensificando seu crescimento, amplia e refina o que aprende. É uma fase de expansão da consciência, na qual a criança começa a responder aos estímulos que absorve e a desenvolver os processos de pensamento, memória, raciocínio e linguagem (os processos cognitivos). E quanto mais se desenvolve, mais analítica e racional se torna, buscando sempre se ancorar na realidade imediata.

Pois bem, aquele menino de Guaxupé passou por todas essas transformações e quando as cenas de seu trauma saíam da sua **mente inconsciente** e chegavam à sua **mente consciente**, agora cada vez mais racional, seu organismo reagia com angústia, insônia, suores frios e outros sintomas não menos torturantes.

RUMO A MOGI DAS CRUZES

Antes mesmo de completar 14 anos, chegara o momento de novamente arrumar os matulões. A família se mudaria para Mogi das Cruzes, no estado de São Paulo. Fui despedir-me de Padre Marcos, que vestia uma garbosa batina branca.

— Paulinho, eu lhe entreguei um afeto de pai — ele me disse. — Tenho certeza de que será muito feliz em sua vida. Você é um menino bom.

Abençoou-me e talvez eu tenha flagrado seus olhos marejados. Em seguida, entregou-me um envelope que continha dinheiro. Para meu começo, fosse onde fosse. Eu o envolvi num abraço de agradecimento. Saí e deixei de ser sacristão.

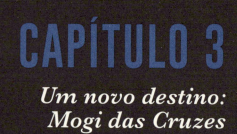

CAPÍTULO 3

*Um novo destino:
Mogi das Cruzes*

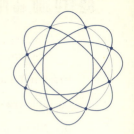

QUANDO O FUTURO JÁ ESTÁ PRONTO

A família chegou a Mogi das Cruzes* no início de 1964, época em que o país vivia momentos atribulados. O presidente João Goulart fora deposto com a Revolução de 31 de março, sob a justificativa de que se pretendia reorganizar a nação restaurando a disciplina e a hierarquia nas Forças Armadas para deter o movimento comunista que, de acordo com os militares, ameaçava o Brasil.

Mogi das Cruzes exibiu-se para o olhar do menino, que principiava sua adolescência, como uma cidade enorme com seus 100 mil habitantes – muitos deles nordestinos arribados da capital, bem como imigrantes japoneses e árabes –, com seus cinemas, a estação de trem, a Catedral de Sant'Ana, a padroeira da cidade, a fonte luminosa, o largo da Matriz, o grupo escolar Coronel Almeida. No entanto, ele não podia perder muito tempo admirando a cidade grande. Havia uma situação que precisava ser ajustada com urgência, e era exatamente a escola. Precisava estudar. O problema é que as escolas públicas não ofereciam vagas com facilidade; seu ensino de excelente qualidade atraía os mais abastados que ocupavam as vagas existentes. As escolas privadas, em número de três, eram pagas, e o dinheiro não estava disponível.

---

* Mogi das Cruzes, ou simplesmente Mogi, é um município brasileiro do estado de São Paulo, localizado na zona leste da Região Metropolitana de São Paulo e Alto Tietê. É formado pela sede e pelos distritos de Biritiba-Ussu, Brás Cubas, César de Sousa, Jundiapeba, Quatinga, Sabaúna, Taboão e Taiaçupeba. Informações obtidas em: MOGI DAS CRUZES. *In*: WIKIPÉDIA. Disponível em: https://pt.wikipedia.org/wiki/Mogi_das_Cruzes. Acesso em: 28 jul. 2020.

Novamente o menino assumiu a iniciativa e, assim como fizera para sua irmã Fausta em Guaxupé, saiu em busca de uma bolsa de estudos para ele mesmo. Procurou então o Padre Manuel Bezerra de Melo, o Padre Melo, que fundara a Organização Mogiana de Educação e Cultura (OMEC), a partir de uma escola ginasiana – o Ginásio Diocesano (com posterior criação de faculdades, as quais se transformariam em uma universidade). O menino queria cursar o seu segundo ano. Apresentou-se e o padre o levou ao seu escritório. O menino observou aquele homem à sua frente, com uma compleição rija, com um sotaque carregado que não escondia suas origens nordestinas. De Crateús, no Ceará, saberia algum tempo depois.

(**Padre Melo**) — O que você deseja?

(**O Menino**) — Preciso de uma bolsa de estudos.

Padre Melo o examinou com seu olhar penetrante através dos óculos quadrados e de grau elevado.

(**Padre Melo**) — De onde você vem?

E o menino contou sua história. Chegara de Guaxupé, onde fora entregador de carne, engraxate, aluno do Seminário São José e sacristão, auxiliando o Padre Marcos na Catedral de Nossa Senhora das Dores.

(**Padre Melo**) — Então você auxiliava as missas em latim? Faça uma oração em latim.

Talvez tenha sido o Pai-Nosso mais fervorosamente rezado em latim em toda a sua vida.

(**Padre Melo**) — Agora vamos rezar juntos uma missa em latim.

E rezaram. O padre orava e o menino respondia em latim fluente.

Ao fim da sabatina, concedeu-lhe a bolsa solicitada. Estudaria à noite. Em contrapartida, teria de auxiliá-lo em alguns afazeres durante o expediente do dia.

A ADOLESCÊNCIA

Eu continuava hiperativo e impulsivo. E minha mente inconsciente não cessava nem por um instante de enviar para minha mente consciente as visões que gostaria de apagar, mas não conseguia. Como se não bastassem aquelas malévolas manias da mente, o meu corpo começava a sofrer drásticas transformações. Acontecia que estava engatinhando os meus primeiros passos para atravessar a ponte que ligava a infância à idade adulta; logo completaria 14 anos e chegaria à adolescência.

Em Mogi das Cruzes minha vida sofreria radicais mudanças no meu desenvolvimento psicológico, com o aumento das atividades da mente consciente e com o aprimoramento de minha personalidade; no meu envolvimento social, com o incremento de minhas **interações sociais**; no meu **desenvolvimento biológico**, com o crescimento físico e com o processo evolutivo da sexualidade, da efervescência dos hormônios. Daí vieram os primeiros amores capturados por entre as mocinhas de vestidos rodados flanando pelas ruas, pelos clubes e pelas lanchonetes onde conversávamos enquanto fazíamos ligeiros lanches; pelas praças, antes ou depois das sessões dos cinemas que se espalhavam pela cidade: o Cine Urupema, o Cine Parque, o Cine Avenida. O cinema exercia poderosa influência em nossa vida adolescente.

Essas concentrações também ocorriam no bar **O Palhaço**, onde os filhos dos mais prósperos também se agrupavam. E era ali que, apesar das minhas carências, eu procurava me enturmar. No entanto, as diferenças e desvantagens por causa da falta de dinheiro não deixavam de estar presentes. E isso me incomodava. Não permitia nunca transparecer, porém, em razão da circunstância, uma baixa autoestima juntava-se às minhas aflições psíquicas. Tudo aquilo, no entanto, eu conseguia soterrar, mesmo que por momentos, sob a alegria e os sons dos Beatles e do Iê-iê-iê nos salões do requintado Clube de Campo ou nos Clubes Náutico e Itapety, mais acessíveis.

O trabalho com o Padre Melo estava sendo importante por conta da bolsa de estudos; no entanto, as gratificações intermitentes que recebia não eram suficientes para suprir as necessidades cotidianas de minha família, nem as minhas, que recrudesciam. Precisava de um emprego que melhor me remunerasse. Enquanto não conseguia, usaria as armas que possuía na batalha da sedução.

A FANFARRA

Para atrair a atenção feminina, concentrei-me em minhas habilidades de tocador de tarol na Fanfarra da OMEC. E aquela agremiação, constituída por instrumentos de percussão e de sopro, era uma das melhores, ganhadora de títulos (bicampeã no estado de São Paulo), apresentando-se nas mais diferentes cidades, incluindo Rio de Janeiro, em seu 4º Centenário. Vestindo o uniforme mais garboso (inspirado em traje de gala militar), no qual se destacava o dourado dos botões, das insígnias e dos galões, e com um quepe vistoso com seu brasão distintivo, eu fazia malabarismos de sons batendo com as baquetas de madeira nas peles brancas fixadas e tensionadas de meu tarol. Soltava um som repicante e brilhante com as esteiras encostadas à pele inferior; ou um som ressonante, mas sem repiques, com as esteiras soltas; ou ainda um som seco e metálico ao bater com a baqueta no aro que fixava a pele. Uma exibição que eu exagerava na evolução das coreografias, procurando em meio aos espectadores os olhares fugazes das meninas esfuziantes.

Por certo, uma das apresentações mais importantes da Fanfarra da OMEC foi na inauguração de uma indústria de metal, quando se fez presente o presidente Humberto de Alencar Castelo Branco, em junho de 1966. As homenagens foram feitas na praça da Catedral. Naquele momento só me interessava exibir-me, e apenas depois de um tempo eu soube que aquela apresentação tinha sido um importante estratagema do Padre Melo para conseguir, junto ao presidente, a obtenção do registro de sua candidatura a deputado federal. E conseguiu. Em verdade, aquele homem não costumava desistir de nada. Tudo o que planejava tinha de acontecer.

Aquele modo de encarar a vida e os seus desafios chamava-me atenção, e o tomava como exemplo. A despeito da imensa admiração e da gratidão que eu nutria por aquele padre, a minha família precisava sobreviver e chegara a hora de sair em busca de um emprego com remuneração permanente.

Enquanto minha mente consciente aumentava suas atividades, eu tentava desesperadamente controlar meus pensamentos, meus impulsos, fortificando as fundações neurais de meu cérebro. Em consequência, consolidavam-se os atos de tomar decisões de maneira mais consciente. E eu tomara uma difícil decisão. Mudaria de emprego.

Para isso, inicialmente, eu precisaria de uma carteira de trabalho que a legislação vigente não permitia, pois não completara ainda os 14 anos. De qualquer modo, um escritório de contabilidade poderia ser a minha mais forte opção de trabalho, pois já tinha até conversado com o proprietário, o senhor Rubão. Exerceria a função de um estafeta, recebendo um salário mínimo (feito um adulto) como remuneração. Entretanto, ainda tinha que conversar com Padre Melo. E assim o fiz. No encontro, expliquei que minha situação estava muito difícil e precisava de um emprego com mais segurança financeira para a minha família.

(**O Menino**) — Padre, eu consegui me empregar num escritório de contabilidade. Vou receber mensalmente um salário mínimo e vão assinar minha carteira de trabalho.

(**Padre Melo**) — Que bom. Mas você vai fazer falta aqui. Eu gosto de tê-lo por perto por sua disponibilidade, por sua vivacidade. Você é um menino esperto.

(**O Menino**) — Eu também vou sentir falta daqui. Mas tem uma coisa que me preocupa muito. É que eu não posso pagar a mensalidade da escola.

Ele me olhou com seus olhos agudos, sempre por trás dos quadrados de seus óculos. E disse:

(Padre Melo) — Não se preocupe. Você continuará com sua bolsa até o fim do ginásio. Eu tenho apenas que lhe desejar boa sorte.

A MATERIALIZAÇÃO DOS SONHOS

Não foi à toa que o Padre Manoel Bezerra de Melo, o Padre Melo, tornou-se e continua sendo o meu exemplo de vida. Não somente por me permitir continuar com meus estudos, mas por suas lições de perseverança, foco na realização dos empreendimentos, generosidade e força de vontade. Valores que trouxe comigo daquele homem que era um padre, um professor, que fundaria uma universidade, que seria prefeito de Mogi das Cruzes, deputado federal e um grande empresário.

Recentemente, lendo uma entrevista que ele concedeu a uma repórter do Ceará, onde vive atualmente, atentei para uma de suas declarações quando disse que: "**Nunca desistia de nada do que planejava; e tudo o que planejava teria que acontecer, como tudo tinha acontecido**". E essas palavras me remeteriam às minhas próprias convicções. Uma delas é que para materializar quaisquer projetos ou sonhos é preciso visualizá-los antes, como se já estivessem prontos. Um ensinamento do Padre Melo. É bem possível que esse seu ensinamento tenha ficado registrado em minha mente inconsciente e eu o tenha aplicado em minha vida sem nem me dar conta de que o tinha aprendido com ele. Uma explicação plausível teria de haver para o acontecimento de tal evento. E consegui encontrá-la.

Aprendi que as materializações de nossas aspirações, a partir de sua visualização como prontas, são fenômenos que podem encontrar similitudes em eventos da Física Quântica (que, *grosso modo*, estuda fenômenos no interior dos átomos), desde que haja o concurso de nossa consciência.

Você deve se lembrar de uma descoberta feita pela ciência, desde o início do século passado, sobre a natureza da luz, divulgada amplamente nos meios de comunicação: **a luz se comporta, em determinadas circunstâncias,** como feita de ondas de energia e, em outras, como feita de **partículas (matéria), chamadas fótons** (outras partículas, a exemplo dos elétrons, também possuem o mesmo comportamento). E esse estranho fenômeno é comprovado pela famosa experiência conhecida como Dupla Fenda.[1]

A EXPERIÊNCIA DA DUPLA FENDA

A experiência consiste em passar um feixe de luz por fendas feitas numa placa e observar as imagens formadas num anteparo por trás das fendas, como ilustrado a seguir.[*]

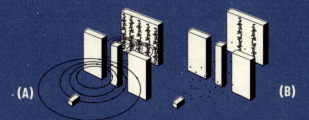

A primeira etapa é lançar um facho de luz contra as duas fendas (A). A luz passa pelas fendas, suas ondas se interferem e formam a imagem que você vê no anteparo (cinco figuras desenhadas pelas ondas de luz). A segunda etapa é instalar um sensor em cada uma das aberturas, ou seja, observar a passagem das ondas e ver a imagem formada (B), que deveria ser idêntica a (A). Mas não foi. Apenas duas se formaram como se fossem partículas de luz (fótons) atiradas no anteparo, e não ondas. Por quê? **Porque, quando o experimento ficou sob observação, as ondas viraram partículas!** Então os cientistas tiraram o observador, e as ondas deixaram de ser partículas e retornaram a ser ondas.

Diante dos resultados dessa experiência, e por mais bizarro que seja o que vou dizer, a luz comporta-se como se tivesse consciência e entende que ali existe um observador, passando a atuar conforme pensa o seu espectador, transformando-se em partículas (fótons).

* Ilustração baseada na original disponível em: https://lugarnenhum.net/oq/oq16-gato-de-schordinger/attachment/experimento-de-dupla-fenda. Acesso em: 25 ago. 2020.

A Física Quântica é assim mesmo. Muito esquisita para nós, tanto que é uma das áreas da natureza sobre as quais muito pouco entendemos ainda. No entanto, com esse pouco que começamos a vislumbrar, já é suficiente para afirmar que a observação muda os resultados. E que não soa mais estranho concluir que *para materializar quaisquer projetos ou sonhos é preciso visualizá-los antes, como se já estivessem prontos*.

Se a luz, ou um elétron, tem a consciência de interpretar o que pensamos, se tudo é energia, se somos feitos de elétrons e se nossa consciência determina e decide o seu comportamento, isso significa que podemos criar a nossa própria realidade. E isso é até onde podemos chegar. Entretanto, o físico húngaro Eugene Paul Wigner (1902-1995), prêmio Nobel de Física de 1963 (por contribuições para a teoria do núcleo atômico), foi além quando escreveu que continuará sendo impressionante, não importa os caminhos a que nossos conceitos futuros vão nos levar, que todo o estudo do mundo externo nos leva à conclusão científica de a realidade universal definitiva ser o conteúdo da consciência.

O PENSAMENTO MUDA A REALIDADE

Há poucos anos, na Universidade de Cornell, nos Estados Unidos, os físicos Yogesh Patil, Srivatsan Chakram e Vengalattori demonstraram com átomos ultracongelados de rubídio que um sistema quântico não se modifica (os átomos permanecem estáticos)[2] enquanto estiver sendo observado, porém muda seu estado (movem-se para outras posições) ao cessar as medições. Ou seja, de acordo com aqueles cientistas, o observador afeta os experimentos quânticos, os quais comprovam o poder da mente de fazer mudanças na realidade.

Para o experimento, os cientistas geraram e resfriaram um gás de cerca de um bilhão de átomos de rubídio dentro de uma câmara de vácuo e suspenderam a massa entre raios laser.

Se podemos criar a nossa própria realidade, se podemos ser responsáveis pela criação de nossos próprios universos e se eles já existem, surgindo de outras dimensões dependendo de nossas consciências, concluí que possuímos um enorme poder de obtermos os resultados positivos que quisermos em nossas atividades com nossas ações. E já que estamos tendo uma conversa sobre universos, não resisti em incluir as questões: O Universo que percebemos por meio de nossos sentidos seria ou não fruto do acaso? Ele surgiu sem a necessidade de um Deus?

O UNIVERSO SEM DEUS?

Você acredita que nosso Universo foi criado por Deus ou foi o acaso o seu criador? Os religiosos acreditam **nEle**. Os filósofos e cientistas se dividem entre os crentes e os descrentes.

Para Aristóteles (384-322 a.C.), "Deus seria a causa que criara a ordem do Universo"; e Plotino (205-270 d.C.) considerava o "Universo como uma emanação de Deus".

Quando perguntavam ao físico alemão Albert Einstein se ele acreditava em Deus, ele sempre respondia que cria no deus de Spinoza. O filósofo holandês Baruch de Spinoza (1632-1677) julgava Deus imanente (indissociável) ao mundo:* "tenho uma concepção de Deus e da natureza totalmente diferente da que costumam ter os cristãos mais recentes, pois afirmo que Deus é a causa imanente, e não externa, de todas as coisas. Eu digo: tudo está em Deus; tudo vive e se movimenta em Deus".

Já o filósofo italiano Vincenzo Gioberti (1801-1852) considerava "a intuição como fundamento do conhecimento intuição, a qual seria a revelação imediata de Deus ao homem".

---

* Livro I da *Ética* e no *Tratado sobre a religião e o Estado*.

O filósofo alemão Friedrich Nietzsche (1844-1900), em seu radical ateísmo, "disseminava a ideia de que a humanidade moderna precisava enterrar Deus e seguir em frente; defendia a valorização do mundo físico em que vivemos, que é tão somente tudo o que existe".

Os cientistas, em sua minoria, são deístas. E nesse universo da ciência há aqueles que eram deístas e depois se tornaram descrentes, e vice-versa. Cada deísta nos apresenta sua individual concepção de seu Deus, e cada um desses diferentes grupos tenta demonstrar suas diferentes convicções.

Um dos mais afamados cientistas de nossa época, o físico britânico Stephen Hawking, antes afirmava que encontrava na racionalidade das leis do Universo uma mente de Deus,[3] que Sua existência não criava qualquer incompatibilidade com a ciência. Apesar disso, antes de sua morte, em março de 2018, reverteu suas convicções e declarou que "não há lugar para Deus nas teorias da criação do Universo; que a criação espontânea é a única explicação para a existência do Universo";[4] e que "o início do Universo com o big bang é apenas uma consequência inevitável das leis da Física, e nada mais".

Outros estudiosos, também renomados, pensam (ou pensavam) diferente, como o físico inglês Sir Isaac Newton, que defendia que "o Universo não poderia ter nascido apenas do caos"; e Albert Einstein, que dizia não acreditar em um Deus pessoal, mas num Deus "que se revela na harmonia de tudo o que existe, não num Deus atento ao destino e às ações da humanidade".

O biólogo britânico Richard Dawkins[5] justificava seu radical ateísmo por ter compreendido que a Teoria da Evolução, de Charles Darwin, "explica a evolução da vida sem necessidade de um Deus para explicá-la". Em oposição, o geneticista norte-americano Francis Sellers Collins,[6] diretor do Projeto Genoma (que mapeou o genoma humano), foi um ateu convicto e hoje professa o deísmo e o cristianismo. Segundo ele, não há "nenhuma contradição entre Deus e o evolucionismo, nem entre milagres e comprovação científica". Ele crê que "Deus não pertence ao nosso mundo natural, mas que o Deus da Bíblia é o mesmo do genoma; pode ser adorado tanto numa catedral quanto num laboratório".

O astrônomo norte-americano Carl Sagan[7] não era ateu, mas também não era religioso. E propagava que

> *um ateu deveria ter evidências convincentes contra a existência de Deus, e ele não as tinha. Se Deus é alguém sentado num trono em algum lugar no céu e preocupado com a morte de um passarinho, Ele não existe. Mas, se Deus é um conjunto de leis que regem o Universo, é claro que Deus existe. Embora isso não satisfaça os mais rigorosos, pois não tem muito sentido rezar para a Lei da Gravidade.*

Como pode constatar, Deus não é uma unanimidade entre os filósofos e cientistas. No entanto, aqui para nós, isso não tem lá muita importância, porque eles não têm (e não podem ter) absoluta certeza do que dizem.

Mas voltando à nossa pergunta inicial – se o Universo é fruto do acaso ou obra de Deus –, certamente uma definição de acaso nos ajudaria nessa dinâmica. Sem maiores sofisticações, *o acaso é todo evento que ocorre sem que haja uma causa predeterminada inteligentemente para sua ocorrência; ou, ainda, por simples coincidência e sem qualquer razão.* Sendo assim, o acaso depende das leis da probabilidade para existir. Então, qual a probabilidade de o Universo existir? E, consequentemente, qual a probabilidade de existirmos diante do acaso?

Não vamos utilizar números ou equações porque, devido às suas grandezas, tornam-se de difícil compreensão para nosso cérebro, mas podemos citar evidências. Inúmeras evidências das dificuldades do acaso.

Se a concentração de oxigênio em nossa atmosfera, que é de 21%, fosse maior, surgiriam incêndios espontaneamente e seríamos mortos queimados ou sufocados. Se o teor de dióxido de carbono (0,035%) fosse maior, teríamos um aquecimento global (como estamos presenciando); se menor, não ocorreria a fotossíntese e estaríamos condenados. Se a rotação da Terra fosse maior que as atuais vinte e quatro horas, ocorreriam altas diferenças térmicas entre o dia e a noite; se menor, resultariam tão intensas que a vida não resistiria. Se a força da gravidade fosse menor ou maior (infimamente que fosse), o nosso Sol não estaria onde está – e nós também não. E se Júpiter não estivesse em sua órbita atual, nada nos protegeria de bombardeios contínuos de cometas e asteroides.

Enfim, poderíamos encher páginas e páginas com esses nossos "se's". E veja você que acabamos de nos referir apenas a um irrelevante planeta esquecido numa esquina de uma galáxia também esquecida nos confins de um Universo infinito, o qual, certamente, abriga incontáveis "se's". Não resta dúvida de que estamos aqui por uma improvável combinação de parâmetros, os quais, se modificados – infimamente que seja –, impediriam a nossa existência. O acaso, portanto, não é uma explicação aceitável para a existência desse nosso Universo completamente à mercê de leis imutáveis que não podem ter sido legisladas por acaso.

A despeito dos contrários, consideraremos uma inteligência na criação do tudo, e por isso em nossos estudos estará presente uma **Consciência Universal** (ou **Mente Universal**, como nominaram o filósofo Thomas Troward e o Lama Anagarika Govinda), responsável pela elaboração das leis que garantem a manutenção da arquitetura desse Universo, à qual você tem o livre-arbítrio para chamar de Deus.

CAPÍTULO 4

Os mecanismos do TDAH

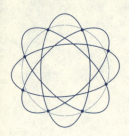

O CONFRONTO DAS MENTES

Minhas atividades de trabalho remunerado em Mogi das Cruzes, como já adiantei, iniciaram-se no escritório de contabilidade de Rubão. E tudo havia começado num certo dia de verão. Era um dia de sol, que se esparramava sobre a fonte luminosa defronte à igreja Nossa Senhora do Rosário. Ali eu parei por uns instantes. A fonte nascia do chão como um enorme cogumelo de mármore branco no centro de um espelho d'água circular. Deixei a fonte para trás e segui pela rua Dr. Paulo Frontin, e mais adiante avistei a placa em um prédio que anunciava: "**Precisa-se de *office-boy*. Um salário mínimo**".

Passei pela porta principal e logo estava diante de um gigante: o senhor Rubão. Disse-lhe que aceitava o emprego e ele me perguntou a minha idade.

(O Menino) — Treze anos e meio.

Naquela época, a legislação trabalhista dava permissão para o menor trabalhar somente a partir dos 14 anos. Era um programa de governo objetivando ocupar a criança à base de um princípio que proclamava **educar pelo trabalho**. Atualmente, ao menor de 16 anos não se permite qualquer trabalho, salvo na condição de aprendiz a partir dos 14.

(Rubão) — Infelizmente não posso contratá-lo, porque precisamos assinar a carteira de trabalho. E essa carteira só é emitida quando a criança completa 14 anos.

Olhei por um momento para aquele gigante à minha frente e disse:

(**O Menino**) — O senhor pode me dar um prazo de dois dias? Até lá eu trago a carteira.

O gigante me observou com o olhar enviesado e respondeu:

(**Rubão**) — Está bem. Eu espero os dois dias.

Do escritório do Rubão saí direto para o Juizado de Menores e pedi uma audiência com o juiz.

Novamente, outro gigante diante de mim. O juiz tinha quase 2 metros de altura. A pedido dele, contei minha história desde Pratápolis. Por fim, disse que precisava trabalhar para ajudar minha família, mas ainda não tinha completado 14 anos; por isso, não podia ter a minha carteira de trabalho. O juiz escutou e sentenciou:

(**O Juiz**) — Estou pensando em abrir uma exceção. Mas você terá que trazer a sua mãe aqui. Se ela confirmar a sua história, vou autorizar a emissão da carteira.

No dia seguinte, Mãe Eliza e eu estávamos diante do gigante.

(**O Juiz**) — Seu filho veio aqui sozinho para pedir que eu autorizasse a emissão de uma carteira de trabalho, mas ele não tem 14 anos completos. Ele é despachado assim mesmo?

(**Mãe Eliza**) — Desde pequeno. Ele sempre foi muito esperto e dono de si mesmo.

E Mãe Eliza corroborou ao juiz toda a história que eu lhe contara.

No dia seguinte, entreguei a carteira a Rubão, que a recebeu, não sem antes perguntar como eu a tinha conseguido.

Claro que fui um hiperativo *office-boy*, sempre em andanças pelas ruas de Mogi das Cruzes entregando ou recebendo livros contábeis e outros documentos.

UM TEMPO EM ITAQUERA

Não me demorei demasiado tempo ali. Um ano depois, fui trabalhar em Itaquera, a quase 50 quilômetros de Mogi, com o tio Valdomiro.

Depois de um tempo trabalhando incansavelmente nas vendas dos imóveis, findei por assumir, dos 14 para os 15 anos, a imobiliária de meu tio. E, sinceramente, eu me divertia muito com suas manias, ou talvez fossem sonhos. Ele sempre estava envolvido com algum projeto não muito ortodoxo, como a exploração das terras amazônicas ou centrais do Brasil; ou a busca pelo ouro naquele território ainda não tão povoado de Itaquera, usando como equipamento um detector de metais (que funcionava à base de campos eletromagnéticos).

Afora suas esquisitices, era um homem com bons propósitos que me fez ampliar, mais ainda, o meu senso de responsabilidade. No entanto, apesar de ser aquela atividade um aprendizado de vida, eu vivia um momento um tanto difícil. Saía de casa toda manhã às 6h e caminhava cerca de 2 quilômetros até a estação do trem. Mais difícil ficava quando chegava o inverno frio e úmido, que doía até nos ossos. Eram oito estações a partir de Mogi até chegar a Itaquera.

O olhar do menino captava as cenas que passavam ligeiras pela janela do trem, sempre lotado de gente. E tanto fazia se olhasse para o interior dos vagões ou para os seus tetos. Gente de chapéu; gente de paletó; gente tocando pandeiro; gente sorrindo; gente zangada; vendedores de amendoim; homens e mulheres abraçando-se obrigatoriamente em vagões abarrotados e vazios de espaço, enquanto as chaminés das fábricas, baforando colunas de fumaça, passavam rapidamente pelas janelas.

Durante o dia inteiro negociava terrenos. Fazia as refeições na casa do tio, com ele e com sua esposa, uma russa que viera dos confins da União Soviética. Nunca soube como ela tinha pousado naquelas paragens.

O meu tio era um homem muito alto e sua russa não media mais que 1,5 metro de altura. Enquanto ele colecionava essas suas flutuações, sua pequena russa exercia um culto à magia branca; e, enquanto almoçávamos, eu sempre me fixava nos símbolos de seu culto expostos sobre um móvel da cozinha representados por cachimbos, velas, garrafas de cachaça e uns pedaços de rolo de fumo. Ah! Mas como eu me divertia com as coisas de meu tio.

Às 17h ia para a estação tomar o trem de retorno a Mogi das Cruzes, quando o mesmo cenário dos trens cheios de gente e de vozes e de suores, agora mais acentuados, se repetia. Eu precisava estar às 19h na sala de aula da OMEC.

Depois de um ano, decidi renunciar àquela labuta insana e deixar meu tio Valdomiro e suas desventuras em busca do ouro perdido.

OS SEGREDOS DA CONTABILIDADE

Empreguei-me em um curtume, o Cruzes Curtume Della Volpe. Trabalhei em seu escritório, que cuidava de sua contabilidade e da movimentação do seu almoxarifado, entre outras atribuições. Fazia parte da equipe do Della Volpe o senhor Adão, um homem baixinho que usava uma gravata por sobre a camisa de mangas curtas, ou compridas e enroladas. Depois de um tempo trabalhando com ele, já o julgava uma das mais instruídas pessoas com quem convivera. Ele me ensinou pacientemente os mecanismos do novo Imposto Sobre Circulação de Mercadorias (ICM), incluído pela Emenda Constitucional n.18, de dezembro de 1965, que viria substituir o Imposto Sobre Vendas e Consignações (IVC), em vigor desde a Constituição de 1934. Esses conhecimentos seriam muito proveitosos para mim mais adiante, como logo o leitor descobrirá.

Embora estivesse bem na Della Volpe, uma proposta financeira mais vantajosa fez-me pedir demissão. Assim, fui contratado por um grande escritório de contabilidade, de propriedade de Juca Assi, exatamente por ter-me especializado naqueles mecanismos do ICM, graças aos ensinamentos do senhor Adão.

Minha vida financeira realmente teve uma significativa melhoria nesse período porque passei a ganhar três salários mínimos, o que fazia diminuir as agruras de casa. No entanto, estava com a responsabilidade de coordenar uma equipe constituída de mais de uma dezena de funcionários para atender à contabilidade de várias empresas; além de assumir a função de treiná-los na feitura do ICM. E, por essa razão, o esforço de trabalho se tornara muito intenso com jornadas até mesmo em sábados, domingos e feriados. Mas foi aí que surgiram as verdadeiras intenções de Juca Assi. Começou por fazer uma redução em meu salário. Afinal, seus funcionários podiam fazer agora o que eu sabia e os ensinara. Diante daquele cenário, decidi sair e parti em busca de um novo emprego.

DESCOBRINDO O TRANSTORNO MENTAL

Minha mente continuava a ser um redemoinho de emoções. Se a minha fisiologia juvenil efervescia em suas mudanças e os rompantes de impulsividade e hiperatividade tornavam-se cada vez mais recorrentes, para não sucumbir, eu continuava a usar esses atributos como sombras a mimetizar as angústias crônicas e silenciosas das feridas abertas pelos traumas permanentemente presentes em minha psique.

Agora, ao olhar na distância do tempo para aqueles momentos perturbadores, eu fico me questionando como aquele menino conseguiu sobreviver a tantas intempéries mentais. De qualquer maneira, foi percorrendo essa mesma distância de tempo que adquiri os conhecimentos (básicos) no campo da Psicologia para entender como se formara aquele coquetel de sofrimentos psíquicos, e como os seus sintomas sinalizavam para a configuração de um distúrbio.

Descobri que minha hiperatividade e aquela impulsividade sempre presentes eram sintomas do conhecido Transtorno de Déficit de Atenção (que também traz como consequência a instabilidade atentiva), sobre o qual, naqueles idos dos anos 1960, muito pouco se conhecia.

Conforme os critérios do Manual Diagnóstico e Estatística dos Transtornos Mentais (DSM) e outros sistemas classificatórios, o TDAH, também conhecido por Distúrbio de Déficit de Atenção (DDA), ou por DA/HI (com hiperatividade – impulsividade), pode se apresentar numa forma na qual predomina a desatenção; ou na qual predominam a hiperatividade e a impulsividade; ou numa maneira em que se combinam todas elas.[1] Além dessas modalidades, o TDAH (como o denominaremos em nosso estudo) também pode ser classificado como uma variante leve, moderada ou grave, dependendo da extensão de comprometimento com o qual se desenvolve.

Também descobri que as minhas eventuais desatenções deviam-se essencialmente à recorrência constante da vivência do trauma infantil, e não à sua presença como parte intrínseca do transtorno. Eu não tinha, por exemplo, sintomas relativos à dispersão – como desvio de atenção em razão de um pequeno estímulo, dificuldade de compreensão total à conversa de um interlocutor, esquecimento e desorganização no dia a dia, esquecimento de assuntos durante um diálogo e até de palavras, interrupção frequente de tarefas a realizar e impossibilidade de ler um artigo ou um livro até o fim. Por essa razão, considero que aquele meu distúrbio enquadrava-se na classificação com predominância de hiperatividade e impulsividade.

OS MECANISMOS DO TRANSTORNO

A minha **hiperatividade** não me deixava permanecer quieto por muito tempo, obrigando-me a estar sempre querendo me ocupar, instigando-me, frequentemente, a monopolizar as conversas ou assumir atitudes em nome do grupo.

A minha **impulsividade** não me deixava esperar por algo que estava querendo; fazia-me responder antes que completassem a pergunta e mostrar impaciência; enchia-me de uma ansiedade intensa; fazia a minha mente operar como um receptor de alta sensibilidade e que, ao captar o menor sinal, podia levar-me a reagir irrefletidamente, conduzindo-me à tendência de assumir riscos sem mensurar as consequências. Aquela impulsividade dotava-me ainda de uma hiper-reatividade, envolvendo-me facilmente com os sentimentos dos outros, ao mesmo tempo que também atuava comigo mesmo, pois a minha mente ficava reagindo aos meus próprios sofrimentos psíquicos, pensando e repensando o tempo todo. Assim, enquanto eu externava uma alegria e uma tranquilidade para aqueles com quem convivia, internamente eu me contorcia em ebulições.

Aquele menino vivia a perguntar-se por que era assim tão agitado, tão impulsivo, tão ebulitivo, mas ele nunca soube a resposta. Somente saberia as razões do seu jeito de ser quando chegasse até mim, várias décadas depois. Até lá, continuaria a ser o menino com um *motorzinho nas pernas*, com sua mente perscrutando como uma antena parabólica, tentando a toda hora captar novidades; a ser um *pestinha* que não parava nunca.

No entanto, aqueles sintomas não conseguiam me prejudicar a ponto de me impedir de cumprir minhas atividades cotidianas. A atual ciência psíquica classificaria meu distúrbio como variante leve ou branda (também nominada *forme fruste*).

AS CAUSAS DO TRANSTORNO

As pesquisas atuais de Neurociência sobre o transtorno da instabilidade atentiva levaram os cientistas à conclusão de que ele resulta da interação de fatores de caráter ambiental ou genético,[2] igualmente motivado por um distúrbio neurobiológico.[3] O meu distúrbio pode ter sido causado por uma disfunção, uma anomalia bioquímica no fluxo sanguíneo que irriga o cérebro.

Já aprendemos que, de acordo com a Física Quântica, tudo no Universo é energia e tudo se move ou funciona à base de energia. Como o nosso assunto é o cérebro, ele também depende da energia derivada da glicose, a sua principal fonte; depende tanto dessa fonte que exige ser a sua entrega um fluxo contínuo numa determinada quantidade. E o fluxo sanguíneo é o caminhão de entrega dessa valiosa matéria-prima do cérebro, o qual pode exigir essas condições de entrega porque é um dos principais consumidores em nosso organismo. Apesar de ter apenas 2% de nosso peso corporal, ele consome cerca de 20% de toda a energia de origem glicosídica produzida em nosso corpo.

O FATOR INIBIDOR

O meu transtorno da hiperatividade e da impulsividade caracterizou-se por uma diminuição no fluxo sanguíneo em minhas regiões pré-frontal e pré-motora do cérebro (lobo frontal direito, no córtex cerebral), com consequente menor oferta de glicose e menor quantidade de energia disponível. Com a redução de glicose, também ficou afetada a geração de certas substâncias (neurotransmissores específicos), resultando nos sintomas de impulsividade, desorganização e outros, como explicou o Doutor C. Lou, do Departamento de Neuropediatria do J. F. Kennedy, Dinamarca.[4]

Entre as funções reguladoras do lobo frontal do cérebro, inclui-se aquela que inibe pensamentos, impulsividades e hiperatividades. Funciona como um filtro ou um freio para excessos, mas como esse mecanismo filtrador ou inibitório estava defeituoso por receber menos glicose, o lobo frontal intensificou suas atividades sem qualquer processo seletivo de pensamentos e impulsos, que chegavam de várias regiões do cérebro, como uma enchente de vazão incontrolável. É por essa razão que o meu cérebro não conseguia controlar a hiperatividade e a impulsividade.

• • • • ● • • •

Ao sair do escritório de contabilidade de Juca Assi, fui trabalhar no escritório administrativo da Rádio Marabá. No dia a dia, porém, aproximei-me da equipe técnica radiofônica e aprendi os manejos da rádio. Naquela equipe, havia Vladimir, um colega de trabalho com quem fiz uma amizade mais estreita e que possuía uma grande coleção de discos *long play* do recente sucesso da nova onda, a Bossa Nova, um gênero musical derivado do samba e influenciado pelo jazz, surgido poucos anos antes e concebido, essencialmente, por João Gilberto, Tom Jobim e Vinicius de Moraes. Juntamente com Vladimir, propusemos ao proprietário da rádio um programa musical exclusivamente sobre Bossa Nova.

— Se vocês conseguirem patrocínio, botem o programa no ar no período do fim da tarde — condicionou ele.

Por conta de minhas amizades no comércio da cidade, logo o **Marabossa**, o nome do programa, estava rodando os discos de vinil e levando para os rádios dos ouvintes as melodias de Baden Powell, Carlos Lyra, Billy Blanco, Johnny Alf, Edu Lobo e tantos outros ícones daquele movimento.

Até hoje aqueles discos rodam na radiola de minhas reminiscências, e eu fico absorto a ouvir as poesias de "Garota de Ipanema", "Chega de saudade", "Águas de março", "Corcovado", "Samba de uma nota só".

Pouco tempo depois, empreguei-me numa loja de venda de pneus – a Sometra.

O CONFRONTO DAS MENTES

Intensificava-se o conflito entre minha mente consciente, que amadurecia, e minha mente inconsciente, que teimava em não se enfraquecer, em continuar libertando suas maldades dos seus calabouços profundos. Aqueles sofrimentos originados na infância desaguavam em enxurrada naqueles momentos de adolescência que vivenciava.

As atividades da mente inconsciente não são administradas pela razão. Essa parte da mente está relacionada à região do **cérebro reptiliano**, a mais primitiva quando se enfoca o aspecto evolutivo do cérebro, e suas ações são meramente reflexivas. Sejam verdades ou inverdades, tudo o que ela absorve torna-se verdade absoluta em nosso cérebro, pois ele não distingue entre uma e outra, como já foi dito.

Por outro lado, a mente consciente tem como o seu centro de comando a região do **neocórtex**, a mais recente obra da nossa evolução cerebral, que também é sede dos nossos pensamentos. E dali ela observa os nossos comportamentos, toma as decisões e, como já vimos anteriormente, possui o ingresso livre ao almoxarifado central da mente inconsciente para de lá retirar o que quiser do acervo histórico de nossa vida. Com essa capacidade inerente, dá-nos a singular condição humana de planejar o que quisermos fazer, a partir da história da nossa vivência. E mais: ela pode modificar, utilizando sua racionalidade, quaisquer memórias resgatadas; pode nos proporcionar a possibilidade de triagem das informações que nos chegam do meio exterior para uma resposta ou não, de acordo com o nosso livre-arbítrio.

Essas duas mentes conflitavam em minha mente juvenil: uma, a inconsciente, tentando permanecer tão ativa quanto o fez durante toda a minha infância; outra, a consciente, assumindo seu espaço natural para desenvolver-se rumo à sua maturidade, à sua máxima expansão.

Eu sentia que realmente estava ocorrendo uma mudança em minhas atividades mentais, pois me desligava em certos momentos de minha dependência e assumia atitudes conscientes; principiava a racionalizar para decidir sobre os acontecimentos à minha volta.

Podemos até pensar que o conceito da mente inconsciente como um almoxarifado de registros de nossa vida seja uma descoberta de nossas ciências psíquicas mais modernas, mas não é. Essa verdade é tão verdadeira que já fora dita havia mais de dois mil e quinhentos anos por Siddhartha Gautama, o Buda.

84 | EU SOU, EU POSSO!

O filósofo japonês Tokuda Igarashi* traduziu com elegância e simplicidade os conceitos fundamentais do budismo,[5] entre os quais fez revelações sobre o **Alayavijnana** – "o depósito de todas as nossas experiências passadas" (etimologicamente, o termo *alaya* significa depósito).

> *Segundo o budismo, a consciência do Alayavijnana é a origem de todas as existências e tudo vem da consciência do Alayavijnana. É nela que todas as experiências e nascimentos estão registrados; todos os atos bons e ruins. E quando a pessoa a olha vê tudo o que criou, e então sedimenta a sua provação (o seu Karma).*
>
> *É possível, no entanto, transformar as coisas ruins em boas, mas para isso é necessário trabalhá-las milhares de vezes para transformar essa consciência (inconsciência) da Alaya nas coisas boas. Dessa maneira, a sua existência espiritual e física se tornará totalmente boa. O corpo e a mente tornam-se bons, e em consequência todos, igualmente, bons se tornarão. Podemos mudar o destino com a nossa prática porque tudo está sedimentado e registrado no interior da Alaya; assim como tudo o que se encontra no EU das pessoas, incluindo a própria personalidade, que também principia a mudar.*

Quando ultrapassei a fronteira da infância e cheguei ao mundo da adolescência, minha mente inconsciente estava tão encharcada de informações que entornava de minha consciência. Por ela, vazavam principalmente aquelas memórias que me doíam mais. Nesse mesmo tempo, a minha mente consciente desenvolvia cada vez mais sua capacidade de raciocínio, buscando entender o que realmente acontecia comigo.

---

* Monge zen-budista japonês Ryotan Tokuda Igarashi, professor de Filosofia Budista na Université Bouddhique Europeénne, em Paris, e autor do livro *Psicologia Budista*, o qual trata sobre os princípios do budismo como Quatro Verdades e o Caminho Óctuplo.

E acontecia que a minha mente consciente não queria somente encontrar esse entendimento; ela queria, na verdade, lutar contra aquela programação dolorosa do inconsciente. Entretanto, eu não sabia que os meus neurônios haviam recebido severas instruções de atender às ordens da programação imposta. Não adiantava minha mente consciente se amotinar contra a mente inconsciente, porque jamais modificaria os padrões estabelecidos para as minhas reações. E foi ali, naquele campo de batalha mental, quando sentia a inutilidade de meus esforços para dar um fim aos meus sofrimentos psíquicos, que comecei a pensar numa maneira mais eficaz de fazê-lo. Infelizmente, porém, só montaria essas novas técnicas de guerrilha muitos anos depois. Até lá, continuaria a suportar aqueles recorrentes ataques mentais (e a me defender deles) por meio da minha hiperatividade, única arma que possuía para combater aquele monstro invisível, sem nem mesmo saber que estava lutando.

• • • ● ● ● • • •

Na Sometra, eu trabalharia no escritório administrativo e ganharia dois salários mínimos, menos que no Juca Assi, mas, enquanto lá eu cuidava de uma dezena de empresas, na Sometra eu tratava apenas dela.

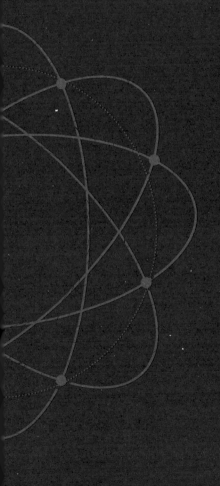

CAPÍTULO 5
Com destino a Cumbica

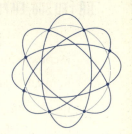

A PLASTICIDADE DO CÉREBRO

Na loja de pneus, a Sometra, eu tive a oportunidade de aplicar minhas experiências anteriores. Enquanto isso, eu fazia uma radical mudança na minha história escolar.

Cursava o terceiro ano do ginasial, mas a OMEC não tinha o segundo grau (o científico); por isso, eu necessitava de uma escola que me desse continuidade e que eu não precisasse pagar. A opção seria o Instituto de Educação Dr. Washington Luiz. No entanto, para seguir esse caminho, eu teria de cursar o quarto ano num anexo do Instituto (não pago), pois, dessa forma, seria matriculado automaticamente no primeiro científico no prédio da sua matriz e dispensado de qualquer pagamento das mensalidades. Eu teria, porém, de explicar esse plano ao Padre Melo, que me concedera a bolsa até o fim do ginásio.

(Padre Melo) — Quer dizer que você vai me deixar?

(O Aluno) — Vou, mas as razões são essas que lhe expliquei.

Padre Melo pensou por um tiquinho de tempo.

(Padre Melo) — É. Você pensou muito bem. Mas e a fanfarra? E o time de futebol? Vão ficar sem você.

Por fim, Padre Melo desejou que eu fosse feliz e que estaria ali para o que eu precisasse.

Então foi assim que à noite eu comecei a cursar o primeiro ano do secundário (o científico, como era chamado) no Instituto de Educação Dr. Washington Luiz. A primeira vez que subi os degraus da minha nova escola, fiquei admirado em ver sua arquitetura tão de pertinho. Aquele imenso prédio branco ostentava uma entrada principal, em forma de quadrado, sustentada por quatro colunas retangulares encimadas com cinco janelas também de geometria retangular. Ali eu viveria mais um pedaço da minha vida.

Eu continuava muito ativo em minhas tarefas na Sometra e não se diminuíra a minha maneira afável de ser, esse hábito contribuindo para estreitar e ampliar meus relacionamentos sociais. Ficara amigo do filho do dono da empresa e de seus amigos, o que me fazia parte de uma elite de jovens da cidade. Nesse momento, no entanto, eu já conseguira alguma condição financeira suficiente para frequentar a Loja Rigg, de propriedade de meu amigo Joaquim, e comprar roupas para pagamento em dez prestações. E assim eu não me distanciava tanto de meus amigos, pelo menos no visual. Aquelas amizades estreitavam-se mais e mais com os encontros nos fins de semana.

Eu precisava de amigos, precisava estar junto do meu grupo; um comportamento comum dos jovens na adolescência. Naquele período, porém, existiam dois Paulos: um alegre, sociável, que adorava se divertir frequentando nos fins de semana os clubes e as praças da cidade; e o outro, atormentado por suas dores psíquicas e empenhado em esconder qualquer indício daqueles males. O adolescente de Mogi das Cruzes precisava estar em fuga, e o aconchego dos amigos era um refúgio muito adequado.

· · · • ● • · · ·

Vou aproveitar a oportunidade de compartilhar com você algumas de minhas passagens de vida para fazer uma fugaz digressão sobre o que descobri nos meus estudos a respeito da relação do cérebro com o que conhecemos por consciência. No entanto, uma digressão que vai mais além do que consideramos no Capítulo 2, quando abordamos as mentes consciente e inconsciente. No âmbito desse tema, eu também procurava uma explicação para uma questão em mim recorrente e que talvez seja uma curiosidade de outros: Por que, de um modo quase universal, nascemos tão diferentes de nossos irmãos se temos a mesma origem materna?

Às vezes, penso que também conseguia driblar, por momentos, aqueles meus torvelinhos psíquicos de minha mente devido à minha espiritualidade adquirida por opções familiares; uma espiritualidade íntima que herdei de Mãe Eliza. Uma espiritualidade de fé, crença, desprendimento, generosidade e amor ao próximo. Era mais um invólucro com o qual tentava me defender contra aqueles meus demônios particulares.

Depois, bem depois, vim a saber que aquele **espírito** de luta habitante em meu EU não era crível pela ciência clássica, com sua visão mecanicista, que não se permitia reconhecê-lo como factível, pois, se o **espírito** não é mensurável, não poderia ser objeto de sua atenção; que tudo em nosso mundo é explicável por causas materiais; e que esse mundo é a única realidade possível. No entanto, antes que entremos em alguma discussão inapropriada, devo informar o leitor de qual espécie de **espírito** povoará as páginas deste livro.

O **espírito** com o qual lidaremos é um dos componentes intangíveis do pentâmero (o físico, a mente, a emoção e o **espírito/consciência**), que formam a concepção da minha realidade, conforme descrito no Capítulo 2; o **espírito** que poderá formar com a **consciência** uma **essência**, conforme será visto um pouco mais adiante. E por sua condição de intangível, de imaterial, torna-se um ente de difícil conceituação quando somos obrigados a utilizar palavras de nossa limitada linguagem humana. Mesmo assim, os humanos sempre tentaram dar-lhe uma definição, desde os tempos mais remotos. Em textos chineses, os mais antigos, já aparecia a conceituação de **Shen** (espírito) como sendo "aquilo que é sutil e invisível, e ainda assim comanda tudo"; e clássicos da milenar medicina chinesa já determinavam "que são as suas forças invisíveis que governam a matéria".[1]

Os conceitos ocidentais sobre fenômenos físicos não permitiriam aceitar esse conceito oriental de que o intangível teria poder para influenciar a matéria. Pelo menos até o advento da Física Quântica, no começo do século XX. Essa nova física, como visto, comprovou que os conceitos milenares do Oriente mostraram-se verdadeiros por ocasião da realização de experiências com partículas do mundo atômico.

E, assim, o **espírito** que estará presente nestas páginas **não será um ente sacralizado, mas uma forma de energia num corpo psíquico que ouvirá as vozes longínquas,** porém abalizadas, dos conhecimentos dos místicos orientais; não se revestirá com conceitos materialistas, segundo os quais ele não poderia subsistir separadamente do cérebro; e estará no limiar das fronteiras da Neurociência e da Metafísica.* Esse ente intangível, constituinte na composição da minha concepção de realidade, seria uma pedra angular na construção do meu EU, interconectado com a **consciência**, de tal maneira que as duas essências são enunciadas singularmente apenas por uma distinção terminológica.

Embora possa parecer desnecessário, lembro a você que cada pedacinho de nossa narrativa é uma parte do conhecimento total para o entendimento de nosso propósito final; um conhecimento total que vai se construindo progressivamente a cada capítulo, incluindo a conceituação do **espírito** que habitará este livro.

O ESPÍRITO/CONSCIÊNCIA À LUZ DA CIÊNCIA

O leitor apreendeu que o nosso cérebro é constituído por três regiões e que, na mais externa, o **neocórtex**, são processadas atividades psíquicas tão limítrofes que se conectam com a espiritualidade, com uma realidade

---

* A Metafísica (palavra de origem grega) significa o *que está além da física*. É uma doutrina que busca o conhecimento sobre a essência da natureza, a constituição e a estrutura básica da realidade; sobre a existência de Deus; e sobre o espírito.

em que questionamos o motivo de nossa existência, tornando-nos os humanos que somos.

Analisando essas informações, podemos até chegar à conclusão de que a existência do **espírito** depende, sim, da existência do cérebro. Sendo assim, ele não teria *vida* própria. Entretanto, o **espírito** deveria ser como a nossa **consciência**, que faz parte de uma unicidade com a **Consciência Universal**. Observe que novamente há uma estreita aproximação **espírito/consciência**. Se assim for, como veremos na tessitura de nossas considerações sobre essa tese ao invocarmos os conhecimentos da filosofia oriental, o **espírito** existe externamente ao cérebro. E ele existe também em conformidade com recentes pesquisas neurocientíficas, quando foram descobertas comprovações da dissociação de fenômenos referentes à espiritualidade dos processos cerebrais.[2]

As pesquisas realizadas pelo neurocientista canadense Mario Beauregard, Ph.D., na Universidade de Montreal, sobre a atividade dos neurônios durante as **experiências místicas-espirituais-religiosas** (EMER), objetivaram compreender as relações entre o cérebro e a consciência (ou espírito/consciência). Demonstrou-se, nessas pesquisas, que os padrões neuronais monitorados por técnicas de neuroimagem indicaram que as EMERs foram desenvolvidas fora do cérebro, e não em suas estruturas celulares.

Indo mais além, nos casos pesquisados referentes à **morte clínica** por parada cardíaca e **Experiências de Quase-Morte (EQMs)**, quando o cérebro paralisa suas funções, os pacientes continuam a desenvolver processos mentais. Esse fato demonstra que a consciência/espírito não é gerada pelo cérebro. Retornando ao duo **espírito/consciência**, consciência e espírito, única essência, divergem sua individualidade entre as pessoas tão somente por nomenclatura. As considerações que virão logo a seguir embasam essa possibilidade.

Os pacientes da pesquisa, que chegaram a ficar sem nenhuma atividade cerebral e posteriormente retornaram à consciência, trouxeram memórias. No entanto, não seriam essas memórias apenas imaginação? Não, pois, conforme a Neurociência, um cérebro inativo, sem nenhum processo de interconexão entre seus neurônios, não possui condição alguma de imaginar qualquer coisa.

O CÉREBRO E AS EXPERIÊNCIAS DE QUASE-MORTE

Define-se **morte clínica** como o estado de uma pessoa cujos sinais vitais cessaram. Ela não possui mais qualquer atividade no córtex do cérebro nem no tronco cerebral, com a consequente perda do reflexo faríngeo e da córnea e da dilatação das pupilas, que permanecem fixas. Além disso, o coração – que entrara em fibrilação ventricular – não consegue mais bombear o sangue, e advém a morte. Se alguém retorna de uma experiência como essa, afirma-se que passou por um fenômeno de quase-morte.

Pessoas que vivenciaram a EQM observam seus corpos de pontos diferentes no espaço e descrevem minuciosamente o cenário ao seu redor.[3,4] Em muitos casos, percebem eventos a distância que não poderiam ser detectados por seus órgãos sensoriais.[5]

Assim era o estado de uma senhora norte-americana de 70 anos, cega desde os 18, que vivia em Long Island – uma ilha situada no sudeste do estado de Nova York, Estados Unidos, a leste da ilha de Manhattan.[2] Ela relatou, ao retornar de sua morte clínica, uma descrição precisa dos instrumentos (com suas cores) que foram utilizados nos procedimentos para sua ressuscitação, cuja maioria não fora ainda concebida no tempo em que enxergava. E revelou ao médico (chefe da equipe operatória) que ele usava um jaleco azul ao iniciar sua cirurgia. Inúmeras outras experiências de EQM com pessoas deficientes visuais foram registradas por pesquisadores.[6]

A cantora norte-americana Pam Reynolds foi diagnosticada com um aneurisma da artéria basilar (no tronco cerebral),[2] cujo rompimento ou qualquer procedimento normalmente utilizado para drená-lo ou repará-lo seria fatal. No entanto, havia uma técnica rara e perigosa conhecida por *parada cardíaca hipotérmica*, que poderia ser tentada. Para realizar a cirurgia, ela teria de ser morta (clinicamente) pela drástica diminuição da temperatura de seu corpo até 15,5 °C. Quando o coração de Pam parou e suas ondas cerebrais (e qualquer atividade elétrica dos neurônios) cessaram, iniciou-se a cirurgia. Pam relatou posteriormente que saiu de seu corpo e, pairando sobre a mesa cirúrgica, assistiu aos médicos realizarem todos os processos cirúrgicos, desde a abertura de seu crânio com uma serra cirúrgica (a qual descreveu com precisão), até as conversas entre cirurgiões e enfermeiras. Ela não poderia ter tido conhecimento daqueles fatos a não ser que estivesse com sua consciência em plena funcionalidade. No entanto, ela estava morta.

UM RELATO DE EQM

O cardiologista holandês Pim van Lommel publicou na revista científica *The Lancet* estudos clínicos sobre EQMs. Das suas centenas de pacientes estudados, um pouco mais de sessenta relataram detalhadamente as circunstâncias, as quais vivenciaram enquanto estavam clinicamente mortos. Num desses casos publicados, durante uma intervenção em vítima de ataque cardíaco, uma enfermeira retirou os seus dentes postiços e os guardou na gaveta do carrinho de equipamentos. Uma semana após o ocorrido e com o sucesso da ressuscitação, o paciente encontrou-se com a enfermeira.

— Ah! Você sabe onde está minha dentadura? Guardou-a na gaveta do carrinho que tinha uns frascos em cima.

A enfermeira ficou extremamente surpresa, pois, quando guardou os seus dentes, ele estava morto clinicamente.[7]

Inúmeros pacientes, em todo o planeta, que viveram o fenômeno relatam experiências comuns como um sentimento de paz interior; uma visão de 360 graus; o corpo (consciência) flutuando no espaço; a ampliação dos sentidos; uma sensação de tempo passando rápido ou mais devagar; uma luz intensa.

No entanto, o que impressiona mais ainda como consequência da experiência EQM é a mudança de comportamento ocorrida em todos os pacientes, que alteraram seus pontos de vista em relação à vida e às pessoas. Eles exacerbaram os sentimentos de bondade e amor; incrementaram (ou viram surgir em si) a vontade de ajudar os mais necessitados; livraram-se do egoísmo; reavaliaram seus valores; perderam o medo da morte;[8] fortaleceram a crença em uma vida após a morte.[9]

Nas palavras do neurocientista canadense doutor Mario Beauregard, as experiências

produziram neles, frequentemente, uma transformação psicológica marcante e positiva. Uma tal transformação é acompanhada de uma maior capacidade de amar incondicionalmente, de não julgar o outro e de sentir a interconexão profunda com tudo o que existe. Efeitos benéficos como esses, e a longo prazo, não são associados ao imaginário ou a alucinações. As pessoas que vivem tais experiências entram em contato com uma realidade transcendente.

Muito já se escreveu e se pesquisou a respeito desse fenômeno, e atualmente há um interesse crescente da Neurociência. Espera-se que os neurocientistas continuem a examinar os modelos de funcionamento psíquico à luz das EQMs. Precisamos de mais respostas sobre as interações consciência/cérebro e abrir a cortina do mistério que as envolvem. Como o ato de pensar, a percepção sensorial e as atividades da mente consciente e da mente inconsciente continuam a ocorrer após a cessação da vida? Os modelos fisiológicos da nossa ciência atual consideram os eventos referidos impossíveis de acontecer.[10]

A ESSÊNCIA CONSCIÊNCIA/ESPÍRITO NO MUNDO QUÂNTICO

A Neurociência e a Física Quântica chegaram à conclusão de que a consciência/espírito independe do nosso cérebro, e que essa independência não anula sua plenitude de funções (pensar e memorizar) quando se liberta de seus corpos hospedeiros e transforma-se numa **Essência de Energia** pensante, como demonstram as inúmeras experiências registradas. Dessa maneira, por tudo o que a ciência já constatou, pode-se afirmar que, quando a nossa vida cessa, essa Essência de Energia (agora, em forma de ondas eletromagnéticas) deixa sua forma de energia eletroquímica vivenciada nos neurônios e simplesmente abandona o seu receptáculo material (cérebro), pois dele não é dependente – Essência de Energia que, como antecipei, alguns nominam **espírito**; outros, **consciência**; e outros, ainda, **alma**, apesar de ser uma unicidade, diferente apenas pela nomenclatura humana. E então, com todas as informações do indivíduo nela contidas, agora é apenas **mente consciente** e **mente inconsciente**, e absolutamente livre em outra dimensão – para nós inacessível e ainda fora da nossa compreensão comum, na qual inexistem tempo ou espaço (a Física Quântica há muito admite o *multiverso*, um infinito de universos com um infinito de realidades).[11, 12]

Essa **Essência Quântica** (**espírito/consciência**) está submetida às leis da Física Quântica em sua nova dimensão, na qual não há distinção entre matéria e energia; em que a natureza das coisas é maleável e indistinta e seus *algos* podem existir simultaneamente em vários lugares e em tempos diferentes. Uma dimensão que está fora do alcance da percepção humana. Exatamente por essa razão é que ninguém percebeu quando a **Essência Quântica** (**espírito/consciência**) observava, acima de seu corpo morto, o cenário nas salas de cirurgia.

Assim como uma onda de energia transfere-se de sua dimensão à nossa para materializar-se (como o leitor constatou na experiência da Dupla Fenda), o duo **consciência/espírito** (que são pensamentos e memórias na forma de ondas eletromagnéticas) também pode transladar-se e *colapsar-se*, retornando ao seu estado original de matéria. E o mais impressionante é que qualquer pedacinho de energia possui também o atributo singular da ubiquidade (capacidade de estar em dois ou mais lugares ao mesmo tempo),* materializando-se em quantos destinos lhe aprouver. Se assim lhe agradar.

Como energia que é a **consciência**, ela poderá estar em qualquer lugar do Universo, ou em qualquer tempo, com a possibilidade de transformar-se em matéria. No entanto, seus destinos simplesmente poderão ser as concepções (união dos gametas) aqui na Terra mesmo (fenômeno que os espíritas conhecem por reencarnação). Nesse momento, estará trazendo consigo a sua história e os seus conhecimentos, arquivados na mente inconsciente. E, como possui a faculdade de estar em vários lugares ao mesmo tempo (ubiquidade), a **consciência/espírito** poderá materializar-se por meio de vários eventos diferentes de concepção simultaneamente.

Você deve estar perguntando se é isso mesmo o que estou dizendo: uma única **consciência**, ou um **espírito** (como queira chamar), pode materializar-se em várias pessoas diferentes? Sim. É isso mesmo o que acontece no mundo quântico, de acordo com os princípios da Física Quântica. Um mundo onde tudo é tão somente energia, que pode se transformar em matéria e a matéria em energia.

Com esse aprendizado, entendi por que nasci diferente de meus irmãos (ocorrência comum em todas as famílias no planeta). Por certo, minha personalidade será muito mais semelhante à de prováveis irmãos de **consciência/espírito** do que à de meus irmãos de genoma.

---

* O físico francês Serge Haroche e o físico norte-americano David Jeffrey Wineland foram laureados com o Prêmio Nobel, em 2012, pelo trabalho no campo da Física Quântica, comprovando que uma partícula (um ente quântico) pode estar em mais de um lugar ao mesmo tempo.[13,14]

OS VESTÍGIOS DA MEMÓRIA

Antes de continuar com essas minhas digressões relacionadas à consciência, vou falar sobre os propósitos de nossa existência, os quais vão se encaixar com pertinência em nosso contexto.

Entre os antigos sábios orientais havia a compreensão de que, desde a nossa concepção, cada um de nós recebe o propósito de vida de amar nossos semelhantes, de doar esse amor desinteressado a todos sob o alcance de nossa influência.[3] Um amor que até requereu condicionantes na doutrina milenar do budismo:

> *Para existir o amor puro e absoluto, é necessário que antes respeitemos o próximo; que nos preocupemos por seu bem-estar; que atuemos com nobreza em nossos atos e palavras, pois todas essas atitudes possuem um valor do qual nunca deveremos nos descuidar.*

A consequência direta do gesto de amar é uma recompensa em forma de felicidade. A sabedoria milenar dos orientais também nos transmitiu, sobre outras dádivas igualmente recebidas naquele momento conceptivo, outros atributos, a exemplo do propósito de servir ao próximo, o qual conhecemos por gentileza – esse sentimento indescritível que deriva do amor.

No entanto, por que nem sempre esses maravilhosos atributos continuam conosco no transcorrer de nossa vida? Por que eles ficam em dormência quando deles tanto precisamos, enquanto nos desenvolvemos como humanos? Hoje, as ciências da mente nos revelam que deles nos esquecemos porque são soterrados por camadas de sentimentos negativos que experimentamos a partir da vida intrauterina, os quais nos chegam do meio externo.

• • • • • • •

Como acontece com todos aqueles que vivenciaram a experiência de EQM (e tiveram contato com uma realidade transcendente), a **Essência de Energia** tem o **propósito** potencializado de amar o próximo, de não o julgar e de estreitar muito mais a interconexão com tudo o que existe. Propósito este que vai subsistindo (durante o desenvolvimento embrionário), enquanto inicia-se a transformação da energia oriunda da dimensão anterior nas energias química e elétrica das futuras funções das nossas células nervosas.

O resto da história você já sabe. Aquele propósito de bondade original, juntamente com a memória da vivência acumulada na mente inconsciente e ainda presente, principia a desvanecer-se à proporção que se intensifica a conexão com o meio externo. E quando essa conexão se dá de forma negativa (informações de rejeição por parte dos familiares, por exemplo), aquele propósito, paulatinamente, será substituído por sentimentos egoísticos em tentativas de defesa, mas que pode ser resgatado, pois não é apagado definitivamente da **consciência**. Do mesmo modo, também deve ocorrer com o conhecimento acumulado; certamente, continuará intacto enquanto energia for, posto que energia não se destrói, apenas se transforma.

E o leitor, neste momento, decerto está me questionando se não afloram nas pessoas vestígios da memória da **essência consciência/espírito** que se materializou. Claro que sim. No planeta nascem milhões de crianças que, ainda na primeira infância (de 0 a 6 anos), demonstram conhecimentos extraordinários sobre assuntos os quais nunca vivenciaram. Elas apresentam essas habilidades incomuns em vários campos do conhecimento humano, como linguística, lógico-matemático, música, pintura. Por exemplo, apenas para citar casos midiáticos, pois a lista é infindável:

- O norte-americano Gregory Robert Smith, que aos 14 meses solucionava complexos problemas matemáticos e possuía incomuns e avançados conhecimentos gramaticais;
- A brasileira paulistana Cynthia Laus, que aos 4 anos já pintava quadros considerados obras de arte;

- A australiana Aelita Andre Kalashnikova, que fez a primeira exposição de suas obras de pintura quando tinha 2 anos na Galeria BSG, em Melbourne;
- O coreano Kim Yong-Ung, que aos 4 anos era proficiente em várias línguas e em cálculos matemáticos de diferencial e integral;
- O norte-americano Saul Kripke Aaron, que ainda no primeiro grau era um grande filósofo e doutor em Geometria e Cálculos;
- O mexicano Maximiliano Arellano, que aos 6 anos dava aulas de Fisiopatologia e Osteoporose com linguajar de um residente;
- O indiano Akrit Jaswal, que aos 7 anos realizou sua primeira intervenção cirúrgica bem-sucedida (numa menina que sofrera queimaduras) sem ter estudado Medicina, e hoje é cirurgião.

Com esse conhecimento adquirido, sinto-me hoje confortável por saber que a minha **consciência/espírito** é uma **essência** independente de meus neurônios e que, conforme os princípios da Física Quântica, perpetua-se num ciclo infinito de coleta de conhecimentos; que, se suas memórias podem ser substituídas, os meus sofrimentos psíquicos (que são memórias) também o poderiam. Tal como foram. No entanto, os meus pensamentos recorrentes abrigavam-se no âmbito da **mente**, e eu, agora, queria desvendar as razões, na circunscrição do **físico** (outro componente pentâmero), de eles não se cansarem nunca de me perseguir.

Os mecanicistas seriam mais racionais se entendessem que a sua ciência da matéria não faz oposição à ciência do **espírito**, agora dualizada (**espírito/consciência**); pelo contrário, elas são complementares e ninguém conseguirá compreender uma sem entender a outra. Sem a sua complementariedade, por exemplo, não haveria nenhuma possibilidade de suprimir pensamentos negativos ou emoções destrutivas que habitam nossa mente no decorrer de nossa vida. Porque, nesse momento, requerem-se o conhecimento sobre o **físico** na configuração de um cérebro e o conhecimento sobre a intangibilidade da **mente** com suas mentes. As duas são as metades de um todo que se emaranham num território fronteiriço em que nenhuma linha divisória consegue individualizar, pois cada uma possui a sua natureza ímpar. E, nessa individualidade, a ciência do **espírito/consciência** (imbricada com a Física Quântica) caracteriza-se por descobrir a essência das coisas, extraindo-a do seu interior para o exterior, enquanto a ciência da matéria o faz de fora para dentro.

A PLASTICIDADE DO CÉREBRO

Na minha adolescência em Mogi, não conhecia o **espírito** dos mecanicistas, ou dos neurocientistas, ou dos filósofos. Conhecia o **espírito** do meu EU, que me fora entregue por Mãe Eliza. E, sabendo de sua presença em mim, realmente o usava como uma comissão de frente bélica no meu campo de batalha mental. Eu o imaginava como uma ponte até Deus (ainda não O conhecia como uma **Consciência Universal**), a quem repetidamente também pedia uma ajudazinha. Até questionava por que aqueles meus pensamentos não iam descansar um pouquinho nos beliches de meu cérebro. Era um tempo em que eu não sabia de determinadas coisas, as quais, se soubesse, teriam feito tanta diferença em minha vida. Por exemplo, alguns dos segredos do cérebro e dos pensamentos, apenas recentemente revelados.

No entanto, existia em mim uma qualidade que mitigava as consequências daqueles pensamentos negativos: eu era muito observador, possuía o hábito da atenção total ao que me rodeava. Esse fato deixava-me pelo menos uma parte do tempo no presente. E, estando no presente, não poderia estar no passado.

O cérebro e os pensamentos têm uma relação muito íntima entre si; à medida que mais deles se conhece, mais eles nos surpreendem. Já sabemos que o cérebro tem a propriedade da plasticidade. É isso mesmo. Ele é plástico, e a ciência do cérebro (ou do sistema nervoso), a Neurociência, corrobora essa descoberta, tanto que ela a classificou como neuroplasticidade.[15] Definiu-a como a capacidade que o cérebro tem de adaptar-se em nível de neurônios de acordo com informações que recebe do meio circundante. Com essa aptidão, ele nos concede o potencial de promover uma transformação psíquica e biológica de nós mesmos, de mudar nosso modo de pensar e nossos hábitos, de aprender novas maneiras de relação conosco, com as pessoas e com o Universo. E essa aptidão cerebral se deve à formação das **conexões neuronais** (ligações entre as células nervosas), formando teias de neurônios criadas pelos nossos próprios pensamentos.

> ## A NET DA MEMÓRIA
> O cérebro é constituído por células chamadas neurônios. Por meio das suas ramificações, os neurônios se interligam construindo uma rede neural, ou **conexões neuronais**. Ao se interconectarem, um sinal elétrico propaga-se por todos os neurônios da rede. Eles são as células responsáveis por tudo que somos. Em cada **conexão** estão registrados um pensamento, uma memória, uma experiência vivida. O cérebro constrói seu conceito pela memória associativa – ideias, pensamentos e sensações.

Eu até entendo, sem muita surpresa, que a Neurociência, por conta de seus modernos e sofisticados equipamentos, consiga deslindar os mistérios do cérebro e dos pensamentos, descreva os mecanismos das **conexões neuronais** e demonstre como nossos pensamentos negativos persistentes originam duradouros efeitos maléficos e psicossomáticos (simultaneamente pertencentes ao orgânico e ao psíquico), enquanto aqueles não recorrentes são inócuos em suas consequências.

No entanto, surpreende-me extraordinariamente como a mesma conclusão e a mesma descrição foram relatadas de modo semelhante há mais de um século pelo filósofo Thomas Troward, que esplendidamente nos transmite os conhecimentos da filosofia hindu.

A PLASTICIDADE NO UNIVERSO

Assim como o nosso cérebro apresenta-se com a qualidade de sua plasticidade, Troward invoca essa mesma plasticidade para o **espírito absoluto** quando afirma:

> [...] que **Ele** é infinitamente plástico ao mais leve toque que se **Lhe** abata; e daí que todo pensamento que formulamos envia suas correntes vibratórias para o **Seu** infinito, produzindo ali correntes de características semelhantes, mas de um poder imensamente mais vasto.

E continua, afirmando que:

> [...] o impacto de nosso pensamento sobre **Ele** põe em movimento uma autêntica força criadora.
> E se essa Lei se aplica a **um** pensamento, ela se aplica a todos, e daí que estamos continuamente criando para nós mesmos um mundo ao redor que reproduz com exatidão a natureza de nossos próprios pensamentos. Pensamentos persistentes naturalmente produzirão um efeito maior do que pensamentos eventuais não centrados em um determinado assunto. Pensamentos dispersos que não reconhecem o princípio da unidade deixam de reproduzir algum princípio de unidade. O pensamento de que somos fracos e não temos poder sobre as circunstâncias resulta em incapacidade de controlar as circunstâncias, e o pensamento de que temos poder que produz poder.

Soube, por intermédio de meu amigo, Vivaldo Costa, que iria ocorrer um concurso para ingresso na EPCAR, em Barbacena, no estado de Minas Gerais; e que ele viajaria a São Paulo com a intenção de fazer sua inscrição. De repente, pedi-lhe que se fosse possível me inscrevesse também. Eu sabia que aquilo não teria nenhum prosseguimento, mas ele confirmou que o faria.

Não teria nenhum prosseguimento, em minha concepção, porque a desvantagem era oceânica. Ele, assim como mais de uma dezena de jovens de Mogi, também faria o concurso. Todos haviam estudado em cursinhos preparatórios específicos, e eu apenas cursava o primeiro ano científico do Instituto de Educação Dr. Washington Luiz (trabalhava o dia inteiro e estudava à noite). Nessa escola não havia um programa direcionado para aquilo. De qualquer modo, comecei a pensar no curso de Barbacena.

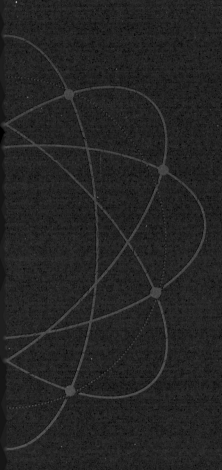

CAPÍTULO 6

O concurso

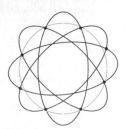

O PODER DA GRATIDÃO

Eu estava inscrito para o concurso da EPCAR. O próximo passo seria fazer os exames, os quais se realizariam em algumas etapas. A primeira, concernente às provas escritas de conhecimentos gerais, consistia em Matemática, Português, Geografia, História e uma redação, a qual tinha o objetivo de averiguar a capacidade de expressão escrita em língua portuguesa do candidato. As questões das provas priorizavam essencialmente a inteligência e o raciocínio lógico, com menor ênfase no conhecimento específico e objetivo de cada disciplina, como sempre acontecera em anos anteriores.

No entanto, o que estava me preocupando de verdade nem era essa primeira fase do concurso, mas a fase seguinte, que contemplava os exames físicos.

Eu precisava saber do que eles constavam, e por essa razão procurei me informar a respeito com médicos na cidade. Fiquei sabendo que infecções nas amígdalas, dentre algumas outras razões, eram motivo de reprovação, e eu as tinha com certa frequência. Decidi então fazer, preventivamente, a sua remoção. No entanto, apresentava-se um problema: não tinha dinheiro para tal procedimento. Além disso, o tempo era escasso e premente. Mogi das Cruzes tinha uma instituição de saúde à qual pensei em recorrer: a Maternidade Mãe Pobre, localizada na rua Marechal Deodoro, no Centro.

O médico Álvaro de Campos, presidente do Centro Espírita Santo Antônio de Pádua, numa ação conjunta com a comunidade, fundara aquela maternidade, que tinha como filosofia o amor ao próximo. Portanto, certamente não se descuidariam de mim. Então fui até lá.

Subi a rampa defronte à porta principal e adentrei a recepção. Perguntei se havia algum médico que fizesse cirurgia de amígdalas.

— Tem, sim. O dr. Mota — respondeu a recepcionista.

— Eu poderia falar com ele?

— Infelizmente ele só estará aqui amanhã.

— Poderia marcar uma consulta com ele?

No outro dia, pela manhã, eu estava defronte ao dr. Mota. Era um homem muito alto e me chamava atenção o seu enorme nariz destacando-se de seu rosto.

(**Dr. Mota**) — E então? Qual é o seu problema?

(**O Adolescente**) — Eu preciso fazer uma cirurgia, mas não tenho qualquer condição de pagar.

(**Dr. Mota**) — E por que você está necessitando fazer essa cirurgia?

Em certas ocasiões, eu contava a minha história. E aquela era uma dessas ocasiões. O dr. Mota teve enorme paciência em escutar-me, até que, por fim, eu encerrei.

(**O Adolescente**) — Mas eu não vou passar nos exames médicos se eu tiver algum problema físico.

(**Dr. Mota**) — E você já fez os exames escritos? — perguntou após me olhar fixamente.

(**O Adolescente**) — Ainda não. Mas vou fazer e vou passar.

(**Dr. Mota**) — Gostei de seu pensamento positivo. Sabe, estou me vendo em você.

Certamente devo ter feito uma expressão de interrogação, porque em seguida ele completou:

(**Dr. Mota**) — É que eu sempre sonhei em ser aviador. E agora me encontro diante de você, com essa sua história. Que problema você tem?

(**O Adolescente**) — Preciso tirar as amígdalas.

(**Dr. Mota**) — Você é muito afirmativo, e por isso vou ajudá-lo. Farei a sua cirurgia. Não vai precisar pagar nada.

E dr. Mota marcou a cirurgia para depois de dois dias.

Mãe Eliza me acompanhou ao hospital para a operação e ali permaneceu durante minha convalescência.

AS PROVAS ESCRITAS

As provas escritas seriam aplicadas na Base Aérea de Cumbica, no fim do mês de setembro, e teriam a duração de três dias.

Sabíamos que seria uma maratona de conhecimentos com imensas dificuldades a vencer, posto que milhares de jovens estavam em todo o Brasil desejando ansiosamente uma das trezentas vagas oferecidas pela EPCAR (posteriormente, ampliadas para 450). Eu era um desses candidatos, agora imbuído de estar entre aqueles que fariam o Curso Preparatório de Cadetes do Ar da Aeronáutica, em Barbacena.

A cada dia, eu saía de Mogi de manhã cedinho para percorrer os cerca de 60 quilômetros até Cumbica, aproveitando a *carona* que o filho do dono da Sometra me proporcionava. Cada um daqueles testes tinha a duração de quatro horas. As dezenas de candidatos tomavam seus lugares nas mesas que distribuíam-se pelo Rancho dos Praças.

Retornávamos à tarde, ao fim dos exames.

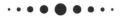

Depois de feitos os exames escritos, voltei às minhas atividades cotidianas de trabalho na Sometra e de estudo no Instituto Washington Luiz. Num determinado fim de tarde, entrei no bar **O Palhaço** para encontrar meus amigos. Na mesa do canto avistei Joaquim, da Loja Rigg, conversando com Pardal. Marquinho Mau-Mau fazia uma rodinha animada com Doca e Otávio Moreira. De repente, ouvi uma voz se sobressair entre o burburinho. Era o amigo Coquinho, que adentrava pela porta todo esbaforido.

(**O Amigo**) — Paulinho! Acabei de saber sobre o resultado das provas. Adivinhe o que aconteceu?

(**O Jovem**) — O quê?

(**O Amigo**) — Você foi o único aprovado de Mogi das Cruzes!

Aquela notícia trombou com a minha surpresa. Todos me parabenizaram, mas estavam muito mais surpresos do que eu. Isso porque, em verdade, eu não era nem considerado um candidato que merecesse ser levado a sério, por conta das minhas condições estruturais. Agora seria.

Quando cheguei em casa, fui logo informando:

— Mãe! Passei no concurso.

Mãe Eliza me abraçou cheinha de alegria. Poucos dias depois, chegou um telegrama com a notícia oficial de que eu havia sido aprovado naqueles exames e que aguardasse uma convocação para as próximas etapas.

De algumas centenas de inscritos em São Paulo, que fizeram as provas escritas, apenas cerca de 150 foram aprovados. Incluindo eu.

• • • ● • • •

O leitor observou que, ao longo dessa nossa narrativa, estamos fazendo considerações a respeito dos constituintes que formam a realidade de acordo com a minha concepção (físico, mente, emoção, espírito/consciência). Já mergulhamos na dualidade da **mente** e na intangibilidade e unicidade do **espírito/consciência**. Iremos agora atentar para os conceitos relativos ao **físico**. Esse componente de minha realidade pentâmera incorpora tudo o que percebemos temporal e espacialmente, ou seja, o ambiente que nos cerca; o Universo percebido por nossos sentidos; o nosso cérebro; o nosso corpo.

Nessa minha realidade, o **físico** agora estaria presente com muita exposição nas provas físicas, nos exames clínicos e psicológicos extremamente rigorosos aos quais eu seria submetido, quando seriam avaliados meu corpo e meu cérebro.

TESTE DE AVALIAÇÃO DO CONDICIONAMENTO FÍSICO

Quinze dias após a confirmação de minha aprovação nos exames de conhecimentos, chegara o momento dos testes físicos e clínicos. Preparei a minha malinha com os itens necessários para os quatro dias em que ficaria internado na Base Aérea do Campo de Marte. O dia amanhecido ainda chegava de mansinho quando parei em frente ao ônibus que me levaria ao meu destino: um enorme ônibus, ali estacionado, em atitude de espera, exibindo seu colorido em vermelho e branco como se quisesse, propositadamente, afrontar o azul feinho que a manhã ia expirando. Sentei-me em uma de suas poltronas e os cenários de Mogi, lá fora, começaram a mexer-se.

Uma hora e meia depois, eu me apresentava ao corpo da guarda na Base Aérea. Levaram-me ao alojamento, onde ficaria pelos próximos quatro dias. No alojamento dos soldados, cederam-me uma cama e o armário 68, no qual guardaria meus poucos pertences. Logo em seguida, fui conduzido ao refeitório, onde várias dezenas de candidatos e eu fizemos o nosso desjejum, antes de trajarmos um calção de banho, camiseta e tênis para ir ao campo de provas. Eu havia comprado aquele tênis branco, da marca Rainha, pensando em usá-lo exatamente naquela ocasião; ele me faria voar fosse no que fosse que me mandassem fazer.

Aquele teste avaliaria a minha resistência e o meu vigor físico por meio de exercícios e índices mínimos alcançados, de maneira a comprovar estar apto ou não para o serviço militar e as atividades previstas no curso.

Vou confessar que eu não era assíduo a exercícios físicos, porque minha vida sempre se resumira a passar o dia trabalhando e estudando à noite. No máximo um jogo de futebol e batidas em um tarol nas fanfarras das escolas. Aliás, o leitor bem sabe disso.

No entanto, agora seria para valer. E assim avaliaram a minha capacidade aeróbica máxima em uma corrida, quando corri como jamais o fizera; a força muscular dos meus braços, erguendo-me numa barra fixa, e sua resistência com flexões e extensões sobre o solo; a força muscular de minhas pernas com saltos em distância e altura; a resistência muscular de meu abdômen com flexões do tronco sobre as coxas. Mas não importava o que fizessem, eu tinha um pensamento fixo: *Não serão esses exercícios físicos que vão me reprovar. Eu vou estar apto!*

Tudo terminou lá para o fim da manhã. Almocei e à tarde ainda fui jogar futebol com os soldados da base, com os quais logo fiz amizade. O dia seguinte estava reservado para os exames clínicos e a Inspeção de Saúde, por isso não houve jantar e fui dormir o mais cedo que pude.

A INSPEÇÃO DE SAÚDE

Logo cedinho, na manhã seguinte, ainda sem refeição e juntamente com outros colegas, subi num micro-ônibus que seguiu para a Policlínica da Aeronáutica (POLAER), localizada na rua Augusta, no bairro de Cerqueira César.

A Inspeção de Saúde avaliaria as minhas condições de saúde por meio de análises que contemplariam exames clínicos, de imagem e laboratoriais. Eles revelariam a comprovação da inexistência de qualquer patologia ou característica incapacitante para o serviço militar ou para as atividades previstas no curso.

Nunca em minha vida precisara ir a um médico. Em dezessete anos de vida, o primeiro com quem estivera para uma consulta fora o dr. Mota. Nunca reclamara da vista ou do ouvido, dos dentes ou do pulmão. E agora, iam me revirar pelo avesso para descobrir se podiam ou não me selecionar.

O primeiro exame foi o de sangue. Em seguida, nos serviram uma refeição, pois desde a noite anterior estávamos em jejum. A partir daí, iniciou-se uma bateria de outros testes. Tantos que até pensei que não cessariam nunca mais: radiografias, abreugrafia, coordenação motora e encefalograma. E essa sequência continuou no dia seguinte, com testes audiométricos, oftalmológicos, laringológicos, biométricos e odontológicos.

Por fim, retornamos à Base. Eu estava exausto, mas ainda teria o quarto e último dia de avaliação, quando ocorreriam os testes psicológicos.

EXAME DE APTIDÃO PSICOLÓGICA

Não vou negar que as análises sobre minha mente me preocupavam. Eu não sabia o que acontecia comigo, mas aquelas minhas incontroláveis hiperatividade e impulsividade talvez não fossem normais de acordo com os padrões seletivos do Instituto de Psicologia da Aeronáutica (IPA). *E se eles descobrirem e me considerarem inapto?*, eu pensava. *Não. Não vou permitir.* Eu chegaria a Barbacena.

Já sabia que verificariam as minhas condições comportamentais e outras características utilizando os meios científicos mais modernos. Queriam descobrir se eu realmente possuía **aptidão** para o desempenho das atividades que seriam desenvolvidas no curso – para tanto, fariam questões de raciocínio lógico; queriam descobrir meus **interesses**, as minhas inclinações pelas funções que eu pretendia exercer naquela profissão; queriam esmiuçar a minha **personalidade**.

Uma psicóloga foi designada para aplicar aqueles testes, os quais eu tanto receava. Ela devia considerar as minhas qualidades positivas e desejáveis para as atividades do curso e assim, certamente, queria saber se eu me adequava às normas e aos padrões; se eu tinha equilíbrio emocional; como seria meu relacionamento com as pessoas; se eu era responsável, organizado; se resistia às frustrações. Assim como devia considerar as minhas possíveis características negativas, restritivas, desejando detectar alguma agressividade mais intensa; alguma desmotivação; alguma falta de solidariedade, humildade, iniciativa, objetividade; alguns sintomas de impulsividade, instabilidade emocional.

Um dos métodos que ela usou para tatear a minha mente (e do qual até hoje eu me lembro muito bem) foi o Teste de Rorschach. Jamais vira nada parecido. Na minha frente, foram postos quadros (pranchas) com manchas de tinta simétricas para que eu dissesse com que se pareciam aquelas figuras disformes (como se fossem nuvens a tomar formas de coisas que imaginamos). As respostas que dei projetariam aspectos de minha personalidade[1] e dariam indícios para que se visualizasse um quadro da minha dinâmica psíquica, pelo menos foi o que eu soube depois. Bem depois.

Ao término daqueles exames, ainda não retornamos à Base, pois à tarde haveria uma última entrevista, dessa vez com um psiquiatra de status superior na hierarquia dos eventos dos exames para admissão ao CPCAR.

Vários colegas e eu aguardávamos, sentados numa sala de espera, que chamassem o nosso nome. Evidentemente, o nervosismo me invadia. *Será que aquelas figuras estranhas daquele teste esquisito vão me denunciar?*

No meio da tarde, eu fui chamado.

Entrei no consultório do psiquiatra e ele me pediu para sentar. À minha frente estava um homem, que eu julgava ter crescido apenas para os lados, de tão redondo que era. Você deve estar adivinhando os meus sentimentos naquele instante. Havia um psiquiatra na minha frente para escarafunchar a minha mente. Pelo menos era esse o meu temeroso pensamento.

Um enorme bigode espesso e vermelho irrompia de seu rosto mimetizando-se com sua pele rosada, tornando-o, para mim, mais aterrorizante ainda. Parecia ter saído das histórias dos gibis do Asterix, o gaulês. Eu tinha conseguido, até aquele momento, esconder meus sofrimentos psíquicos (de Guaxupé a Mogi das Cruzes) e aquele psiquiatra redondo tentaria descobrir o meu segredo. Ele parecia se comprazer com aquela situação, pois folheava lenta e silenciosamente o meu volumoso dossiê (ali estavam compilados os resultados de todos os meus testes), fuzilando-me de vez em quando com seus dois olhos azuis. Não disse nenhuma palavra durante minutos de eternidade. Eu sabia, sabia que ele queria me enervar, queria que eu confessasse, que eu arrancasse todas as minhas aflições secretas e as derramasse sobre o seu birô. No entanto, ele não me venceria. Apesar de o meu EU estar à beira da histeria, mantive-me impassível e obstinado em minha resiliência, na minha resistência.

Notei que ele começou a se demorar em uma das páginas de meu dossiê e finalmente falou:

(O Psiquiatra) — Vejo aqui que, ao responder à questão sobre até onde pretende chegar em sua carreira, você afirmou que quer ser ministro da Aeronáutica. É isso mesmo?

(O Concursante) — É sim, senhor. Cursando na EPCAR não se chega a brigadeiro? E não são os brigadeiros-aviadores os escolhidos para ministro pelo presidente?

(O Psiquiatra) — São sim.

(O Concursante) — Então é isso. Pretendo ser ministro.

O psiquiatra encarou-me com um olhar enviesado e de um azulão tão frio como não o fizera até então. E eu quase tive certeza de que chegara ao fim da linha.

Repentinamente, ele se levantou e avisou:

(O Psiquiatra) — Aguarde um pouco.

Deixou-me ali sozinho naquela sala vazia, que ficou atulhada de um silêncio espesso, pesado, de chumbo mesmo. Olhava para o teto, para as paredes que na minha mente pareciam mover-se como se desejassem me esmagar mais ainda. Um enorme quadro enfeitava uma daquelas paredes móveis exibindo um tigre com sua beleza estriada de negro sobre uma pele dourada. Incomodavam-me os seus dois olhos amarelos, que me fitavam intensamente.

O psiquiatra redondo devia estar me espiando por um daqueles olhos do tigre, ele queria saber o que eu estava fazendo. Mas eu não me mexia. Ele que espiasse quanto quisesse.

O sentimento de medo quase se transformava em pânico. No entanto, isso ainda não ocorrera. Medo daquele psiquiatra esférico e sisudo, medo de que ele arrancasse de minha mente inconsciente os meus sentimentos privativos, medo de ser reprovado naquela última hora. O medo, porém, também ajuda a sobreviver. O medo tem a capacidade de manter-nos seguros diante das ameaças da vida. E eu estava diante de uma delas. Aquele medo com certeza tinha origem no meu desconhecimento dos critérios que estavam sendo adotados por aquele psiquiatra gaulês para me analisar. De qualquer modo, lá no meu íntimo eu gritava: *Vou passar!*

Do jeito que saiu, de repente, ele voltou e sem qualquer cerimônia dirigiu-se a mim:

(**O Psiquiatra**) — Muito bem, senhor Paulo. Meus parabéns. Pode ir.

E eu saí sem saber qualquer resultado, porque os parabéns não me diziam muito. De regresso à Base, apertado em uma Kombi com vários colegas, aquele pensamento não me deixava e eu findei por perguntar.

— O que vocês responderam na questão sobre até onde pretendem chegar na carreira?

(**Os Colegas**) — A major; a coronel; a brigadeiro — respondeu cada um.

Nenhum deles se aventurara em pensar que chegaria a ministro. É, parecia que eu havia mesmo extrapolado.

Durante todo o percurso eu ia dizendo para mim mesmo: *Mãe, aquele psiquiatra quis me pegar, mas não me pegou.*

A minha vida passava inteirinha na tela da minha mente, enquanto o vozerio dos colegas, com seus comentários, parecia estar muito longe dali. Ao chegarmos à Base, fui direto ao alojamento. Viajaria para Mogi ainda naquele dia. Abri o meu armário e de lá retirei os meus pertences, arrumando-os em minha malinha. Talvez tenha sido a viagem mais longa que eu já fizera, de tanto que remoera na mente aqueles dias. Saltei na rodoviária de Mogi, em frente ao Cine Urupema.

Voltei às minhas atividades na Sometra. Poucas semanas depois daqueles exames, num fim de tarde, eu voltava para casa. De longe eu avistei a Mãe Eliza com a mão levantada agitando-a no ar. Parecia segurar algo, talvez um papel. Dizia alguma coisa que eu ainda não conseguia escutar. E fui me aproximando.

Quando mais perto, entendi o que ela dizia:

(**Mãe Eliza**) — Você passou! Você vai para a Aeronáutica! Você vai para Barbacena!

Quando cheguei defronte à casa, observei que ela segurava um telegrama na mão e o agitava no ar. E nesse telegrama vinha a notícia de que eu havia sido aprovado para a EPCAR. Mãe Eliza me abraçou e desabafou.

(**Mãe Eliza**) — Você sabia! Foi por isso que você fez a cirurgia!

Minhas irmãs também vieram correndo e nós nos abraçamos.

(**Mãe Eliza**) — Eu tô triste, muito triste porque você vai embora. Mas também muito feliz. E você já sabia. Sempre soube, não é?

Quem sabe eu soubesse? Quem sabe eu, intuitivamente, teria visto o futuro pronto?

A PASSAGEM PARA BARBACENA

Quando entrei no bar **O Palhaço**, encontrei toda a minha turma reunida. Zé Bandeira, Aristeu, Ademir Vendramini, Herval, Vela, Zoinho, Otávio, Muzolino, Coquinho, e todos que ali estavam me receberam com zoada total. E eu recebi, sorrindo e muito feliz, os carinhosos parabéns de meus amigos. Eles acompanharam a minha penosa maratona, pois dos 150 candidatos finalistas de São Paulo que fizeram a Inspeção de Saúde, apenas cinquenta foram aprovados, e eu estava entre eles. Certamente, imaginavam os meus amigos o quanto fora difícil a minha travessia sobre aquele imenso campo minado de obstáculos para chegar até ali com a definitiva passagem rumo a Barbacena, na forma de um telegrama da EPCAR. Todos queriam tocá-lo, queriam vê-lo, queriam lê-lo. No entanto, não sabiam que a minha jornada havia sido muito mais difícil do que pensavam. Nem precisavam saber. Importava que o momento fosse somente de alegria e confraternização.

O feito de ter sido aprovado para um curso preparatório de cadetes da Aeronáutica naquela época e naquela pequena cidade revestia-se de uma importância admirável para os meus amigos e conhecidos. Até, de certo modo, o consideravam um feito heroico, mas eu não o avaliava dessa maneira. Apenas me esforçara para ser aprovado, porque as condições naquela escola me dariam um aprendizado e uma segurança que não encontraria em qualquer outra escola no país, como me revelara o meu amigo Fuinha, cadete na EPCAR ingresso no ano anterior, em 1967.

Quando eu me tornasse aluno, durante a realização do curso, estaria sob o seu regime escolar e, portanto, teria direito a uma remuneração fixada em lei conforme a graduação que fosse alcançando. "Não é muita coisa", disse ele, porém, em compensação, estariam assegurados, exclusivamente para mim, uma boa alimentação, o fardamento e assistência médico-hospitalar e dentária. E quando eu concluísse o curso preparatório teria direito ao certificado de conclusão do ensino médio e do próprio CPCAR (o curso). Portanto, ficasse eu sabendo que perderia o ano cursado no Instituto Washington Luiz porque ele não seria aproveitado. No entanto, esse fato seria compensado por outro ano de estudo com uma qualidade sem comparação no Brasil.

A MUDANÇA DE CASTA

As minhas condições de vida em Mogi das Cruzes não eram nada invejáveis. E aquela oportunidade que surgira não poderia ser desdenhada em hipótese alguma.

O fato é que eu, de repente, por conta de todos aqueles acontecimentos, mudara de casta, e aquela baixa autoestima que me acompanhava, sempre oculta pela camuflagem dos sorrisos e da disponibilidade, estava se esvanecendo diante daquelas novas circunstâncias. Talvez, lá no meu íntimo, eu entendesse a razão pela qual meus amigos considerassem a minha aprovação um feito memorável e heroico. Heroico pela precariedade de minha história e memorável por eu estar saindo da casta social mais debilitada e ingressando numa elite militar. Para entender melhor essas minhas reflexões, é necessário transportar-se para aquele momento dos anos 1960 que o Brasil experimentava.

O mundo estava numa efervescência em vários campos da atividade humana. Revelam-se as experiências com drogas; deflagra-se a revolução sexual; perde-se a inocência; a juventude protesta contra a militarização dos governos; surgem os Beatles, com suas músicas embaladas ao som de guitarras distorcidas; surge o feminismo; intensificam-se os movimentos civis em favor das minorias; ocorre uma revolução na doutrina católica com o Concílio Vaticano II; nasce o movimento hippie; irrompe a guerra do Vietnã; esquenta a Guerra Fria; iniciam-se revoluções em Cuba e na América Latina; lança-se o primeiro satélite para orbitar a Terra; John F. Kennedy é assassinado em Dallas, no Texas.

No Brasil também acontecem transformações. A música é revolucionada com o surgimento da Bossa Nova, do Tropicalismo e da Jovem Guarda; na política, João Goulart assume a presidência da República com a renúncia de Jânio Quadros (e é deposto); os militares assumem o governo. Foi nesse mundo de drásticas mudanças comportamentais, culturais, políticas e tecnológicas que me vi envolvido naquele momento dos anos 1960, quando minha vida também deu uma guinada ao ser aprovado para a EPCAR.

A escola militar era um lugar atrativo para os jovens que desejavam um lugar promissor e de educação de qualidade. Além dessa vantagem, a sociedade respeitava e admirava esses jovens que alcançavam esse objetivo. E era isso o que estava acontecendo comigo.

No fim de janeiro, eu teria que me apresentar em São Paulo para embarcar rumo a Barbacena. A Sometra me informara de que eu ficaria ali trabalhando até os últimos dias antes de minha viagem. E na última semana seu proprietário chamou-me ao seu escritório. Fez uma breve preleção, elogiando o meu trabalho, o meu comportamento, a minha sociabilidade com todos na empresa e me parabenizou por eu ter sido aprovado no concurso da Aeronáutica. Disse ainda que me pagaria todos os direitos trabalhistas com as maiores vantagens possíveis. E ao fim, desejando-me felicidade em minha nova experiência de vida, entregou-me um envelope contendo dinheiro extra, que serviria para que eu deixasse uma parte com minha família e pudesse também levar comigo outro tanto para ajudar no começo da minha nova vida.

Aquele reconhecimento, aquele cavalheirismo, aquela dadivosidade foram gestos que eu jamais esqueceria. Agradeci de coração toda a generosidade e a coloquei no matulão de minha alma para levá-la comigo. E a guardo até hoje.

Já fora do escritório, dirigi-me a cada um dos meus colegas na empresa para abraçá-los e agradecer por quanto me ajudaram, por quão enriquecedoras foram as suas amizades.

Você deve saber que realmente nem sempre é fácil encontrar a maneira exata de externar essas imensuráveis gratidões pelas pessoas que tornam mais fácil a nossa vivência.

A gratidão é uma importante variável determinante em nossa vida e sempre fez parte do meu comportamento. É um sentimento profundo que nasce da erupção de uma emoção e tem o condão de transformar vidas; é uma forma de energia que se manifesta tão poderosa no nosso universo quanto as da generosidade e do amor, sentimentos que a gestam.

A GRATIDÃO NUMA VISÃO ORIENTAL

O budismo nos ensina que a gratidão possui uma estreita conexão com a humildade, com a generosidade e com o amor, e desperta a atenção para a verdade de que aquilo que somos e aquilo que possuímos devemos às pessoas com quem convivemos, porque, na realidade, nós nos relacionamos em absoluta interdependência. Todos nós somos cônscios de que iluminamos nossas residências, vestimo-nos, curamo-nos, educamo-nos, transportamo--nos, trabalhamos, matamos nossa sede e alimentamo-nos, tudo graças ao labor de milhões de outras pessoas. Conforme as reflexões feitas pelo zen-budista vietnamita Thich Nhat Hanh:

> *Bebemos e comemos o tempo todo, mas geralmente só ingerimos nossas ideias, projetos, preocupações e ansiedades. Não comemos realmente nosso pão nem bebemos nossa bebida. Se nos permitirmos tocar profundamente nosso pão, renasceremos, porque nosso pão é a própria vida. Ao comê-lo profundamente, tocamos o sol, as nuvens, a Terra e tudo no Universo. Isso não exige nenhuma liturgia ou mesmo alguma oração específica antes de cada refeição. É apenas estar grato e afável com o que se tem e pronto.*[2]

• • • ● • • •

No finzinho da tarde, eu chegava à OMEC. Procurei pelo Padre Melo e logo por ele fui recebido. Aquela seria a segunda vez que o procurava para me despedir e para dizer-lhe de minha gratidão pelo quanto ele me ajudara. Da primeira vez, fui avisá-lo de que teria de sair da OMEC para trabalhar num escritório de contabilidade, e nessa oportunidade ele reafirmou a continuidade de minha bolsa de estudos. No entanto, agora eu iria embora definitivamente. Deixaria Mogi das Cruzes e me bandearia para Barbacena.

Ao entrar em seu escritório, segurava na mão direita o telegrama da EPCAR que trazia para lhe mostrar.

Sinceramente, eu não me sentia confortável. Confesso mesmo que estava nervoso. Aliás, toda despedida reveste-se de nervosismo e ansiedade. E aquelas condições agravavam mais ainda minhas aflições psíquicas, regiravam minhas emoções.

Depois que me sentei, Padre Melo indagou:

(Padre Melo) — E então, Paulinho, o que o traz aqui desta vez?

(O Pré-Cadete) — Eu vim aqui para me despedir e agradecer por tudo o que o senhor fez por mim. Passei no concurso para a EPCAR.

Aqui está o telegrama do resultado e da convocação para me apresentar em Barbacena.

(**Padre Melo**) — Mas que notícia maravilhosa, Paulinho. Eu estou muito feliz e orgulhoso por você. Mas foi você que fez tudo. Eu apenas lhe dei uma oportunidade e você a aproveitou com muita vontade. Como já lhe disse algumas vezes, você sempre foi muito vivaz e colaborativo. E vou lhe confessar: nunca tive dúvida de sua capacidade de seguir em frente apesar de todas as suas dificuldades.

(**O Pré-Cadete**) — Obrigado, Padre. De qualquer modo, eu não teria feito muita coisa sem o seu apoio. De coração, estou muito agradecido.

(**Padre Melo**) — Eu lhe desejo muita sorte na sua nova vida. E aqui continuarei com o trabalho para a Universidade da OMEC.

Fiquei em silêncio por uns instantes e, num ímpeto, disse-lhe sem rodeios:

(**O Pré-Cadete**) — Sabe, Padre? Um dia vou criar uma universidade também.

Com sua voz de trovão, o Padre Melo deu uma prazerosa risada.

(**Padre Melo**) — Ora, ora, Paulinho. Você seguirá sua carreira e um dia vou encontrá-lo já como brigadeiro da Aeronáutica.

(**O Pré-Cadete**) — Ministro, Padre. Ministro — disse, sorrindo, lembrando-me do psiquiatra redondo da Policlínica da Aeronáutica e contando o temor que sentira com aquele episódio.

Nova risada tonitruante que se esgueirou pelas frestas da porta e invadiu o corredor.

(**Padre Melo**) — Quer saber? Eu vou usar a sua aprovação como uma propaganda para a OMEC. Que tal: "Aluno da OMEC é o único candidato de Mogi das Cruzes a ser aprovado no concurso da EPCAR"?

(**O Pré-Cadete**) — Acho uma boa ideia.

Conversamos mais um pouco, e o Padre Melo rememorou algumas passagens de minha estada junto a ele. Até pediu para rezarmos um pedaço da missa e um Pai-Nosso em latim, como fizera em nosso primeiro encontro. A noitinha já descia sobre Mogi das Cruzes quando ele me abraçou demoradamente.

UMA VISÃO NEUROCIENTÍFICA DA GRATIDÃO

Ao sair, entrei na noite já completamente feita e segui a pé no rumo de casa. Em Mogi, eu só me locomovia a pé. Não tinha carro nem tinha bicicleta, só tinha pés. Aproveitei a caminhada para arrumar meus pensamentos. Eu sentia uma sensação de prazer, de estar muito bem comigo mesmo.

Aquele sentimento de gratidão que demonstrara havia ativado em meu cérebro, numa região conhecida por *Núcleo Accumbens*, um mecanismo de recompensa pelo meu gesto, e a recompensa fora aquela sensação de bem-estar, de felicidade. O cérebro, reconhecendo a boa ação exercida, ordenou aos neurônios que liberassem determinados hormônios (denominados neurotransmissores),[3] os quais tinham exatamente a função de levar a outras células aquela informação sobre as sensações prazerosas que senti. E todo o meu corpo parecia flutuar de tanto contentamento.

No dia seguinte, ainda me despedi do juiz que permitiu a emissão da minha primeira carteira de trabalho. E lhe entreguei a minha gratidão.

• • • • ● • • •

O PODER DO TANGÍVEL E DO INTANGÍVEL

Segundo os neurocientistas, a gratidão é um sentimento que se escolhe, porém eu o tinha como se fosse um instinto. Eu sempre estava a pensar em gratidão.

Atribui-se a Cícero* o pensamento de que *a gratidão não é somente a maior das virtudes; é também a mãe de todas as outras*. Você observa assim que a atenção destinada à gratidão remonta há milênios. E ela cada vez mais

---

* **Marco Túlio Cícero** (106-43 a.C.) foi um advogado, político, escritor, orador e filósofo da República Romana, e eleito cônsul em 63 a.C.

se apresenta, até os dias atuais, como fundamental em vários aspectos de nossa vida. Ela é uma espécie de energia tão poderosa que chega a partir de uma única pessoa e modifica a história de vida de muitas outras. E isso acontece porque ela atua como um possante multiplicador de comportamentos. No entanto, a gratidão, apesar de ser mãe de todas as virtudes, como disse Cícero, é filha da generosidade, pois de uma haverá de nascer a outra.

Um gesto de generosidade pode desencadear uma sequência de eventos comportamentais de desfecho absolutamente imprevisível, mas sempre com um fim no qual se descortinam lições positivas para a continuidade da vida.

Quando oferecemos ao nosso semelhante alegria, felicidade, amor, um ato de ajuda desinteressada ou uma gentileza, estamos praticando a generosidade. Como disseminou Thich Nhat Hanh:[1]

Quando você doa, seja sua presença, sua estabilidade, sua paz, sua leveza, sua liberdade, ou seja sua compreensão, essa sua dádiva fará milagres; quando você doa, talvez a pessoa que receba se sinta feliz, mas na realidade o maior beneficiado será você.

Conclui Thich Hanh em seus ensinamentos que a generosidade é a prática do amor.

O ato da generosidade desperta o exercício da gratidão e ambas exibem suas qualidades essenciais: a tangibilidade e a intangibilidade. A tangibilidade (o ato de ser generoso) é substantiva, determina a realidade, denomina as coisas, as pessoas, os objetos e tudo quanto se pode tocar ou sentir; enquanto a intangibilidade (o sentimento de ser grato) é a característica do que é imaterial, do que não se pode tocar, de tudo o que é desprovido de substância.

Uma verdade, no entanto, não pode ser ocultada. Além de tornar feliz o nosso semelhante com um gesto nosso de generosidade, somos nós que nos sentiremos bem mais em paz; nós é que nos enriqueceremos de dádivas e de bem-estar. Como disse Thich Hanh, "quando você doa, talvez a pessoa que receba se sinta feliz, mas na realidade o maior beneficiado será você".

Imagine, o leitor, quanto benefício terá alguém se pela vida afora praticar a generosidade com a mesma naturalidade com que se vive o cotidiano do amanhecer ao anoitecer.

· · · ● · · ·

Chegara o momento de rever Adão (e pai de meu amigo Mário). Somente no meio da manhã é que cheguei ao Curtume Della Volpe. Era muito distante de minha casa e tive de andar por demais. Entrei direto ao escritório onde ele trabalhava e o encontrei com o mesmo visual costumeiro, como se eu tivesse dali saído no dia anterior; com sua camisa de manga curta e uma gravata sobrepondo-lhe.

Aquele admirável baixinho, ao ver-me, levantou-se com um salto de sua cadeira e veio me dar um forte abraço. Depois dos efusivos cumprimentos, tomamos um café e conversamos sobre a minha passagem pela empresa. E finalmente lhe disse da finalidade de minha visita.

(**O Pré-Cadete**) — Adão, eu vim aqui lhe agradecer por tudo que fez por mim. Por sua paciência em ensinar-me sobre o ICM, que me serviu tanto lá em Juca Assi; por sua amizade e por todas as oportunidades que me deu. Mas vim também lhe dizer que passei no concurso da EPCAR e vou viajar para Barbacena. Vou ser piloto da Aeronáutica.

(**Senhor Adão**) — Mas que felicidade. Eu estou de verdade muito feliz e muito orgulhoso por você. E você não me deve nada. Você foi um menino muito ativo e sempre teve sede de aprender. Lembro-me de seu empenho tanto comigo na contabilidade quanto lá no almoxarifado.

(**O Pré-Cadete**) — Obrigado, mas insisto que precisava lhe falar da minha gratidão pelo que fez por mim. E estou aqui também para me despedir. Como vou para Barbacena e lá ficarei internado, acho que vou demorar um bocado pra vê-lo novamente.

(**Senhor Adão**) — Eu só espero encontrá-lo o mais breve possível. Quero convidá-lo para dar uma volta na empresa para você reencontrar seus amigos.

E Adão me levou pelos diversos setores do curtume. Reuniu os funcionários (conhecia todos os que trabalharam comigo na época) e fez uma breve preleção, tecendo-me alguns elogios e comunicando que eu havia sido aprovado no concurso da EPCAR. Depois, fui até os escritórios dos diretores para agradecer-lhes da mesma forma, principalmente àquele que residia próximo à minha casa e me dera carona todos os dias em sua caminhonete, enquanto ali trabalhei.

A manhã passou rapidamente e chegara a hora de eu partir. Adão me levou até a frente do prédio e ali nos abraçamos pela última vez.

A gratidão, como vimos, é um sentimento que nasce da emoção de uma generosidade quando dela somos beneficiados. E esse sentimento de agradecimento transforma-se em emoção no momento em que cometemos a retribuição, como aconteceu no instante em que abracei Adão. Essas reações humanas sempre formam um ciclo em *modo contínuo*, porque se uma emoção gera um sentimento, esse sentimento poderá gerar emoções da mesma natureza.

Todas essas nossas referências sobre a gratidão abrigam razões relevantes em nosso relato, por ser ela uma imprescindível variável determinante no desenvolvimento das atividades humanas.

CAPÍTULO 7

A EPCAR

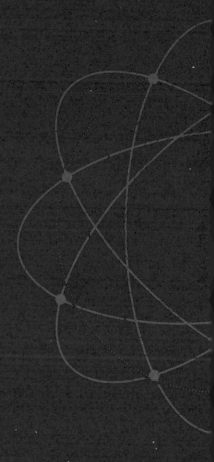

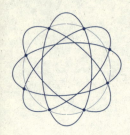

A ESSÊNCIA DO *AGORA*

Transformei aquela última semana em Mogi das Cruzes numa semana de encontros com meus amigos, com minhas tribos. Durante um bom tempo eu não os veria. Não veria Geninho, Zé Pereira, Dorthe, Cecília, Genare, Vela, Sebastião Domingues, o escoteiro de óculos quadrados que um dia trouxe para mim, dos Estados Unidos, o presente insólito de uma placa de carro. Talvez para lembrar-me de que um dia eu poderia adquirir um. Não veria Pen nem Célia Tanigushi; não veria Herval nem Heloisa Bouqueaut; nem Dalvaci, Cristina, Marquinhos, Doca e Walter. Eu tinha aquela premonição de que o tempo seria uma barreira invisível do tamanho de uma enorme distância, que me afastaria daquela minha turma da Padaria do Carmo, de Adalberto, João Brown, Iva Karan, Bernardão, Walter Alvarenga, Zé Pinhal, Marinho Broise, Oduvaldo, Higa. Quem sabe nas férias eu pudesse revê-los?

Já passava de meio-dia quando verifiquei minha pequena mala pela última vez. Queria ter certeza de que não esquecera nada. Não eram muitas coisas, mas ali estava aquilo de que eu iria precisar. Meus irmãos e Mãe Eliza sabiam que a partir daquele momento eles me veriam muito pouco, pois a minha vida agora já não mais lhes pertencia. Minha mãe não conseguia esconder o pranto que queria conter e que representava a dor do vazio que se estabeleceria, a saudade que cresceria em cada cantinho daquele lar. Afinal, eu era o homem da casa; meu pai ausente, meu irmão trabalhando em outra cidade. Então, restava-me fazer as vezes, prover, olhar por todas elas, que me queriam por perto. Eu partindo, partia o menino provedor que também trazia sua alegria incessante para dentro de casa, o menino colaborador com presença permanente junto a elas e que agora deixaria sua ausência, uma ausência que afetaria drasticamente o núcleo familiar. Por isso, elas choravam tanto; por isso, Mãe Eliza tanto pranteava.

DE MOGI A BARBACENA

Eram 14h quando Márcio Alvarenga (que namorava a minha irmã Paula) chegou com sua Vemaguet para levar-me ao ponto de partida, em São Paulo.

(**Mãe Eliza**) — Quando você foi para o Seminário eu sabia que sempre estaria voltando, pois você estava tão perto. Mas agora eu sei que essa sua viagem não terá mais retorno fácil. Você vai demorar a voltar. Eu sinto que agora a sua saída de casa é definitiva.

(**O Pré-Cadete**) — Mãe, eu vou voltar sempre. E, quando retornar, volto para dar uma vida melhor a vocês. E prometo que um dia vou comprar esta casa para a senhora.

(**Mãe Eliza**) — Não se preocupe mais. Nós estaremos bem. Vá e continue sendo como sempre você foi. Continue sendo generoso, pois Deus olhará para você. É Ele que está lhe dando essa oportunidade, e se Ele está fazendo isso é porque você merece. Vá e fique tranquilo, pois você vai vencer. Seja feliz em Barbacena.

Todos me deram um forte abraço antes que eu entrasse na Vemaguet de Márcio. Seus olhos marejados ficaram impressos na retina de minha mente inconsciente, eles seriam permanentemente a minha motivação.

O local de embarque seria a Praça Princesa Isabel, pertinho do centro velho de São Paulo.

Saltei da Vemaguet, despedi-me de Márcio e segui para o ponto da concentração dos ônibus da Aeronáutica que estavam ali estacionados nos esperando. Na porta de cada ônibus, um militar checava os passageiros com uma prancheta nas mãos; certamente ali estavam nossos nomes, para identificação. Centenas de jovens, paulistas e sulistas, entre 15 e 18 anos, aglomeravam-se na praça.

Pais, mães, tios, irmãos, amigos despediam-se de seus meninos com prantos e abraços. E de repente entendi que estava sozinho. Sozinho em meio a toda aquela gente. No entanto, sabia que estava indo na direção de um destino que mudaria a minha vida para um patamar de melhores condições. Aquela era a minha opção de vida.

Chegou a minha vez de subir no ônibus.

Sentei-me em uma poltrona próxima à janela. Pelo menos eu veria as coisas passarem naquela pequena tela de vidro quilometrando a distância que me separava cada vez mais de Mogi das Cruzes, cada vez mais de uma história que acabara de findar. Uma história cheia de amigos; do Padre Melo; das escolas; das fanfarras; dos encontros nas praças, nos cinemas, nos clubes, nos banhos de piscina no Náutico Clube; das músicas do Marabossa; dos bailinhos e dos Carnavais; do Rubão; do tio Valdomiro e sua russa; do curtume e do Adão; da Sometra; do dr. Mota. Uma história cheinha de minhas ansiedades e de meus sofrimentos psíquicos que me acompanhavam naquela viagem, sentados juntinhos de mim naquela mesma poltrona, incansáveis em seus péssimos hábitos de me impedirem de viver o meu presente.

Uma viagem com a duração de dez horas. Mais de 500 quilômetros de pensamentos. Apesar daqueles caminhos tão longos pavimentados com meus pensamentos, a viagem ficou menos torturante por causa de Claudemir Montoni, um interessante companheiro que viajou ao meu lado. Mais adiante, bem mais tarde, bem depois da EPCAR, numa das inúmeras encruzilhadas dos caminhos da vida, iríamos nos encontrar outra vez.

A estrada começou a passar por mim.

A ESCOLA PREPARATÓRIA DE CADETES DO AR (EPCAR)

Quando o meu ônibus passou pelo Corpo da Guarda da Escola, a manhã já se despertara totalmente e já haviam sido firmadas amizades duradouras, entre as quais o Afonso, o Barão. E de repente, em meio àquela luminosidade, o enorme edifício branco com telhas vermelhas descortinou-se diante dos nossos olhos. Todas as minhas imaginações que se fizeram e desfizeram durante as dez longas horas de viagem começavam a materializar-se com aquele castelo imenso, em cujo alto de seu frontispício se abriam duas imensas asas e sobre elas, em grandes letras maiúsculas, destacava-se a sigla da nossa escola: EPCAR.

Estacionamos no Pátio da Bandeira e logo fomos para o alojamento, que abrigaria cerca de duzentos alunos. Sinalizaram-me que o meu beliche seria o de baixo. O de cima ficaria com Paula e Silva, o 267, um negro imenso dono de um sorriso enorme que viera lá das bandas de Diamantina; nos beliches à esquerda ficariam Macagi e Murilo José; à direita, Wotjas e Hofmann; e à frente, Mattar e Werneck.

A ocupação dos alojamentos da Escola dava-se de acordo com os esquadrões aos quais pertenciam. Cada Esquadrão correspondia ao grupo de alunos que entrava a cada ano. Assim, o meu, que começaria o curso em 1968, juntamente com o Esquadrão do ano anterior (do segundo ano), viveria em alojamentos comuns, com centenas de camas. Os alunos de 1966 (terceiro ano) já estavam alojados em apartamentos para grupos de seis pessoas, em outro prédio.

O nosso Esquadrão, de 1968, compunha-se de 450 alunos, mas foi incrementado com mais 25 que haviam sido reprovados na turma anterior, perfazendo um total de 475. Eu pertenceria à Turma **H**, formada por 34 alunos.

Igualmente a todos os alunos, recebi uniformes completos de gala, de passeio e outros que usaria de acordo com as ocasiões. Um fardamento constituído de japona (para os tempos frios), quepes, calças, camisas, luvas, coturnos, borzeguins (uma espécie de botina com cano curto). Para guardar os meus poucos pertences, recebi um armário. O burburinho de sotaques trazia os sons dos cariocas, dos gaúchos, dos catarinenses, dos mineiros, dos nortistas, dos nordestinos. Um imenso alojamento que seria repartido com pedacinhos de todo o Brasil. A partir daquele momento, começava a estreitar os meus primeiros laços de amizade: João Luiz, Oazen, Chies, Nicolich, Fontes, Vasconcelos, Ghelli, Hamilton, José Vieira, Feijó, Acióli, Mardem, Neves, Élsio, Damásio, Nogueira, Rangel, Araripe.

A VIDA AO SOM DA CORNETA

O toque da corneta determinaria o meu ritmo de vida. Aquele instrumento emitiria os mais diferentes sons e de cada um deles soaria uma ordem para o meu próximo ato de vida. Se deveria comer, se deveria dormir, se deveria formar ou sair de forma, se deveria hastear a bandeira ou seguir para o treinamento físico.

O burburinho no alojamento intensificava-se. Todos querendo conhecer a todos quando, exatamente às 22h, ouviu-se o toque de silêncio. E preparei-me para dormir na minha primeira noite em minha nova escola. Ao deitar-me, fixei os olhos no teto e de repente transportei-me lá para o Seminário. Retornara em minha vida o toque de recolher, o toque de silêncio. E os filmes recomeçaram a passar na tela de minha mente. No entanto, dessa vez não consegui assisti-los até o fim. Talvez pelo insustentável cansaço que eu sentia. Entrei num mundo de silêncio e escuridão.

Acordei com o som da corneta em toque de alvorada despertando a manhã, e a todos nós.

Ao entrarmos em forma, o único ainda com cabelos grandes era eu (chegara um dia depois). Havia me esquecido de deixar a Jovem Guarda lá fora. Antes da hora do almoço os meus cabelos já não existiam, cada fio arrancado naquela manhã era um pedacinho da minha vida que ficava para o ontem, o lugar mais longínquo que eu somente podia revisitar a bordo das minhas reminiscências recorrentes. Dessa maneira, iniciei uma jornada de adaptação para a minha nova existência e que teria a duração de cerca de uns vinte dias.

A cada manhã despertaríamos com o toque da alvorada, e a partir de então o tempo seria preenchido com as idas ao rancho, com os treinamentos físicos, com as ordens unidas e com as instruções militares, até que tudo, ao fim do dia, acabaria com o toque de silêncio. Não havia aula. Nesse período, apenas treinamento de militarização. Quando em forma, com o sol a pino, muitos não suportavam e desmaiavam. Vários desistiam de continuar o curso naqueles momentos.

A Escola estava sendo ampliada sob a coordenação do Brigadeiro Camarão, comandante da EPCAR. Depois tomei conhecimento de que daquelas imensas construções nasceriam um pavilhão de tecnologia, um laboratório de Física, de Geociência, um ginásio poliesportivo, uma piscina olímpica, pistas de atletismo e outras estruturas. Aquela pujante Escola, da qual agora eu, feliz da vida, era aluno, ainda possuía diversas áreas de lazer como jardins e um cinema com capacidade para mais de mil espectadores, além de uma capela, uma excelente biblioteca, um centro odontológico e um centro clínico.

Acordava ao alvorecer com o toque da alvorada, arrumava meu território (cama e armário), vestia meu uniforme e seguia para o rancho (o refeitório) onde eram feitas todas as nossas refeições. No entanto, logo aprendi que, pelas tradições e pelo princípio de hierarquia, o primeiro Esquadrão (terceiro ano) sempre seria o primeiro a se servir. O segundo (segundo ano) e o terceiro (primeiro ano) esquadrões tinham, diariamente, de esperar.

Novamente, o som da corneta ecoava pela Escola para avisar que chegara o momento de apresentar-se em forma, e depois se iniciavam os treinamentos. No fim da tarde, arriávamos a bandeira e era lido o Boletim Diário. A música da corneta nos avisava de que chegara a hora do jantar, e após o banho já nos dirigíamos ao rancho. Novo toque e íamos para os alojamentos. Não havia espaço para o cansaço. Um breve lanche em meio à noite, e às 22h a corneta voltava a trinar como um uirapuru de metal avisando-nos de que era hora de silêncio.

DESCOBRINDO O *AGORA*

O único meio pelo qual eu tinha notícias de Mãe Eliza e minha família eram as cartas. De um amontoado delas, eram retiradas uma a uma e gritadas para os seus endereçados. Meu coração pulsava mais rápido quando Paulo Roberto, com sua voz esmigalhada e fanhosa, anunciava.

— Mogi!!!

E lá ia eu pegar a minha carta.

Esse era um dos poucos momentos em que eu voltava a Mogi das Cruzes. Era um dos poucos momentos em que eu podia me permitir não vivenciar o presente. Eu também sentia o impacto de meus sofrimentos psíquicos. Quando não estava no presente, a minha mente inconsciente escancarava suas portas e fugia para chicotear a minha mente consciente. E isso me maltratava.

Enquanto eu estava focado em minhas atividades na Escola, porém, com os treinamentos, esses sofrimentos psíquicos eram relativamente mitigados por eu constantemente bloquear a abertura das portas da minha mente inconsciente.

O leitor já deve ter percebido. Estou relatando o cotidiano de meu curso na EPCAR porque isso o fará entender mais ainda a importância que tem o fato de estar focado e como isso torna possível o sufocamento de sofrimentos psicológicos. Permanecer no presente, estar consciente o máximo de tempo possível é tudo o que a mente inconsciente não quer e de que não gosta. Estar presente é, na verdade, uma arma poderosa contra as suas diabruras malévolas, e por isso mesmo se torna um importante componente em nossos propósitos. Então, por essa razão, devemos procurar entender um pouco mais sobre a importância de estar sempre no presente.

O CONFLITO ENTRE O PRESENTE E O PASSADO

Eu não sabia ainda, mas todos aqueles ataques recorrentes que a minha mente deflagrava contra mim tinham o único objetivo de afastar-me de minha própria realidade; e quando se faziam presentes eu segurava com força as minhas próprias pernas, como se quisesse me prender em algum suporte para não cair no fundo daquele abismo mental. Nem sabia, tampouco, que aquelas emoções negativas trazidas por minhas lembranças, aqueles pensamentos doloridos, podiam ser substituídos.

Apenas começava a ter um vislumbre dessa verdade, pois quando minha mente consciente ocupava-se exclusivamente das atividades intensas de meu novo cotidiano, quando eu permanecia protegido por aquele meu tempo presente, os cenários passados desvaneciam-se de minha memória e minha vida ficava mais livre, o meu fardo perdia o seu peso como se não houvesse mais nenhuma gravidade no Universo.

Pena que eu não pudesse compreender ser aquela ausência momentânea de minhas dores psíquicas um indício de que um caminho poderia se abrir para a liberdade. Eu ainda não conseguia enxergar essa possibilidade. Apesar de aquela rotina estafante e de a rígida disciplina muito me incomodarem por conta dos meus disfarçados comportamentos de impulsividade e hiperatividade, aquele sistema militarizado, por outro lado, funcionava como um mecanismo repressor às tentativas contínuas de meu passado dominar o meu cotidiano. Eu me sentia desafiado a todo instante.

Eu não podia mesmo desviar minha atenção do momento presente sob pena de cometer erros e sofrer punição. E aí então eu me esforçava aos limites para jamais plantar qualquer possibilidade de ser desligado do curso; e naquele período de adaptação, essa possibilidade tornava-se mais real ainda, pois era um período de testes com componente de corte. E assim eu conseguia escantear a minha mente inconsciente, mesmo que fosse por momentos. Afinal, eu entendera que aquele momento de minha vida era a minha própria vida, para a qual eu já cortara a fita de partida. E aquela vida que eu vivia naquele momento ia moldando a cada dia a minha mente consciente.

O *AGORA* QUÂNTICO

Eu vou fazer agora uma breve pausa em nossa narrativa para esclarecer por que, durante os meus atos de focar minhas ações, libertava-me dos recorrentes sentimentos negativos. No entanto, farei isso sob o foco da Física Quântica.

Aquele hábito, que eu começava a adquirir, de estar presente em meu cotidiano, muito mais pela exigência do rigor da disciplina a que eu tinha de atender e menos por minha consciência da inutilidade de meus pensamentos resgatados do passado, realmente dava-me uma trégua, aos meus ruídos mentais (mas, de qualquer jeito, era um pensamento concentrado). Uma frágil trégua, como se estivesse sustentada por uma espécie de liminar contra as astúcias da minha mente inconsciente. Aquela minha atenção concentrada às atividades da Escola e que me protegia, mesmo que momentaneamente, de meus distúrbios psíquicos tinha uma origem de natureza quântica.

Não se mensura a exata posição de uma partícula no mundo quântico (um elétron, por exemplo). Determina-se apenas a probabilidade de ela se encontrar num certo momento numa determinada região do espaço. E, ao observarmos essa partícula quântica (ou ao fazermos sua medição), ela colapsa para a nossa dimensão (materializa-se). Em outras palavras, demos uma posição para a partícula no seu espaço e excluímos todas as outras posições possíveis.[1] Analogamente, uma atenção concentrada, como a que eu exercia durante as minhas atividades na Escola, funcionava como um pensamento consciente que permanecia no momento e no lugar excluindo todas as outras probabilidades de tê-lo em outra posição.

A EXCLUSÃO DE POSSIBILIDADES

O modelo quântico de Schwartz & Stapp[2] demonstra que um *colapso quântico* determina a presença de um observador que seleciona a região de sua observação excluindo todas as outras possíveis; do mesmo modo que uma consciência pode selecionar um objeto de atenção e dedicar-lhe total concentração, igualmente excluindo todos os outros possíveis. Esse princípio postulado por físicos quânticos, fundamentado na concentração do presente, é o mesmo que os modernos psicólogos utilizam para o tratamento de transtornos mentais, e o mesmo que o budismo,[3] com sua sabedoria ancestral, propaga como caminho para a felicidade, simplesmente porque tudo na vida só acontece no momento presente, nunca no passado ou no futuro. Para eles, o passado é apenas um resquício de memória de um presente anterior; e o futuro, apenas um presente imaginado que ocorrerá como o seu presente.[4] Enquanto a Ciência e a Filosofia demonstravam a importância da concentração no presente, eu a exercia instintivamente.

Diz a sabedoria budista que:

Quando existirmos apenas no momento presente, apenas naquilo que é, e não no remorso, no medo ou na preocupação com o futuro, o nosso conceito de limitação no tempo não terá mais impacto negativo na nossa vida.

Essa é uma sabedoria ancestral, atemporal.

• • • • • • •

Passaram-se os vinte dias de adaptação e aqueles que conseguiram suportar a pressão do cotidiano da Escola seguiram adiante. Eu continuava a exercer minha disponibilidade e a minha sociabilidade junto ao meu grupo, mas isso não era tão fácil assim quando se estava confinado com centenas de parceiros num mesmo local. As diferenças de comportamentos, hábitos, personalidades, caráter faziam daquele internamento um jogo psicológico brutal. E certamente aquele aspecto pertencia ao conjunto de provas para o selecionamento final. No entanto, à proporção que o tempo passava mais amigos eu agregava ao meu círculo, e aí foram chegando Macagi, Murilo, Negri, Lana, Gonçalves. A esse meu círculo também vieram amigos pelos caminhos mais improváveis possíveis, pois o ampliei até por meio do trote que os alunos mais antigos passavam nos novatos e que compunha o organismo da Escola.

Cada aluno em cada turma possuía um número, o meu era 268. O aluno de número correspondente no terceiro ano seria o meu, digamos, *troteiro*. A espera de sua aparição tomou conta de minha mente durante alguns dias. *Quem será? O que ele fará comigo?* E só depois desse tempo de tortura psicológica é que Bangu apareceu, um negro alto e com voz cavernosa.

(Bangu) — Você é o 268?

(O Novato) — Sou, sim.

(Bangu) — Eu sou Bangu. O 268 do primeiro Esquadrão. E você é o 268 do terceiro.

Nesse instante, eu estava ansioso esperando a sua sentença. E ele continuou:

(Bangu) — Você vai levar minha roupa para a lavanderia toda semana durante quatro meses. Estamos combinados?

(O Novato) — Sim, estamos.

Pronto. Estava findo o meu tormento. E até que ele não tinha pegado pesado demais comigo.

(Bangu) — E mais uma coisa. A partir de agora, você será meu protegido. Se precisar, fale comigo.

E assim comecei a cumprir o meu trote, mas cerca de dois meses depois Bangu me chamou para comunicar que o trote tinha acabado.

(Bangu) — De Paula, não precisa mais levar minha roupa para a lavanderia. Você se mostrou um cara legal. Eu realmente gostei de você.

E assim, Bangu tornou-se mais um amigo dentre tantos que plantei na Escola. São vivas as memórias de Shiefler, Salamone, Rivaldo, Vanderlan, Roque, Vidal, Nicolich. Aliás, Nicolich seria um companheiro muito próximo e viveria comigo um momento crucial de nossa vida, no ano seguinte. Que bom que os plantei, pois a estação da colheita prolonga-se até os dias de hoje.

AS PRIMEIRAS FÉRIAS

O tempo exclusivo de militarização terminara e as aulas começaram. Os livros nos foram distribuídos e os horários de nossas novas atividades, divulgados. Apesar de não mais exercitarmos com a mesma intensidade a programação anterior, o regime de aprendizado continuava com a mesma rigidez.

Aquela pressão, no entanto, iria diminuir no mês de julho, pois teríamos quinze dias de férias. E quando aquele tempo mágico chegou, a maior parte dos alunos partiu numa revoada, cada um para seu lar. Eu estava ansioso para chegar a Mogi das Cruzes.

Fiquei cheio de contentamento em rever os amigos tão mais cedo do que antes imaginara.

Mãe Eliza adaptara a casa de modo a disponibilizar um quarto para aluguel a estudantes de Medicina; vendia metais que conseguia coletar; minhas irmãs trabalhavam para ajudar nas despesas; e assim se conseguia fazer algum dinheiro. Eu ainda não encontrara uma maneira de continuar ajudando-a. O meu soldo era insuficiente, mas já vinha pensando em algo.

· · · ● · ● · ·

O fim do ano aproximava-se rapidamente e eu já sonhava em cursar o segundo ano. Eu sabia sobre o rumo que minha vida estava tomando, sabia que de imediato o meu futuro era a continuidade de meu curso a partir do ano seguinte, a minha matrícula no segundo ano. Esse era o meu objetivo.

CAPÍTULO 8
As emoções e os sentimentos

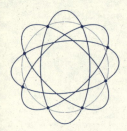

A VARIÁVEL DETERMINANTE DO HÁBITO

Eu já estava bem adaptado à rotina da Escola quando iniciei o segundo ano do curso. A corneta continuava a comandar o ritmo da Escola e da minha vida. Os esportes e os deveres escolares, tanto nas salas de aula quanto nos laboratórios, eram as principais atividades que compravam a minha absoluta atenção. O futebol continuava a ser meu esporte favorito, embora exercitasse corridas de longa distância. E, entre uma corrida e outra, por que não nos juntarmos um instante para uma foto que congelaria um pedacinho daquele tempo?

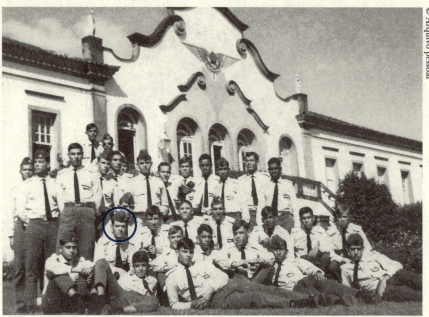

Pré-Cadete De Paula com a turma H de 1968.

Continuávamos a entrar em formação, enfileirados, em posição de descanso ou não, esperando a autorização para entrar no refeitório ou seguir para as atividades.

Eu afirmo que nenhum dos procedimentos disciplinares estava me afetando de alguma forma. Na verdade, a maioria de nós findava por abraçar a rígida rotina e continuava a voar no rumo para ser piloto. Eu estava nessa turma. E, paradoxalmente, eu considerava que cada dia era diferente do outro; catava as diferenças nas conversas, nas atividades, no cenário que passava por mim enquanto corria 17 quilômetros a cada três dias, num percurso que começava na Escola e findava no Campo de Aviação. Clodonildo, um dos repetentes da turma, coordenava o grupo que se exercitava com aquela prática de *cross country*.

OS LIVRES FINS DE SEMANA

Além do mais, os alunos do segundo ano agora tinham o passe livre para os fins de semana. Podíamos ir à cidade, ao cinema, às praças e desfilar nossas indumentárias diante dos olhares fugazes das mocinhas ouriçadas; todos garbosos em nossos uniformes, com quepe e pelerine azul-marinho quando o frio se tornava mais intenso. Algumas vezes eu usava um elegante blusão de voo (que comprara na Loja do Sargento), o que chamava atenção.

Nesses dias, ao passarmos pelo portão da guarda, atravessávamos a linha férrea e já seguíamos pela rua Artur Bernardes, uma ladeira íngreme, até a rua Tiradentes. A Cidade das Flores, como era conhecida Barbacena, possuía inúmeras ruas em ladeira. E lá na Praça dos Andradas, a Praça dos Macacos, as árvores frondosas sombreavam os constantes flertes com as meninas em seus melhores vestidos. Depois, um filme nos cinemas Apolo, Orfeu ou Pálace; uma pizza no Gino's El Candelabro ou um sanduíche no bar Pinóquio ou na Padaria Alvorada. Eram dias livres e de muita alegria, nos quais, nas estações mais secas, um céu de azul intenso cobria Barbacena.

As minhas idas à cidade deram-me oportunidade de conhecer novos amigos, e por meio deles conheci uma realidade que muito me tocou. Durante as andanças, avistei uma creche, numa comunidade afastada, e pedi para visitá-la. Fiquei chocado com as suas condições físicas. Necessitava de reformas para que pudesse abrigar as crianças com um mínimo de requisitos exigidos para o seu funcionamento. Aquele cenário de uma desolação lamentável foi como uma ignição que me despertou emoções e sentimentos, talvez uma tristeza ou um sentimento de impotência, ou um desejo de insurreição contra aquela realidade.

Eu havia sido uma criança que conviveu com a precariedade, e talvez aquele fato fosse o responsável por impelir-me a ver as condições daquelas crianças. O que mais me inquietava é que, enquanto eu vivera em lugares sem qualquer estrutura básica, ali era uma grande cidade, com prefeitura, eletricidade, água, pessoas que podiam melhorar a vida da comunidade, se assim o quisessem. Todos aqueles meus pensamentos provocavam aquelas emoções que revolviam a essência do meu EU. E eu sempre me perguntava por que e como aquelas emoções surgiam com tanta intensidade. Eram intensas as minhas sensações naquele momento.

Eu já confidenciei ao leitor que a minha impulsividade me fazia reagir rapidamente aos acontecimentos em meu derredor e me dotava de uma hipersensibilidade responsável pela facilidade com a qual eu me envolvia diante de sentimentos e necessidades dos outros. Certamente foi daí que se originaram a minha atenção e inquietude diante das precárias condições daquelas creches.

A PSICOLOGIA DA EMOÇÃO

Sabe você que a **emoção** é um dos constituintes que formam a minha realidade pentâmera. Agora, será sobre ela que iremos alinhavar nossas considerações; ela, que é um estado psíquico, sempre reage em resposta a estímulos originados desde o meio externo. E esse pilar de minha realidade instigava-me a ver a vida como se meus sentidos fossem antenas parabólicas e câmeras de visão em 360 graus, girando permanentemente e captando os eventos feitos de imagens e sons do meu mundo exterior. Ela é uma das mais decisivas variáveis determinantes em nossa vida, é, sem dúvida, uma função basilar na vida humana. Reveste-se de mais importância ainda por ser genitora de sentimentos.

A Psicologia classificou as emoções em:
- **primárias**, relacionadas com o instinto de sobrevivência, como medo, tristeza, felicidade ou surpresa;
- **secundárias**, resultantes da mescla de emoções primárias e derivadas da coexistência social, como ciúme, orgulho, culpa ou vergonha;
- **positivas**, como felicidade, gratidão, alegria ou satisfação;
- **negativas**, como medo, raiva, desgosto ou aversão.

Essas emoções foram resumidas pela Psicologia como seis tipos básicos – felicidade, tristeza, medo, surpresa, raiva e nojo –, porém a mais recente pesquisa sobre a identificação das emoções realizada por cientistas da Universidade da Califórnia, nos Estados Unidos, foi além, quando demonstrou a existência de 27 emoções básicas* sentidas pelo ser humano, as quais conectam-se entre si e derivam várias outras.

CONSERTANDO CRECHES

Somente os alunos que tinham residências em regiões mais próximas ou que possuíam mais condições saíam da Escola para passar os fins de semana com as famílias. Aqueles que se obrigavam a permanecer na Escola

---

* As emoções encontradas foram: admiração, adoração, apreciação estética, diversão, ansiedade, temor, estranheza, tédio, calma, confusão, desejo, nojo, dor empática, encantamento, inveja, excitação, medo, horror, interesse, alegria, nostalgia, romance, tristeza, satisfação, desejo sexual, simpatia e triunfo. Outras emoções podem destas ser derivadas.

eram alcunhados de *laranjeiras*. Eu era um *laranjeira*. Morava permanentemente na Escola, todos os dias do ano, com exceção das férias de julho (quinze dias) e do fim do ano (um mês).

Com aquele tempo livre, eu podia dedicar-me ao planejamento de recuperar a creche que visitara na cidade. Conversei com alguns de meus amigos e eles prontificaram-se a ajudar. Não eram muitos, menos de dez. E nenhum de nós conhecia o ofício da construção ou reforma, por isso necessitávamos de um pedreiro para nos orientar. Conversei com Gaudêncio, um dos pedreiros das obras da Escola, e ele se dispôs a trabalhar conosco nos fins de semana. O primeiro passo foi ir com ele até a creche, na garupa de sua lambreta, para fazer um levantamento do material necessário. A relação contemplava tintas, cimento, areia, pincéis, tijolos, cal, louça sanitária, chuveiro, azulejos. E eu sabia exatamente onde encontrá-los: no imenso almoxarifado da Escola. Fui com Gaudêncio até lá e constatamos que tudo de que precisaríamos estaria à disposição. Em seguida, fui sondar o chefe da garagem e ele confirmou que no fim de semana poderia disponibilizar um caminhão-caçamba.

Preparei um pequeno projeto que apresentaria ao Tenente Segadães, o Comandante de nosso Esquadrão.

Eu não podia saber sua resposta, por isso naquela segunda-feira eu estava bem nervoso. De qualquer modo findei por entrar em sua sala. Apresentei-me de acordo com o ritual.

(Segadães) — E então, De Paula, o que deseja?

(O Pré-Cadete) — Tenente, eu estive na cidade e vi uma creche em condições impossíveis de ser frequentada por aquelas crianças. Então, pensei que poderia dar uma ajuda consertando algumas coisas. Fiz uma relação do material necessário e vim aqui lhe perguntar se seria possível essa doação.

(Segadães) — Me explique esse negócio melhor, para que eu entenda.

Eu, então, expliquei ao Tenente Segadães o plano de reformar a creche, como relacionara os materiais, a sua checagem no almoxarifado, a convocação do pedreiro e a disponibilidade do caminhão. E estava tudo ali no documento.

(**O Pré-Cadete**) — E como nós não saímos da Escola, pensamos em fazer esse trabalho no fim de semana.

O Tenente analisou a documentação detalhadamente.

(**Segadães**) — Estou impressionado. E você já trouxe tudo planejado. Muito bem. Mas terei que solicitar autorização ao Comandante do Corpo de Alunos da EPCAR.

Esse Comandante era o responsável maior pelos efetivos de alunos dos três esquadrões. Dois dias depois, Segadães comunicou-me sobre a autorização do projeto.

No primeiro sábado a seguir, acordamos cedinho e vestimos nossos uniformes azuis de campanha. Embarcamos o material no caminhão que nos levaria à cidade e saímos da Escola acomodados na carroceria. Pelo caminho, íamos cantando paródias de algumas músicas. E assim entrávamos nas comunidades sob o olhar interrogativo das pessoas.

Na creche escolhida, o pedreiro já nos esperava. Ali, o primeiro serviço seria a reforma completa dos sanitários – inviáveis para qualquer espécie de ser vivo. O pedreiro nos ensinava desde a arte de pintar as paredes até o traço certo do cimento e da areia.

Ao fim do dia, após o serviço extenuante, mas prazeroso, subíamos na caçamba para retorno à Escola. Não sem antes darmos três voltas em torno da praça distribuindo beijos e assobios às garotas que ali estavam e que retribuíam com seus sorrisos maliciosos.

E essas ações tornaram-se nossa rotina: uma vez por mês, nos fins de semana, recuperávamos uma creche. A única coisa que mudou foi o número de amigos voluntários, que crescia e crescia.

A APRESENTAÇÃO ATRASADA

No segundo semestre do segundo ano de curso, o projeto das creches continuava. As reformas já estavam acontecendo em regime de mutirão, do qual agora participavam pais, professores, vizinhos, pedreiros. E essa concentração de esforços iniciou-se, pois, como levávamos nossos lanches, pouco a pouco as crianças das redondezas começaram a aproximar-se para fazer parte da comilança. Depois apareceu um dos pais que se ofereceu a ajudar. Depois outro. E daí em diante estavam os vizinhos, as mães, os irmãos, as professoras. Todo mundo queria participar. O projeto andaria dali por diante com suas próprias forças. Tanto assim que os interessados da comunidade criaram uma associação em defesa da manutenção de sua creche. Em razão desses resultados, eu me sentia muito mais feliz do que já me sentia.

No entanto, algo continuava a azucrinar minha vida: o dinheiro curto. E foi aí então que introduzi a corrente do sapato Samello na Escola. Pagava-se um valor, punha-se o nome numa relação de cinco participantes, a qual era passada para outro parceiro que fazia outra relação, e este terceiro procedia da mesma maneira. Ao receber os sapatos pelo Correio, a corrente se reiniciava. Existe uma dinâmica nesse esquema por meio da qual os primeiros a entrar ganhavam mais sapatos que os últimos. Como aquele negócio não tinha muita durabilidade, eu precisava encontrar outra saída.

• • • ● • • •

Aproveitando as licenças dos fins de semana, escolhi um deles que coincidia com o meu aniversário para ir a Mogi das Cruzes.

Num fim de tarde de uma sexta-feira do finzinho de agosto, entrei numa Kombi com destino a São Paulo. Fiz ali uma conexão e peguei um ônibus para Mogi. Cheguei ao amanhecer do sábado e logo me reencontrei com Mãe Eliza e toda a minha família. Seria apenas um dia para estar em casa e ainda rever meus amigos, mesmo que fosse para um simples abraço.

A viagem de volta deveria ser iniciada ainda na manhã do domingo para que não me atrasasse em apresentar-me na Escola, no limite das 22h.

No entanto, havia uma tentação espreitando no calendário de efemérides de Mogi das Cruzes: em 1º de setembro seria o aniversário de seus 409 anos. Muitas festividades, além dos amigos, fanfarras, clubes, *footing*, cinema, praças, o bar O Palhaço, bailes no Clube de Campo e banhos na piscina. Por conta daquelas tentações, eu ali permaneci usufruindo de cada pedacinho de tempo. Tanto permaneci que findei por atrasar-me dois dias para apresentar-me em Barbacena.

Eu estava diante do Tenente Segadães. Entreguei a ele o atestado médico que conseguira para justificar minha falta. Ele o examinou e, por fim, decidiu, visivelmente aborrecido:

(**Segadães**) — Você nunca teve a menor falta durante todo o seu curso. E faz coisas das quais gosto muito. Não consigo entender por que fez isso; além do mais, você não está doente nem nunca esteve. Está corado como se tivesse passado dias tomando banho de sol. Não quero ver o seu atestado. Pode ficar com ele. Está dispensado.

Saí cabisbaixo e lá na frente parei por um instante no Pátio da Bandeira. Ainda quis voltar e confessar o meu pecado, mas tive medo de ser preso. Numa parede azul-gris estava escrito o nosso código de honra. De pé à sua frente li e reli os nossos comprometimentos: "Nós nos comprometemos com a verdade, com a honestidade e com a justiça, bem como repudiamos entre nós atitudes contrárias a essas".

Minha consciência pesava por eu ter cometido a falha do atraso. Saí dali com uma sensação de tristeza e de culpa. Retomei o meu cotidiano na Escola, mas aquela falta teria uma consequência quase fatal para mim.

AS EMOÇÕES E OS SENTIMENTOS

Acho por bem fazermos uma diferenciação entre emoções e sentimentos, pois muito iremos referir-nos a essas duas variáveis durante esses nossos estudos. Eu falei ao leitor que *quando sentimos as emoções em resposta aos fatos testemunhados, ou seja, aos estímulos absorvidos, ocorre um emaranhamento da biologia com os processos mentais.*

A **emoção** (de natureza tangível) é uma resposta ao estímulo externo que acontece em determinadas regiões do cérebro.[1] É uma experiência que a gente vive, sente e que afeta o nosso organismo e a nossa mente; modifica os nossos sistemas hormonais, sanguíneo, nervoso e muscular. Um acesso de ódio, por exemplo, acomete temporariamente o nosso metabolismo, de tal maneira que chegamos a perder a nossa sensatez – e se esses acessos são prolongados podem gerar patologias. O contrário também acontece quando somos possuídos de emoções positivas com mudanças positivas em nosso organismo e em nossa psique. As emoções, portanto, regulam os nossos estados corporais e psíquicos, fazem-nos reagir com rapidez às condições de perigo, deixam-nos atentos para as oportunidades que surgem no dia a dia e preparam-nos para as nossas inter-relações com nosso meio.

Uma emoção nossa pode ser passageira, mas os sentimentos que ela cria podem ser permanentes em nosso EU, pois eles ficam gravados em nossa mente inconsciente. E esses sentimentos produzem mais emoções num movimento de *perpetuum mobile*.

O **sentimento** é a extensão de um pensamento e caracteriza-se por ser mais duradouro que uma emoção, a exemplo da gratidão, do amor ou de sua antítese, o ódio. Todos os sentimentos são intangíveis, abstratos, e por isso, podemos fazer considerações a seu respeito, conceituá-los, decifrá-los, sem, no entanto, senti-los como tangíveis; podemos palestrar sobre o ódio e não sentir qualquer ódio.

Todos nós temos nosso primeiro encontro com as emoções e os sentimentos ainda na fase uterina, e são os nossos pais que nos transferem todas as reações por eles sentidas para a nossa mente inconsciente. Nesse momento, principiamos a desenvolver os nossos programas emocionais. E esses padrões emotivos e sentimentais absorvidos findam por se converterem em comportamentos que balizarão nossa maneira de viver.[2]

A LISTA

Ao longo desse segundo semestre correu o *bizú*, a notícia de um desligamento compulsório de várias dezenas de alunos de minha turma por motivos superiores, que desconhecíamos. Assim, sobre a cabeça de cada um de nós pendia o perigo real de ser eliminado da Escola. A seleção desses alunos dependeria de suas notas (rendimento escolar), de seu comportamento, de sua convivência, de faltas cometidas e de mais alguns outros parâmetros. Uma lista do corte estava sendo elaborada por uma comissão, a Comissão de Bolsas (Combol), liderada pelo próprio Segadães. Imagino hoje o sofrimento que aquele homem sentia por ter de cumprir aquela terrível missão.

A tensão aumentava entre nós à proporção que o tempo passava, e as incertezas e insatisfações foram tantas que em todos os recantos da Escola e na cidade, nas lanchonetes e nos bares comentava-se o corte. Todos estávamos ameaçados e discutíamos abertamente a possibilidade de desligamento. Num daqueles nossos fins de semana eu, impulsivamente, fiz um pronunciamento veemente no pedestal de uma estátua na rua Tiradentes, criticando aquela decisão tão incompreensível e drástica.

No fim de novembro daquele ano, soube-se que a relação dos alunos passíveis de desligamento havia sido concluída. O Tenente Segadães convocou-me à sua presença. Entrei em sua sala.

No seu estilo direto, mandou-me sentar e imediatamente obedeci.

Ele folheava uns documentos e em seguida olhava para mim com um olhar indefinível. E assim continuou por vários minutos. Eu pensava única e exclusivamente no discurso que fizera. *Aquele seria o motivo de meu desligamento.* Não sei exatamente como se mostrava o meu semblante, mas desconfio que era de uma inquietude absoluta. E de repente ele começou a falar. Perguntou-me sobre minha família, minhas escolas anteriores; enfim, como fora minha vida.

(**Segadães**) — De Paula, eu o convoquei a esta reunião comigo para tratar de um assunto delicado. A lista de corte dos alunos está quase concluída. Faltam-me poucos nomes. E agora estou para decidir sobre você. Você sempre foi um bom aluno, alegre, um bom atleta, prestativo com todos, e em várias oportunidades mostrou-se generoso. Por exemplo, com aquela sua disponibilidade para consertar as creches. Apesar disso, não me sai da mente aquele seu atraso para apresentar-se à Escola.

Não saberia definir muito bem o que eu realmente senti naquele momento. Se, por um lado, eu fiquei aliviado por ele não ter tido conhecimento do discurso, por outro, fiquei confuso porque nem me lembrava mais do episódio do atraso. Sei apenas que comecei a deglutir um amargo coquetel de emoções.

(**Segadães**) — Mas decidi que você vai continuar na Escola.

Agora sim é que não sei mesmo o que senti naquele momento. Bem, sei que era um coquetel de emoções, mas não tinha nenhum gosto de amargo.

As férias de fim de ano estavam chegando e eu já fizera planos para aproveitar uma parte delas executando uma estratégia que elaborara com o intuito de conseguir um dinheiro extra.

• • • • ● • • • •

Em certo fim de semana, o companheiro Telles Ribeiro e eu pegamos um ônibus e fomos conhecer Tiradentes, que distava 56 quilômetros de Barbacena. Além de ser o berço natal do Tiradentes, era uma cidade famosa também por suas igrejas e seus antigos monumentos. Conhecemos a Matriz de Santo Antônio, com sua construção barroca; seus calçamentos únicos em pedra capistrana; sua prefeitura, única construção com dois andares e sua água-furtada; o chafariz São José, que iniciava a subida que levava à Igreja Matriz; e, evidentemente, o monumento a Tiradentes, localizado no Largo das Forras. Em meio a essas andanças, localizei uma loja que vendia belíssimas peças de prata e estanho, uma loja da fábrica de São João Del Rei. Fiz amizade com sua proprietária, Dona Laura, e lhe perguntei se ela não me daria um crédito. E ela respondeu que daria, sim, desde que eu desse uma entrada de 20%. Depois de receber algumas aulas sobre as peças mais vendáveis, fiz a promessa de que retornaria.

E assim fiz, uns dias antes do início das férias, não sem antes pegar um dinheiro emprestado com Baioca. Tomei um ônibus e fui até lá. As peças tinham o preço de fábrica.

OS PRIMEIROS PASSOS NO COMÉRCIO

Como acertado, dei os 20% de entrada a Dona Laura, que aprovou o crédito do restante sobre as peças que comprei. Retornei a Barbacena. No primeiro dia de férias, partimos da Escola rumo a São Paulo numa velha Kombi. Somente com os milagres de Deus é que venceríamos aqueles 480 quilômetros até São Paulo, a maior parte de barro e buracos. Com as estradas naquelas condições, rezávamos para que a Kombi conseguisse chegar à capital paulista antes que as férias acabassem.

Meu destino foi as lojas chiques da Oscar Freire e ali vendi todas as joias. Com o faturamento arrecadado, segui para as ruas José Paulino e 25 de Março, onde comprei imitações perfeitas de casacos norte-americanos, todos da moda, e outras roupas.

Com a mercadoria bem acondicionada, era hora de partir para meu destino final: Mogi das Cruzes, onde venderia aquelas roupas. Uma parte do dinheiro arrecadado destinava-se ao pagamento do débito na loja em Tiradentes e do empréstimo que tomara de Baioca. O restante dividiria com Mãe Eliza. Aquele comércio incipiente já me daria a possibilidade de férias bem mais confortáveis. Em Mogi, faria os ansiados reencontros com meus amigos, dentre eles o Célio, que cursava a Escola Naval.

Célio era filho de Carlito, o presidente do Clube Náutico. Aproveitei sua boa vontade e frequentava o Clube usufruindo de suas comodidades. Minha compleição física mudara visivelmente; eu já não era um franzino aprendiz de contabilidade. Meu corpo fora tonificado pela carga diária de exercícios físicos. Além de tudo, já era alguém com perspectiva no currículo: aspirava a uma carreira para o oficialato da Aeronáutica. Naqueles tempos de regime militar, aquilo soava com respeitabilidade. Agora podia cultivar a minha autoestima, e daí que minha alegria, naturalmente espontânea, expandia-se de maneira notável. Eu estava muito feliz. Diferenciava-me dos meus amigos pelo corte dos cabelos. Enquanto todos os exibiam longos de acordo com a moda da Jovem Guarda, eu os tinha curtos pelas exigências militares. Não faltavam convites para almoços e jantares. Divertia-me com os amigos.

No entanto, chegara a hora de mudar um pouco (ou muito) de ares. Iria gozar alguns dias de minhas férias no Rio de Janeiro. Meus companheiros da Turma H, Damazio, Baioca, Oazen, Macagi e outros, haviam-me convidado para passar uns dias com eles na casa de seus pais na Cidade Maravilhosa. E assim, peguei uma carona até lá num caminhão que transportava verdura, cujo dono era da família de Fuinha, o mesmo amigo que me dera as dicas sobre a EPCAR, quando passei no concurso. Aliás, havia um fluxo intenso de caminhões transportando produtos hortigranjeiros para os principais centros de distribuição, pois Mogi, com seu cinturão verde e sua cooperativa Cutia, transformara-se num imenso centro produtor.

O Rio de Janeiro era um eterno recomeço. Sempre diferente a cada olhar. A primeira vez que ali estivera fora com a fanfarra de Padre Melo, em seu 4º Centenário. Agora o seu mar descortinava-se novamente diante de meu olhar matuto, um mar quase infinito que só findava lá onde a vista não dava mais.

Dias intensos, cheios daquela alegria expandida que nunca mais esqueceria, cheios daquela emoção singular.

· · • ● • · ·

Naquele ano de 1970, cursaria o terceiro e último ano da EPCAR. Eu me tornara mais veterano ainda. E com a maturidade que chegara, senti permanecer a mesma sociabilidade e disponibilidade para com meus companheiros. Continuava a prontificar-me a resolver situações críticas nas quais o grupo se envolvia, estava sempre mostrando uma disponibilidade natural por meio da qual eu pudesse auxiliar naquelas situações. No entanto, continuava a ocultar os meus insistentes e permanentes problemas psíquicos.

Enquanto no primeiro e no segundo ano partilhava os alojamentos com centenas de companheiros, agora, no terceiro ano, partilharia um apartamento com cinco companheiros no pavilhão conhecido por **H 8**. Outras benesses, por estar naquele último ano, descortinavam-se para mim. A nossa turma seria a primeira a servir-se no refeitório. Os olhares dos alunos dos anos anteriores seriam de respeito quando mirassem a insígnia alada pousada em meu ombro refletindo seu ouro.

No primeiro ano, as asas em meu ombro abriam-se prateadas sobre a estrela; no segundo ano, as asas eram douradas, mas a estrela continuava de prata; e naquele terceiro ano, as asas e a estrela douraram-se resplandecentes.

O terceiro ano na EPCAR caracterizou-se pela continuidade da rígida rotina escolar (com aprofundamento das disciplinas de Física, Química e Biologia), dos exercícios militares, do fortalecimento ao atendimento à hierarquia e por um menor contingente de alunos pelos drásticos cortes ocorridos no fim do ano anterior. O meu número, que havia sido 268, agora me classificava em 50. E o Tenente Segadães continuava a ser nosso Comandante de Esquadrão. No entanto, o fato mais relevante como modificador em nossa vida fora a consciência da incorporação de novos hábitos.

O HÁBITO COMO UM PADRÃO COMPORTAMENTAL

A EPCAR era uma geratriz de hábitos projetados por meio de sua rotina disciplinadora. No terceiro ano, o atendimento aos toques da corneta já haviam se tornado automáticos, induzindo-nos ao atendimento reflexivo para a arrumação das camas, a entrada em forma, o rancho, as aulas, os exercícios físicos, o recolhimento.

O hábito é uma variável determinante em nossa vida, um padrão comportamental que faz parte da intimidade de nossas mentes inconscientes, e tão importante quanto a emoção, à qual está intimamente relacionada. Realmente, a **emoção**, com certa frequência, promove interferências em nossos hábitos cotidianos. O desgosto e a tristeza profunda pela perda de um ente querido nos farão quebrar alguns hábitos do nosso dia a dia. Esse vínculo tão vital entre a emoção e o hábito demonstra a sua importância na construção de nossa existência. Tanto assim que um dos seus maiores estudiosos, William James (1842-1910), já em 1892, dizia que "a nossa vida, na medida em que tem forma definida, não é nada além de uma massa de hábitos".

Os hábitos, porém, não nascem assim com tanta facilidade. Lembro-me da dificuldade que teve a maioria dos alunos do meu Esquadrão para acordar cedinho ao toque da alvorada, arrumar suas camas e partir para o rancho. Faço aqui um breve parêntese em nossa narrativa para falar de um evento que nos atingia indistintamente na Escola: o frio.

O frio na EPCAR era intenso, insuportável, doía na alma. Às vezes, eu sentia milhões de pequeninas agulhas perfurando o meu corpo inteiro. Para mitigar aquele constante sofrimento, estávamos sempre vestidos com uma ceroula de flanela e uma camisa azul do mesmo tecido por baixo de nosso fardamento. Os que mais sofriam eram aqueles oriundos das regiões mais quentes do país, e foram eles os que mais demoraram a se habituar em saltar de imediato da cama ao leve sopro da corneta.

Tempos depois, as nossas tarefas seriam desenvolvidas cada vez com mais facilidade, até que de tanto praticá-las começaram a ser feitas de maneira quase automática.

A TRILOGIA DO HÁBITO

Você se lembra de quando começou a aprender a dirigir? Era tudo muito complexo. Difícil demais usar no tempo certo os pedais da embreagem, do acelerador e do freio. Ao mesmo tempo que observava os movimentos fora do carro pelos retrovisores e prestava atenção na velocidade e nas luzes de acordo com a sinalização no painel, tinha o ouvido sempre atento às buzinas e quaisquer outros ruídos externos. No entanto, apesar de tantas dificuldades, com o tempo, todas aquelas ações ficaram gravadas e programadas em sua mente inconsciente. Hoje, você liga o motor e sai conversando com seu companheiro ao lado sobre a pauta da reunião, enquanto sua mente inconsciente acelera o carro, para no sinal vermelho, dá a partida quando surge o verde, passa a marcha para uma velocidade maior, ouve a buzina, diminui a velocidade diante da lombada, freia evitando o buraco, e você chega perguntando-se quem dirigiu até ali. Sua mente inconsciente, evidentemente. O hábito de dirigir começou a impregnar-se nela desde o momento em que você iniciou o aprendizado sobre a complexidade da direção. O mesmo mecanismo aconteceu comigo e com meus colegas de EPCAR desde os primeiros dias.

Nesse momento, em que principiamos uma conceituação do hábito, será esclarecedor demonstrar que todo hábito possui uma mecânica universal para o ser humano. Como ensina Charles Duhigg, a criação de um hábito consiste em um processo composto de três fases: **uma causa** (nominada *deixa*), **uma rotina** e **uma recompensa**.[3]

O hábito de dirigir detém essa trilogia de estágios com a *necessidade de deslocamento* (**causa**), com a *automatização do processo de dirigir* (**rotina**) e com o *prazer de ir e vir rapidamente* (**recompensa**). Igualmente, na EPCAR, o *toque da corneta* (**a causa**, ou a ***deixa***, conforme Duhigg), *as tarefas cotidianas* (**a rotina**) e o *prazer de tê-las cumprido* (**a recompensa**) compõem o ciclo do hábito. O que constatamos é que uma causa e uma recompensa alimentam uma rotina.

Não podemos tecer considerações sobre o **hábito** sem mencionarmos um dos seus maiores estudiosos, o filósofo e psicólogo norte-americano William James, sobre o qual já me referi, e em cuja fonte foi beber Charles Duhigg. James escreveu em sua obra *The Principles of Psychology*[4] [Princípios de Psicologia, em 1890] que "os hábitos humanos são constantemente formados para alcançar certos resultados por causa dos fortes sentimentos de querer ou desejar algo". James enfatizou a importância e o poder do hábito humano; que as leis da formação de hábitos são imparciais; e que os hábitos são capazes de causar ações boas ou más. E uma vez que um bom ou mau hábito começou a ser estabelecido, é muito difícil mudar.

A verdade é que de tanto praticar e executar aquela rotina de disciplina na EPCAR ela se tornara parte de nosso caráter e de nosso rol de habilidades,[5] assim formando nossos hábitos.

A ORIGEM BIOQUÍMICA DO HÁBITO

Todos os nossos hábitos são resultados de nossos pensamentos, e esses pensamentos criam conexões neurônicas que tornam permanentes os nossos hábitos. Uma conexão neurônica criada por nosso cérebro em função de um pensamento repetitivo fortalece-se associada exclusivamente àquele pensamento. Se temos milhões de pensamentos repetitivos, cada um deles terá a sua respectiva conexão neurônica, a qual estará ligada de forma direta ao hábito eventualmente criado por ele e ao estado emocional por ele gerado. Por exemplo, lá na EPCAR, para cada tarefa deflagrada pelo toque de corneta – como as sessões de exercícios físicos – e para cada modalidade de exercício existia uma conexão neurônica específica já modelada.

Uma vez criada uma conexão neurônica para um hábito, ela irá permanecer em nosso cérebro; e nossos hábitos tanto podem ser de caráter positivo quanto de caráter negativo. Tudo dependerá do tipo de nossa vivência anterior. E do mesmo modo que o cérebro não sabe a diferença entre a realidade e a imaginação, tampouco consegue discernir entre um hábito bom e um hábito ruim. Como as conexões neurônicas são permanentes para os hábitos já arraigados, um hábito ruim, por exemplo, estará sempre de tocaia para surgir no cenário, bastando apenas que apareça a sua causa (*deixa*) e recompensa respectivas.[2] É por essa razão que não é tão fácil anular determinado hábito, como fumar um cigarro após cada cafezinho, comer doces sem parcimônia ou preferir deitar numa rede e balançar-se ao chegar em casa após um dia de trabalho, em vez de dar uma caminhada ou correr pelas redondezas.

Realmente, como o leitor constatou, não é tão fácil anular um péssimo hábito, mas é absolutamente possível substituí-lo. Para tanto, recordemos que um hábito é criado por um processo feito pelos três estágios já referidos: uma **causa**, uma **rotina** e uma **recompensa**, e que essa **rotina** é alimentada por sua **causa** e sua **recompensa**. Uma rotina pode ser substituída por outra mais facilmente se não mexermos na causa nem na recompensa, e assim alterar o hábito. No entanto, para você mudar o seu hábito será necessário que, inicialmente, identifique os três constituintes do seu ciclo. E a partir daí, inicia-se o processo da mudança.

Embora o mecanismo do hábito venha sendo estudado atualmente à luz das mais modernas condições científicas da Psicologia, o filósofo Thomas Troward já propagava, havia mais de um século, "que para cada um de nós, nossas crenças constituem nossos fatos, e essas crenças só podem ser mudadas pela descoberta de algum fundamento para uma crença diferente".

• • • ● • • •

Aquele mês de junho de 1970 estava em plena Copa do Mundo. Todos os olhares se atentavam ao México, e, claro, Barbacena também. Desde o dia 2 daquele mês, vibrávamos com as vitórias da nossa seleção, começando com a derrota para o Brasil da Tchecoslováquia, seguida de Romênia, Inglaterra, Peru e Uruguai. Até que chegamos à final. Naquele 21 de junho, fomos Amora, Lucena, Justo e eu assistir ao jogo entre Brasil e Itália no televisor da Pizzaria Gino's. O palco seria o Estádio Asteca, na Cidade do México.

A tarde de Barbacena estava coberta pelo seu costumeiro céu azul-esverdeado e com algumas tiras que se amareleciam. Eram poucos os televisores em Barbacena, e daí as aglomerações em cima de cada um que se encontrasse. Por essa razão, a Gino's estava lotada. As pessoas se vestiam de verde e amarelo. Eu sentia a emoção em cada sorriso, em cada ansiedade, em cada um que fazia parte daquela festa. Era uma festa do tamanho de Barbacena, ou melhor, do tamanho do Brasil. Do tamanho do mundo.

Gino, o dono da pizzaria, estava feliz apesar de estar dividido. Afinal, ele era italiano, da Província de Bari. Logo depois da Segunda Guerra Mundial, fora para Roma e se tornara policial. Certa vez ofereceu ajuda a uma bela moça para colocar suas malas no bonde – uma brasileira, natural de Barbacena, em férias pela Itália. Encantou-se por aquela mulher e nunca mais a largou. Pediu demissão da polícia romana e viajou com ela até Barbacena, onde se casaram.

Rivelino cruzou e a bola procurou a cabeça de Pelé, que subira muito mais do que Burgnich. Gol!!! A emoção que perambulava em cada cantinho da Gino's de repente explodiu em milhões de estilhaços, que novamente explodiram dentro da gente. Gino não sabia se chorava ou se sorria. E logo depois, quando Boninsegna empatou, Gino não sabia se sorria ou se chorava. E as mesmas explosões das emoções se repetiram no segundo e no terceiro gols brasileiros. Já no finzinho do jogo, Pelé deslizou suavemente para o capitão Carlos Alberto, que venceu Albertosi e resultou em 4 x 1. Todos se abraçavam. Até o italiano Gino.

Mais do que felizes, regressamos à Escola.

A fase pós-Copa do Mundo transformou-se num período de ansiedade e expectativa, pois o tempo de Barbacena estava acabando. Todos nós da turma de 1968 iríamos, no início do ano seguinte, para Natal fazer o Curso de Formação de Pilotos Militares no CFPM (Centro de Formação de Pilotos Militares). Iríamos voar. Seria um ano de exercícios intensos de voo. Não teríamos outras disciplinas que não fosse o próprio avião e todos os assuntos relacionados a ele. Não teríamos mais aulas de Biologia, Química, Física e Filosofia.

Agora, todas as nossas conversas passaram a referir-se aos exames médicos que faríamos no mês de outubro. Seria mais uma seleção para saber quem estaria apto a seguir rumo a Natal.

O VOO PARA NATAL

Em outubro, como previsto, um ônibus da Aeronáutica partiu da EPCAR para o Rio de Janeiro levando os terceiranistas que fariam exames médicos no Hospital Central da Aeronáutica (HCA). Ficaríamos alojados na Base Aérea do Campo dos Afonsos.

Os dias de exames passaram mais rápido do que eu esperava. E eu os superei, ao contrário de vários de meus colegas.

De volta a Barbacena, voltamos ao nosso cotidiano, até que chegaram as férias de fim de ano. Tiradentes, a prata e as lojas chiques da Oscar Freire, as roupas e as ruas José Paulino e 25 de Março, e finalmente Mogi das Cruzes. Aproveitei o que pude, pois muito tempo se passaria até que eu pudesse rever meus amigos, já que Natal era muito distante.

No fim de janeiro, meus companheiros e eu embarcamos num avião Hércules para vencer os céus na direção do Nordeste. Depois de aparentes intermináveis horas, fomos avisados de que logo desceríamos no aeroporto da Base Aérea de Natal.

(O Comandante da Aeronave) — Meus cadetes, vamos dar umas voltas sobre Natal, a sua nova casa. Sintam Natal.

E Natal surgiu, de repente, a meus pés. O Hércules começou a fazer curvas sobre a região como se quisesse dar um abraço na Cidade Presépio. As praias com suas dunas de areias brancas encheram-me o olhar; o rio Potengi encontrava-se suavemente com o mar na boca da barra; um mar verdinho, como jamais vira igual. Eu estava simplesmente encantado, enfeitiçado até. Eu não sentia aquele encontro como um encontro, era muito mais um reencontro. Como se eu estivesse voltando para minha casa, mesmo sem nunca ter estado lá.

Mais uma volta, mais um abraço em torno da cidade e rumamos direto para o nosso pouso. Ainda olhei mais uma vez para as praias, que se afastavam lentamente, e pensei: *Esperem-me. Eu as verei bem de pertinho.*

CAPÍTULO 9

Os ensinamentos para o voo

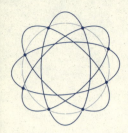

POUSANDO EM PARNAMIRIM

Realmente Barbacena era passado, mas as suas lembranças estavam gravadas em minha mente com absoluta clareza, um aprendizado fundamental.

Quando chegara à EPCAR, eu não passava de um jovem atormentado por demônios incansáveis numa luta sem trégua dentro de minha mente para que eu desistisse de tudo; um jovem que carregava consigo a impotência de não poder superar os seus dramas; que conseguira apenas uns pedaços de um saber fragilizado absorvido a duras penas (como o leitor acompanhou), nas ofertas possíveis de Guaxupé ou de Mogi das Cruzes; que chegara às portas da EPCAR ainda com os olhos abaixados pela baixa autoestima. No entanto, aquele garoto conseguira vislumbrar uma tênue chance de saciar a sua avidez de migrar do seu mundo árido de perspectiva para um mundo fértil de possibilidades. E conseguira. Em sua nova escola ele recebera a melhor educação com a qual uma criança podia ser agraciada no Brasil.

E ali, naquela forja pedagógica de rígida disciplina, de respeito à hierarquia, de comportamento militarizado, ele consolidara sua personalidade e seu caráter. Aquele menino que um dia ingressara na EPCAR, tão claudicante com suas fragilidades, ao sair daquele ambiente transformador convertera-se num homem que não temia mais o futuro, que estava preparado a ingressar em novo processo de mudança para ser um piloto militar.

O Hércules pousou na pista 16E da Base Aérea de Parnamirim, a 20 quilômetros de Natal. Quando desembarcamos da aeronave, entramos em forma e fomos recepcionados pelo Subcomandante Coronel-Aviador Clóvis de Athayde Bohrer do Centro de Formação de Pilotos Militares (CFPM). Um ônibus nos levou diretamente ao nosso alojamento, que expôs aos nossos olhos um estirão de mais de duzentas camas.

Depois de localizarmos nossas camas e armários e de acondicionarmos nossos apetrechos, deixamos o alojamento, entramos em forma e fomos para o rancho, e dali novamente para o alojamento. Às 22h ouviu-se o toque de silêncio. Aquela seria a primeira noite nossa em Natal. Adormecemos numa atmosfera de ansiedade que impregnava o nosso alojamento.

Às 6h acordamos ao som da corneta avisando a alvorada do nosso primeiro dia no verão da capital potiguar, chamando a todos para o primeiro rancho do dia; logo após, nos dirigimos para a cerimônia do hasteamento da bandeira.

Fomos ao almoxarifado, onde recebemos o nosso fardamento – os uniformes para uso de acordo com as ocasiões. A nossa turma foi dividida em esquadrilhas. Juntamente com os nossos uniformes recebemos os tão sonhados e elegantes macacões de voo, de cor laranja, com os quais passaríamos os dias de treinamento.

A RECEPÇÃO

Às 9h nos dirigimos para o auditório. Todos uniformizados. Lá na frente, sentados em cadeiras diante de um púlpito preparado para a recepção dos alunos, estavam alinhados, dentre os superiores do CFPM, o Subcomandante Coronel-Aviador Clóvis de Athayde Bohrer; o chefe do Departamento de Ensino, o Tenente-Coronel-Aviador Monclar Luiz de Miranda; o Major-Comandante do Esquadrão de Voo; o Major-Aviador José Elislande Baio de Barros, Comandante do Corpo de Alunos; e o Brigadeiro do ar Ismael da Motta Paes.

Havia um leve burburinho no salão do auditório que de pronto cessou logo que o Coronel Clóvis de Athayde tomou o microfone e com palavras objetivas nos deu as boas-vindas, falando sobre as nossas futuras atividades de aprendizado ali no CFPM. Em seguida, passou a palavra para o Brigadeiro Motta Paes. Aquele homem, para nós, alunos-aviadores, era simplesmente um mito da aviação de combate. O nosso exemplo maior. E ele surgiu ali diante de nós, alto e de tez morena, com o seu cabelo curto e repartido de lado, um bigode educado que parecia dar-lhe mais autoridade e uma saudável serenidade que nos repassava uma calma necessária.

Motta Paes havia combatido na Segunda Guerra Mundial e fora abatido em combate pela artilharia antiaérea alemã no ano de 1944. Capturado pelos alemães, foi libertado ao término da guerra de um campo de prisioneiros. E eu, o aluno-aviador 050, estava ali diante daquele herói prestes a ouvir suas palavras.

O Brigadeiro nos saudou dando-nos as boas-vindas. Depois dos elogios por termos passado pelas inúmeras seleções e provações desde os exames para a EPCAR e chegado até ali, ele dissertou sobre o que nos esperava nos treinamentos do CFPM e disse que ao fim daquele curso estaríamos preparados para atuar como pilotos de aviões de combate. E que, entre os seus requerimentos, destacava-se a necessidade da coragem, da disponibilidade, da determinação e do espírito de grupo.

Até hoje ainda guardo suas palavras, pois ele enfatizou sobre a viga mestra que sustenta toda a arquitetura da aviação: a Doutrina de Voo. Todo piloto deveria segui-la. Se em Barbacena incorporamos a Doutrina Militar, a partir do CFPM seria a vez da Doutrina de Voo, a qual fundamenta-se na necessidade de garantir a segurança do piloto, da aeronave e do meio ambiente, com base, acima de tudo, na atitude pessoal preventiva. E, para prevenir, vários são os dogmas que a constituem, a exemplo do atendimento incondicional aos ditames do líder (em terra ou no ar); em nenhuma hipótese uma orientação ou uma ordem de um líder deveria ser contrariada.

Após discorrer sobre aquele preceito, ele finalizou suas palavras ensinando outro ponto fundamental da Doutrina aos seus atentos alunos-aviadores e apostolou sobre a tolerância zero para os erros – um dos seus princípios pétreos.

A LEI DE MURPHY

Motta Paes determinou que a partir daquele instante iríamos proceder nas nossas atividades com um rigor absoluto em relação à nossa segurança e à segurança de uma aeronave. Daí que os protocolos e os manuais deveriam ser seguidos à risca em todos os momentos relativos a um voo. Absolutamente todos e sempre. Não havia lugar para erros. E, para alicerçar aquela obrigatoriedade, o nosso Comandante nos informou de que aquele preceito estava fundamentado numa lei estabelecida pelo Capitão da Força Aérea Norte-Americana, Edward Murphy, a qual ficou conhecida como Lei de Murphy.

Murphy fora o engenheiro responsável pela invenção de um equipamento que tinha a função de registrar os batimentos cardíacos e a respiração de pilotos sob efeitos de desaceleração rápida em aeronaves. Para a realização dos testes, o equipamento havia sido instalado por um técnico, mas ocorreu uma avaria. Chamado para consertar o defeito, Murphy constatou que a instalação se dera de maneira errada. Em razão desse episódio, o engenheiro elaborou a sua lei (em 1949) que determina o seguinte: *se alguma coisa tem a mais remota chance de dar errado, certamente dará.*

A Doutrina de Voo não seria apenas uma obrigação nas nossas atividades aeronáuticas, mas, igualmente, na nossa própria vida.

A AERODINÂMICA DO VOO

Eu vou falar ao leitor sobre a minha formação de piloto para mostrar-lhe a sua complexidade e como a enfrentei, apesar de meus sofrimentos psíquicos, e também para comprovar a relevância de funções psíquicas como o hábito, o hiperfoco e a intuição para tal atividade, igualmente importantes na estruturação de minha própria vida futura.

As aulas iniciaram-se e a primeira instrução que recebemos foi sobre a **aerodinâmica do voo** e a razão pela qual um avião consegue voar. Na verdade, já tínhamos recebido as noções sobre o tema ainda na EPCAR, durante as aulas de Física.

Além do perfil aerodinâmico da asa, o instrutor enfatizava a importância crucial das estruturas móveis, essenciais aos voos, como os **ailerons**, os **flapes**, os **profundores** e o **leme de direção**.

O MANUAL DO AVIÃO (T-23)

Todas as instruções sobre o T-23 (que apelidaríamos como Zarapa) teriam por base o Manual do Avião, o qual continha as detalhadas informações sobre: o seu motor e seus instrumentos, o trem de pouso triciclo fixo, a hélice, o nariz, a fuselagem, a empenagem, as asas, o painel de instrumentos, o compensador, as manetes, os sistemas elétrico, de freios, de iluminação, os equipamentos de emergência e auxiliares. Sobre tudo. Os instrutores explicitavam aquilo em aulas teóricas e práticas. E tudo aquilo eu tinha de empacotar e guardar na minha mente.

À noite, depois de nosso recolhimento, eu mergulhava naquele Manual, naquele mar de novos conhecimentos; lendo e relendo o Uirapuru. Aquela aprendizagem pouco a pouco impregnava-se em mim. E eu continuava usando cada pedacinho de noite que podia, perseverantemente, para que nenhuma explanação dada pudesse fugir-me. Além de absorver as instruções nas salas de aula, adquirimos o hábito de frequentar os próprios aviões, hábito que nos fez criar a expressão *vamos à nacele*, aos estudos realizados nas aeronaves. Na verdade, eu precisava transformar todas aquelas instruções no hábito de voar. Para isso, porém, necessitaria de foco. Aliás, de um hiperfoco.

O HIPERFOCO

Os detentores de TDAH têm essa visão amplificada e uma maior quantidade de pensamentos alternativos para soluções. No entanto, eu bem sabia que essas qualidades solitárias não bastavam para o sucesso de minha formação. Eu, porém, possuía a qualidade do hiperfoco, a qual seria uma variável determinante no processo da formação de um piloto militar.

Como disse a psicóloga Ana Beatriz Silva,[1] contudo, "falar em **hiperfoco** para pessoas com esse distúrbio parece até esquisito, visto que elas possuiriam o sintoma da instabilidade de atenção", sintoma este não contemplado por meu distúrbio.

> **ESTRUTURAS MÓVEIS DA AERONAVE**
>
> Conforme retratado na figura a seguir, os **ailerons** têm a função de girar a aeronave em volta de seu nariz, tornando-a apta a executar curvas, movimento esse conhecido por **rolamento**. Os **flapes** são superfícies móveis do avião, as quais consistem em abas localizadas na parte posterior das asas; quando abaixados, aumentam a sustentação e o arrasto diminuindo a velocidade. Os **profundores** são responsáveis por baixar ou subir o nariz. O **leme de direção** controla os movimentos em torno do eixo vertical. O **trem de pouso triciclo**, por sua vez, é um tipo de trem de pouso de aeronave, organizado em um estilo triciclo, com uma única roda de nariz e duas ou mais rodas principais pouco atrás do centro de gravidade. Essa estrutura torna o avião com maior maneabilidade para decolar, pousar e taxiar. Por essa razão, é uma ótima aeronave para a prática da pilotagem. A **empenagem** é a estrutura localizada na região traseira responsável pela estabilidade longitudinal e direcional do avião, constituída pela parte terminal da fuselagem e pelos estabilizadores vertical e horizontal.

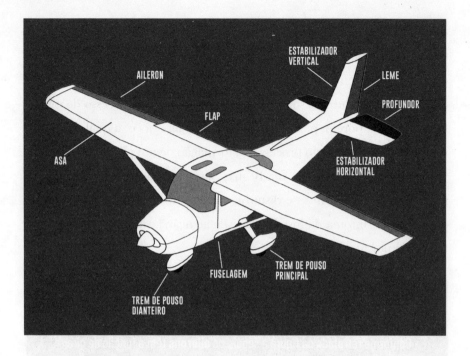

INSTRUÇÕES PARA O VOO

Após terminadas as instruções sobre o Zarapa e realizadas as respectivas avaliações, iniciamos aquelas referentes aos voos. Recebemos os manuais sobre as especificidades dos voos, cujas instruções atendiam a uma progressão de conhecimentos.

Fomos treinados a respeito da entrada e saída de tráfego; condições emergenciais para pousos forçados, panes nos sistemas elétrico, de combustível e de controles de voo, entre outras; manobras aéreas, decolagens, pousos e arremetidas; curvas em diferentes graus; condições de parafuso e estol (quando o avião perde a sustentação), e como delas sair. E ainda fomos instruídos a respeito de saltos de paraquedas como preparação para o abandono do avião numa situação de alto risco.

MEU PRIMEIRO VOO

Em março de 1971, eu me achava apto a executar meu primeiro voo, um voo da fase *pré-solo*, o PS 01 (voo com instrutor, antes de pilotar sozinho, ou *solo*). Seriam onze missões, de PS 01 a PS 11 – este último, um pré-solo de checagem, de avaliação final, no qual o *checador* apenas observava nosso desempenho e dava o seu veredicto sobre a possibilidade de seguirmos adiante ou não.

Passava e repassava mentalmente todo o meu aprendizado. Na véspera do meu primeiro voo, resolvi me antecipar e ocupei mais intensamente toda a minha mente com um ensaio imaginário de preparação para voar.

No dia seguinte, depois de ter vestido o meu macacão e pegado o capacete, pus o meu cachecol azul e fui de mãos dadas com a inquietude para a sala de briefing. Num grande quadro branco de avisos, em cartelas coloridas de acordo com a cor dos esquadrões, observei a relação de alunos e seus respectivos instrutores. E lá estava no quadro o Tenente José Luiz como meu instrutor, e eu ao seu lado, o aluno-aviador De Paula. O Tenente saiu da sala de instrutores e veio ao meu encontro. Era um pouco mais velho do que eu, mas seu espesso bigode fazia-o aparentar ter mais idade.

(**O Tenente**) — De Paula, sou o seu instrutor, Tenente José Luiz. Vamos começar sua vida de piloto.

O briefing correspondia a um protocolo obrigatório a ser seguido, em que todas as instruções referentes àquele voo eram explicitadas pelo instrutor. Durante uma hora fui questionado e orientado sobre cada movimento que faríamos naquele meu primeiro voo.

(**O Tenente**) — De Paula, estudei o seu dossiê e vi que você tem se revelado um bom aluno, com boas notas nas avaliações e com boas condutas. Portanto, está preparado para fazer o seu PS 01. Sobre a aeronave e os voos, você já deve estar muito bem familiarizado, tanto por meio dos seus manuais como pelas instruções recebidas. Mas agora vamos colocar em prática os seus conhecimentos.

O Tenente me deixou bem à vontade, mas sem deixar de ser incisivo em seus balizamentos. Perguntou sobre alguns setores essenciais da aeronave e continuou o nosso briefing. Questionou-me, entre outras coisas, sobre situações de estol e parafuso e como eu agiria para delas sair, sobre algumas manobras básicas e, por fim, concluiu:

(**O Tenente**) — De Paula, neste seu PS 01 minha intenção é que você estreite a sua relação com o Zarapa. Quero que você sinta o avião. O nosso planejamento inclui, além da decolagem, pouso e arremetida, a feitura de curva de 30 graus, coordenações e compensações, entrada e saída de tráfego e as manobras do **oito preguiçoso** e do **chandelle**. Demonstrarei também o **estol** e o **parafuso**. Você tem pleno conhecimento de tudo o que lhe falei?

(**Aluno-piloto De Paula**) — Tenho, sim, senhor.

(**O Tenente**) — OK. Vamos para a aeronave.

Passamos na sala de instrumentos e ele pegou o seu capacete. Enquanto caminhávamos, comecei a ouvir aqueles gritos e repetidos tilintares de copos. Olhei ao redor, mas vi apenas o movimento rotineiro da Base. No entanto, eu continuava a ouvi-los. Então, entendi que aqueles sons surreais vinham dos recantos longínquos da minha mente.

— Vai, Paulinho! Quero ver você voar! — gritava em coro aquela turma toda em frente ao bar O Palhaço: Zé Bandeira, Pardal, Aristeu, Marquinho Mau-Mau.

— Tá mais bonito agora, nesse macacão de piloto! — alvoroçava-se Célia Tanigushi.

— Me leva com você, Paulinho! Também quero ir pro céu! — pedia Heloise Bouqueaut.

Levantei os olhos e lá do alto ouvi outra algazarra descendo do Clube Itapety.

— Paulinho! Não deixe de passar aqui em cima! Olha quem também está aqui pra ver você voar — avisava Vendramini.

Acenavam-me, com os copos nas mãos, Joaquim da Rigg, Doca, Otávio Moreira e Coquinho. Meus amigos de Mogi vieram assistir ao meu primeiro voo. Que bom que eles estavam ali, pois era o que eu mais queria mesmo.

Vários aviões decolavam e aterrissavam recrudescendo rugidos, porém entre eles ainda pude ouvir o som cadenciado da fanfarra do Padre Melo, como se quisesse deixar cerimonioso aquele momento. O momento em que definitivamente eu deixaria na Terra, enquanto subia aos céus, os últimos resquícios do ainda menino que chegara de Barbacena, se é que existiam vestígios sobreviventes.

(**O Tenente**) — De Paula!

Olhei para o Tenente.

(**O Tenente**) — Você está bem? Eu o chamei duas vezes. Parecia que estava voando.

Apenas sorri e disse que estava tudo bem, sim. Deixara para trás a algazarra da minha turma. Chegamos ao nosso Zarapa e cumprimos o nosso briefing.

Na cabine, depois de ajustados os assentos e bem instalados, chequei os instrumentos conforme as instruções. Cada movimento realizado de acordo com o nosso briefing.

Quando alinhamos com a faixa central da pista, enquanto a hélice girava enlouquecida, e seu zunido fundia-se com o ronco do motor, a voz do Tenente chegou até os meus fones tão estranha, tão esquisita, mas tão perfeita para mim.

(**O Tenente**) — Vamos para o seu PS 01. Pronto para decolar?

Havia muito que eu estava pronto. O Zarapa aumentava a velocidade, deixando para trás as marcas da pista e o verde da vegetação em seu entorno. O manche foi movido levemente para trás e o nariz levantou-se. Eu acompanhava tudo com atenção concentrada. Nivelou as asas, recolheu os flapes e iniciou uma curva à esquerda. Manteve a velocidade, nariz no horizonte. Usou o compensador para reduzir a força no manche.

O VOO

Eu estava voando! O sonho materializara-se. Quanto mais eu subia, menores ficavam as coisas na Terra. No entanto, crescia o mar diante do meu olhar; um mar de várias tonalidades diferentes. Praia do Meio, Praia do Forte, Redinha, Genipabu, Barra do Rio, Pitangui.

Eu estava presente, estava naquele **agora**, não existiam passado nem futuro. Eu era apenas feliz. Eu me tornara aquele pássaro de metal, a minha mente de piloto fundira-se com o organismo inorgânico do Zarapa, que continuava a subir. O som uno e troante do motor e da hélice fazia vibrar todas as coisas dentro de mim.

O voo prosseguia.

(**O Tenente**) — De Paula, observe sempre o horizonte. Ele será o seu guia permanentemente. Todo movimento seu na aeronave vai depender dele. Veja, De Paula, que ele não estará apenas à sua frente, estará ao seu redor, numa circunferência completa de 360 graus. Se baixar ou subir o nariz do avião, ou mesmo se ele estiver nivelado, o horizonte é que lhe dará seu posicionamento no espaço.

Confesso a você que aqueles ensinamentos do Tenente Zé Luiz naquele meu primeiro voo, eu os trouxe comigo pela minha existência. Sequestrei o horizonte dos aviões e o transformei no norte de minha vida. Nunca mais deixei de olhar para o horizonte que me circundava como um balizamento de todas as minhas ações.

AS MANOBRAS

Conforme o briefing, as primeiras manobras que faríamos em nosso quadrante seriam as curvas, manter o Zarapa reto e nivelado, as coordenações e as devidas compensações requeridas pela aeronave.

As manobras de coordenação objetivavam que eu me familiarizasse com o equipamento e sentisse quão sensíveis eram os comandos da aeronave na execução de curvas. Para realizá-las, escolhia-se um ponto de referência no solo e nele se mantinha o nariz da aeronave com o voo nivelado e compensado. Para sua execução, aplicavam-se o leme e o aileron para um lado até que se atingisse a inclinação planejada para a curva de 30 graus. Essa manobra foi repetida, e ele entregava-me a aeronave para que eu mesmo a realizasse.

Cada movimento de manche, cada movimento de um aileron, cada afundamento de um pedal, cada movimento sutil do pequeno leme, cada pedacinho daquele céu digerido pelo Zarapa criava em mim uma emoção que jamais eu poderia descrever.

Estava fazendo meu primeiro voo e sentia que valera a pena todos os sofrimentos pelos quais passara.

O Tenente Zé Luiz demonstrou as manobras previstas para que eu observasse e as repetisse. Enquanto voávamos, certamente ele fazia suas avaliações sobre o meu comportamento, mas confesso que estava em minha praia, sentia-me muito bem e feliz. E esses sentimentos deviam estar entornando para o exterior, pois ele não demonstrava nenhum sintoma de preocupação. De repente, ele me avisou:

(**O Tenente**) — Hora de voltar.

(**Aluno-piloto De Paula**) — OK.

O POUSO E A ARREMETIDA

Quando nos aproximamos da pista 16E, ele observou os procedimentos de descida. Chegamos aos poucos utilizando um jogo sutil de movimentos de instrumentos e controle de velocidade. Fomos nos aproximando da pista como se o Zarapa estivesse voando sobre uma rampa de descida. E descemos nessa rampa invisível. A pista, antes tão estreitinha, agora rapidamente agigantava-se diante de meus olhos. Faríamos o pouso e arremeteríamos.

Reduziu o motor e manteve a velocidade final. Usava o manche e os pedais em movimentos exatos para nivelar as asas e manter o alinhamento da pista. Puxou o manche com suavidade para trás e o nariz empinou-se. Os pneus sob as asas tocaram o solo e o Zarapa correu pelo chão com a bequilha ainda levantada por um bom pedaço. Apenas levou a manete toda à frente e soltou o manche. O Zarapa ergueu-se no ar e contornamos a pista. Após repetir as manobras de arremetidas por três vezes, procedeu o pouso final mirando-se no ponto de toque, mantendo o eixo da pista com pedal e manche e o controle da velocidade apenas com o motor. Recolhidos os flapes, aplicou o freio de estacionamento, cortou a mistura e desligou os magnetos. Vieram os companheiros Nogueira e Gonçalves receber-nos, e registramos em fotografia aquele momento único em minha vida.

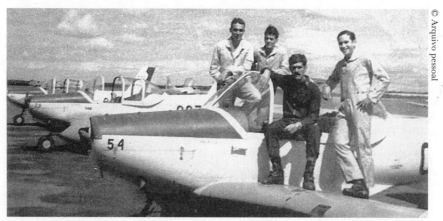

Tenente José Luiz, de macacão escuro, e, da esquerda para a direita, os alunos-aviadores do CFPM: Nogueira, De Paula e Gonçalves.

Fomos conversando até a sala de briefing, pois faríamos o debriefing – isto é, as considerações finais do voo – daquela minha primeira missão, quando o Tenente analisaria o voo e apontaria eventuais erros, acertos e qualquer movimento que poderia ser aperfeiçoado.

E ali, diante dele, com o meu capacete na mão, ouvi seus comentários e recomendações.

(O Tenente) — De Paula, você se saiu bem em seu PS 01. Depois de amanhã, executaremos a sua segunda missão. O nosso curso tem como característica o aprendizado progressivo, por isso os exercícios crescem em complexidade a cada missão. Hoje fizemos curva de 30 graus, depois de amanhã você executará essa mesma curva e me acompanhará em curvas de 60 e 90 graus. Mas, De Paula, sua avaliação será apenas com relação à execução da manobra que aprendeu no PS anterior.

Eu entendera perfeitamente. E sabia também que as avaliações eram rigorosas. Não haveria complacência, pois a tolerância sobre erros era zero. Por essa razão, em caso de reprovação numa missão, o aluno-aviador recebia uma ficha rosa, três dessas fichas resultavam em estar diante do Conselho de Voo. Aí então o aluno poderia continuar ou não no curso.

· · · ● · · ·

Agora tínhamos a liberdade em todos os fins de semana. E assim saíamos da Base de Parnamirim no Papa-Fila, um ônibus imenso, uma espécie de semirreboque adaptado e puxado por um cavalo-mecânico, rumo à capital, onde invadíamos as suas praias, os seus cinemas, os seus bares, os seus clubes, preferencialmente o ABC, o América e o Aeroclube. A Praia do Forte era a nossa predileta, porque ali concentravam-se as garotas da cidade. Ali eu transbordava toda a alegria de um jovem de 20 anos. Tinha uma vida tão intensa de atividades que a minha mente consciente não permitia a presença de pensamentos ruminantes de minha mente inconsciente.

No entanto, depois que o Papa-Fila nos deixava na cidade, ficávamos por nossa conta e surgia a dificuldade de nos locomovermos para os lugares que queríamos frequentar. Diante dessa dificuldade, logo procurei uma maneira melhor de ir e vir. Pelo menos para que fôssemos às praias. Com a parceria de meus colegas e sócios Negri, Chifler, Curumim, Rivaldo e Matoso, comprei uma velha caminhonete. Aquela geringonça, apesar de feia e não ter capacidade de fazer um trajeto maior que aquele de andar da Rampa (às margens do rio Potengi) à Praia do Forte, serviu perfeitamente aos nossos propósitos para as andanças de finais de semanas.

O VOO DA CHECAGEM

E finalmente chegamos à última missão: o voo PS 11, o voo em que eu seria checado sobre o meu desempenho.

Finzinho de maio. E ali estava a pista 16E aproximando-se, aumentando de tamanho até tomar a sua própria dimensão natural. Deslizamos pela rampa invisível da descida e quando a bequilha tocou no chão o Zarapa avançou pelo asfalto até parar bem próximo à torre. Terminara meu PS 11. Durante aquele voo de checagem, o Tenente Santa Clara, o meu checador, nada dissera. Apenas pedira para que eu fizesse essa ou aquela manobra. Apenas observara.

Ele abriu a carlinga e saltou. Saltei junto e ali mesmo ele se dirigiu a mim:
— Você está preparado. Agora, você está solo. Suba nesse Zarapa e vá embora.

Apertei sua mão e retornei à aeronave. Ajustei o altímetro e liguei a aeronave. Taxiei até a pista E. O Zarapa correu sobre a faixa branca e alçou voo. Fiz uma curva para a esquerda e saí voando rumo aos mares do norte. Logo as praias surgiram à minha frente. Voava enquanto ria. Um riso completamente azul-marinho de tanto mar à frente.

Eu ria naquele mar de céu porque estava feliz, porque sabia que, enquanto estivesse hiperfocado nos estudos dos manuais, nas visitas à nacele e no emaranhado de todos aqueles instrumentos à minha frente, não abriria brechas para pensamentos negativos se esgueirarem da minha mente inconsciente, fazendo-me infeliz. Ali em meu quadrante, exatamente sobre a Praia de Pitangui, comecei a executar as manobras que aprendera: as curvas, o oito preguiçoso, o chandelle. Enquanto eu estava manobrando o Zarapa e quase ficando de ponta-cabeça, as dunas de areias brancas que cobriam a terra lá embaixo de repente mudavam de posição e se transformavam num imenso céu branco sob meu olhar extasiado com aquilo tudo. Sem me esquecer dos ensinamentos do Tenente Zé Luiz, todos os meus movimentos alicerçavam-se no horizonte a envolver-me – aquele parceiro para a minha vida inteira.

Como se fizera aquela magia de transportar-me da charrete sacolejante de João Embrízio, em Guaxupé, para aquela aeronave que se contorcia sobre Pitangui, em tão pouco tempo? Quais desígnios levaram aquele menino, que pilotava uma charrete para entregar carne por toda Guaxupé, a pilotar agora um avião militar? No entanto, aquela talvez não fosse a questão principal que povoava as azinhagas de minha mente. Por exemplo, não entendia por que aquela praia coberta com lençóis arenosos tão especialmente tanto me atraía. Era como se sentisse uma intuição impelindo-me para aquele pedaço de costa. Esperaria que a continuidade da vida pudesse me dar uma resposta.

Agora, porém, era hora de deixar o céu e descer à terra.

Naquele mesmo dia, à tarde, todos os que voaram solo entraram em forma. Ali, perfilados, esperávamos alguns discursos em virtude da finalização daquela parte dos treinamentos. No entanto, veio um carro de bombeiro e estacionou próximo de onde estávamos. De repente os bombeiros apontaram as mangueiras para nós e nos deram um refrescante banho de batismo.

OUTROS VOOS

Iniciei as instruções com os voos de navegação, voos em ala e novas manobras.

Nos voos de navegação, passamos a viajar para cidades distantes, no âmbito de alcance da aeronave. Eram os treinamentos de voos visuais e por instrumentos. Somaram-se a esses treinamentos os voos em ala, que consistiam na formação de duas (um elemento) ou quatro aeronaves voando próximas umas das outras, desenvolvendo a mesma velocidade, sob a liderança de um instrutor.

As missões estavam chegando ao seu fim, e um combate aéreo simulado coroaria a nossa formação de piloto.

O BREVÊ DA MEIA-ASA

Quando o aluno-aviador completa o seu curso de aviação, recebe o seu **brevê**, um título que atesta a sua capacidade de voar, que lhe dá permissão para pilotar aeronaves, simbolizado na Aeronáutica por um distintivo metálico em forma de **uma asa**. Como eu cumprira a metade de meu curso, fora agraciado com um distintivo no feitio de **meia-asa**; eu receberia a asa completa no fim do ano, no término do curso. Aquela meia-asa, porém, não representava para mim um meio-tempo, mas o tempo inteiro que eu gastara para chegar ali e recebê-la.

Naquele momento solene, eu realmente recebia o reconhecimento pelo sucesso de meus esforços, mas apenas aqueles exteriorizados. Nenhum dos meus colegas ou quaisquer dos presentes sequer desconfiavam que aquele reconhecimento também contemplava os meus esforços interiores, aqueles que se arregimentavam contra os arquivos da minha mente.

E enquanto o distintivo alado era posto em meu peito, eu fixava o olhar naquele grupo evanescente que se posicionava defronte aos espectadores presentes. Em minha mente, eu conseguia reconhecer Pai Sebastião, meus irmãos e Mãe Eliza, que me aplaudiam com palmas inaudíveis.

— Como vocês chegaram aqui? — perguntei.

— De avião, ora. Você nos trouxe, não lembra? — disse Mãe Eliza, toda contente.

— Assim, um pouco — respondi baixinho para não atrapalhar a cerimônia.

— Você está muito elegante nesse seu uniforme, parece um príncipe — ela elogiou.

Creio que ruborizei, pois todos eles riram muito.

— Estou muito feliz por você. Todos nós estamos. Eu bem sabia que você conseguiria.

— É, a senhora sempre acreditou. Vocês virão para a entrega da asa?

— Sempre estaremos com você.

O Comandante parabenizou-me e apertou minha mão. Quando os procurei novamente, eles não estavam mais lá. Tinham retornado a Mogi das Cruzes.

CAPÍTULO 10

A era do jato

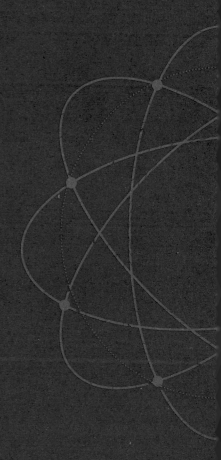

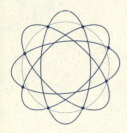

O HÁBITO DE VOAR

Desde o tempo de Barbacena, quando soube que voaria num avião a jato T-37, busquei informações sobre aquela aeronave. Aprendera que não havia nada mais avançado em termos de treinamento, e que os pilotos norte-americanos foram os primeiros a utilizá-los e continuavam utilizando-os na USAFA (Academia da Força Aérea Norte-Americana). Era um modelo* fabricado pela Cessna Aircraft Company, e aquela seria a minha nova aeronave de treinamento, cujas instruções haviam se iniciado.

O SUCESSOR DO ZARAPA

A mesma pedagogia empregada para as instruções relativas ao Zarapa ocorreria para com o T-37. Recebemos, igualmente, o Manual do Avião contendo todas as informações sobre aquele modelo: seu novo trem de pouso retrátil; seus motores; a fuselagem; as asas; a empenagem; seu novo painel; seus instrumentos de voo mais tecnológicos; seus sistemas elétrico, hidráulico, de iluminação, de freios; seus equipamentos de emergência e auxiliares. E, da mesma forma, tudo sobre aquele avião era ensinado por meio de aulas teóricas e práticas (nos laboratórios, os motores e os sistemas eram dissecados e gincanas eram realizadas para avaliação de nosso aprendizado).

---

* O T-37 é um avião com dois motores turbojatos Continental J69-T-25, com 1.025 libras de empuxo. Tem um comprimento de 8,93 metros, uma envergadura de 10,30 metros e uma altura de 2,80 metros. O seu alcance estende-se a 1.500 quilômetros.

Aprendemos que, diferentemente do Zarapa, um avião à hélice e semiacrobático, o T-37 era uma aeronave movida a dois motores turbojatos com a capacidade de realizar todas as manobras acrobáticas alcançando velocidade superior a 600 quilômetros por hora. Além disso, seus assentos eram ejetáveis, podendo ser acionados numa situação de emergência. Enquanto o Zarapa podia atingir uma altitude da ordem de 6 mil pés (1.800 metros), o T-37 voava um pouco acima de 10 mil pés (3 mil metros).

— Vocês têm de ter consciência absoluta de que este avião não é mais um simples T-23, um Zarapa — alertava o instrutor. — Ele foi construído para atuar em combate. Os norte-americanos o usaram nas guerras da Coreia e do Vietnã.

Fomos instruídos sobre tudo que dizia respeito ao T-37 em poucas semanas, mas intensas.

Agora imagine, o leitor, como estariam as mentes daqueles garotões de 20 anos que pilotariam logo, logo, uma máquina tão poderosa como aquela. E, evidentemente, todos sentiam o peso da responsabilidade em pilotá-la, a responsabilidade de não cometer erros. Como disse o Brigadeiro Motta Paes, tolerância zero para erros. Por conta disso, aquelas instruções eram por mim absorvidas como por osmose, entravam em meu EU e ali ficavam aninhadas, escarafunchavam cada cantinho de meu cérebro buscando um nicho para aninhar-se.

Após a última avaliação sobre a parte física do avião, as instruções subsequentes seriam a respeito dos voos pré-solo.

INSTRUÇÕES SOBRE OS VOOS

Todo o nosso aprendizado sobre os voos pré-solo seria, a partir daquele momento, obtido por meio das instruções dadas nas salas de aula e em visitas ao próprio avião. Sempre em terra. E como material auxiliar recebemos manuais referentes às instruções de voos no T-37, as quais também contemplavam conhecimentos progressivos, que se acumulavam a cada missão.

Estudamos os processos referentes à decolagem, ao voo, à arremetida, ao pouso; aprendemos sobre as manobras aéreas das curvas, de estol, de parafuso, de loop, da velocidade de entrada e saída das manobras, entre outras. Fomos à exaustão repetindo os movimentos de emergência, de soluções para eventualidades de panes nas mais diversas circunstâncias, incluindo casos de dano irreparável com a fuga pela ejeção dos assentos.

O BRIEFING

Enquanto com o Zarapa realizei onze missões, com o T-37 cumpriria cinco (PS 01 a PS 05). O último PS seria um voo de checagem. Agora não seria mais uma questão de aprender a voar. Isso eu já sabia. A questão seria um rápido processo de adaptação à nova aeronave. Era como sair de um carro de passeio e dirigir um utilizado em Fórmula 1. A partir dali, seriam necessários apenas treinos, treinos e treinos para que eu transformasse em hábito as sutilezas do voo naquele avião.

Fiquei feliz em saber que o Tenente Zé Luiz seria novamente meu instrutor naquele meu primeiro voo, meu PS 01 no T-37. Peguei o meu capacete com a máscara de oxigênio e dirigi-me à sala de briefing. Exatamente às 8h, encontrei-me com o Tenente José Luiz, e ele iniciou o nosso briefing.

(Tenente Zé Luiz) — De Paula, novamente vou ser o seu instrutor. Agora no T-37. Esse avião é bem diferente do Zarapa. Vou ter de repetir alguns dos conhecimentos que você já adquiriu, mas é necessário. Conforme você já constatou nas instruções que recebeu e nos estudos que fez, ele continua com um trem de aterragem triciclo, só que é retrátil. É um avião que possui condições de realizar a totalidade dos voos acrobáticos e em altas velocidades. Os seus assentos são ejetáveis e podem ser acionados numa situação de emergência. Nesse seu PS 01, você sentirá a aeronave, a diferença de velocidade, a facilidade de manejo de vários instrumentos mais modernos. Mas os requerimentos básicos de voo são os mesmos. Vou lhe fazer uns questionamentos sobre situações de emergência e depois faremos nosso briefing.

Eram 9h quando rumamos para a nossa aeronave. Minha vontade de voar aumentou ainda mais e aceleramos o passo.

Acomodei-me na cabine.

MEU PRIMEIRO VOO A JATO

Após os procedimentos iniciais, de acordo com o protocolo, estávamos na pista para a decolagem. O rugido do avião ecoava pela Base inteira. Aquele momento, de alguma maneira, levava-me de volta àquele menino de Guaxupé. Queria ver o seu rosto vendo-me assim sem rosto, com aquela máscara, com aquele traje de aviador. Certamente ele me diria:

(**O Menino de Guaxupé**) — Eu sei que é você aí dentro dessa fantasia. E você vai voar mesmo?

(**Aluno-Aviador De Paula**) — Vou. Quer ir comigo?

(**O Menino de Guaxupé**) — Quero, sim. Sempre quis voar feito passarinho. Mas agora não posso, tenho de engraxar uns sapatos. Venha me buscar outro dia.

(**Aluno-Aviador De Paula**) — Eu lhe prometo que venho. Você vai ver os céus mais azuis de todos os céus.

(**O Menino de Guaxupé**) — Mais que os de Guaxupé?

(**Aluno-Aviador De Paula**) — Muito mais.

O Tenente tirou o freio e lá na frente, enquanto a pista passava velozmente por nós, alçou a bequilha do solo. Levantou o trem de pouso e começou a fazer uma curva para a esquerda. Eu estava em pleno espaço treinando voar num avião a jato.

Em nosso quadrante realizamos curvas e algumas manobras fundamentais do treinamento. Quase no fim, o Tenente realizou um loop e o repetiu algumas vezes, até que entregou-me a aeronave para que eu fizesse aquela manobra, e eu apenas disse:

— Tá comigo.

Eu continha a emoção com um custo imenso. Naquele momento, estava em minhas mãos um avião a jato.

Voava em voo normal enquanto lá em terra passavam velozmente as franjas de praias e os lençóis de dunas. Subitamente, puxei o manche para mim e subi tão rápido rumo ao céu que alguém lá embaixo deve ter pensado que eu ia rasgar aquela seda tão azulzinha. Subia e subia progressivamente num trajeto vertical, mas circular, imitando um laço. De repente, ao descer do cimo da montanha invisível, com o dorso para cima, comecei a ver pela primeira vez o meu horizonte de cabeça para baixo. E lá embaixo estava novamente o céu branco de dunas que eu admirara no meu primeiro voo solo com o Zarapa. E vinha ele ao meu encontro em velocidade enlouquecida, pois eu aumentara a inclinação com relação ao solo até a inversão do voo. Desci num mergulho alucinante até que a mudança de tom do rugido das turbinas avisou que a aeronave retornara à condição de voo normal. E assim terminara o meu loop e eu passava o comando do jato para o meu instrutor, que devia estar sorrindo por trás de sua máscara que refletia a minha.

(**Tenente Zé Luiz**) — Vamos para casa.

Já sobre o Forte dos Reis Magos, o Tenente Zé Luiz fez contato com a torre sobre nossa aproximação.

Enquadramos a pista a 1.200 pés de altura e em seu meio fizemos uma curva para a esquerda, nivelada, de 180 graus (*piloff*), terminando na perna com o vento. Baixou-se o flap, acionou-se o trem de pouso e entramos na curva base (descendente), terminando-a a 300 pés aproados para a pista. Logo depois arremetemos para novamente pousar e repetimos as manobras algumas vezes.

Nem sempre, no entanto, seria o Tenente Zé Luiz o meu instrutor nos pré-voos seguintes. Outros oficiais instrutores estariam comigo.

O HÁBITO DE VOAR

Os movimentos para pilotar o Zarapa findaram por serem tão automáticos que se transformaram num hábito. E, novamente, os nossos treinamentos ininterruptos para pilotar um jato criariam em nós novos hábitos, os quais deveriam ser exercidos nas situações de voo em que fossem requeridos.

As visitas feitas à nacele do T-37 para aprimorar o aprendizado dos treinamentos eram tão constantes que se tornaram um hábito positivo, pois ele me levava a uma condição em que o domínio dos controles deveria estar cimentado em minha mente inconsciente. E ali naquela cabine eu realizava os meus voos mentais.

Não deveria sentir a aeronave como uma máquina que eu precisasse manobrar, ela teria de ser tão somente um prolongamento do meu próprio corpo. Sua estrutura inorgânica deveria fundir-se com a minha condição orgânica, porém não posso dizer que simplesmente eu me transformaria num pássaro biônico. Certamente, porém, por conta da força do hábito adquirido, assimilaria os seus comportamentos.

Um pássaro não pensa como vai voar, ele apenas se impulsiona e voa, pois todas as informações de que necessita para efetuar o voo estão impregnadas em seu cérebro por meio de um aprendizado milenar. A natureza dotou-lhe de um corpo aerodinâmico, um esqueleto e músculos adaptados[1] – e, evidentemente, de asas. Os conhecimentos guardados no cérebro do pássaro fazem-no utilizar as asas como um propulsor e como um aerofólio, dando-lhe a sustentação necessária para manter-se flutuando no espaço. Ele movimenta suas penas fazendo-as funcionar como flapes, slats, ailerons, profundores e leme. E faz uso delas até como um instrumento sensorial, como as do peito, que detectam alterações na velocidade e na direção das correntes de ar. No entanto, em nenhum momento pensa antecipadamente nos movimentos que fará para manejar as suas estruturas especializadas no voo. Apenas os repete instintivamente, como um hábito arraigado.

Durante os meus voos pré-solo, portanto, ao entrar no T-37, eu voava sem pensar nos movimentos que faria com os instrumentos e equipamentos instalados na nacele. Voaria com os hábitos incorporados. Como um pássaro.

O QUINTO VOO PRÉ-SOLO A JATO

Desde o dia anterior, eu soube que o Capitão Rivaldo, Oficial de Operações do Esquadrão, seria o meu checador para minha aptidão em voo solo. Depois do toque de silêncio, deitado em minha cama, rememorava o meu aprendizado e fazia o meu voo mental. Executava repetidamente todas as ações que precediam um voo e todos os movimentos que manobravam a aeronave e que a faziam decolar, que a induziam a entrar e a sair do tráfego, que a deixavam entrar em estol e cair em parafuso, que a faziam sair dessas situações de perigo culminante.

Nos quadrantes de minha imaginação, realizava todas as manobras, todos os loops que desejava; depois, conversava com a torre de controle e pedia permissão para pousar, para arremeter e para pousar uma infinidade de vezes. O único combustível que consumia naqueles voos nos céus livres da minha mente era a vontade infinita de voar cada vez mais com perfeição e elegância.

Após as atividades matinais da Base, dirigi-me à sala de briefing, onde cheguei exatamente às 8h. Meu nome constava no quadro escalado com o Capitão. Fiz com ele o meu briefing e, em seguida, nós nos dirigimos para a nossa aeronave. Cumprimos rigorosamente cada tópico combinado, desde as inspeções até a decolagem.

Já no quadrante de voo, iniciamos a realização de várias manobras. O Capitão Rivaldo não pronunciava uma palavra, apenas observava meus movimentos. Sua presença ali não era a de um instrutor, mas para garantir que eu estava apto a subir num avião a jato de última geração e pilotá-lo numa situação de guerra, ou em outra missão, e trazê-lo de volta intacto com o seu piloto vivo. Daí que ele me observava captando minhas reações diante de cada uma daquelas manobras.

Terminei o tunô, uma acrobacia elegante na qual o T-37 circulou em volta de seu próprio eixo longitudinal. Ao seu fim, o Capitão, com o semblante impassível, apenas avisou:

(O Capitão) — Está na hora de retornar.

E retornamos à Base.

Após o debriefing, o Capitão Rivaldo anunciou:

(O Capitão) — De Paula, você está apto a voar solo.

Segui para o alojamento escondendo toda a minha euforia por trás de uma falsa sisudez. No entanto, os meus sentimentos de vitória entrariam em erupção. Era só eu ficar sozinho.

Voar solo não significa tão somente fazer um voo sozinho, mas, essencialmente, assumir a responsabilidade de tomar decisões. Assim, quando assumi o comando de uma aeronave a jato aos 20 anos, tinha a obrigação de, além de tomar as decisões sobre o voo, assumir todas as suas consequências. Precisava trazer intacta aquela máquina; com minhas decisões, tinha de preservar as vidas passíveis de serem afetadas; tinha de tornar o meu voo solo em uma ação positiva para mim e para o meu país.

CONCLUSÃO DE CURSO

Nos meses que se seguiram eu voaria dia e noite. E todos nós, os alunos-aviadores, usávamos nosso aprendizado nas mais diversificadas missões. Aqueles treinamentos limítrofes nos cinzelaram, transformando-nos em soldados de guerra.

A minha formação, porém, ainda estava em desenvolvimento. Após as missões de voos pré-solo e de iniciados os voos solo, cumpriria uma programação de missões subsequentes e complementares que contemplavam voos em ala e de navegação.

Em dezembro concluímos o nosso curso no CFPM com um grande teatro de guerra, uma simulação de batalhas envolvendo todos os setores regionais da Aeronáutica. Ao término de minha sólida formação como piloto militar, eu tinha consciência de que ela estava composta de ensinamentos, valores, sentimentos e emoções.

A FORMATURA

Haviam chegado ao fim as instruções com o T-37 no CFPM. Naquele início de dezembro de 1971, todos nós, os que conseguimos ultrapassar os limites impostos no maior e mais severo tipo de seleção existente no país, estávamos orgulhosos e felizes. Muito felizes. Éramos 219 alunos quando ali chegamos à Base de Parnamirim e 145 cadetes receberiam o seu brevê de piloto militar. E era com aquela asa inteira que naquele momento eu sonhava.

Chegara o dia da cerimônia militar para a formatura oficial dos cadetes do Curso de Formação de Pilotos Militares do CFMP. Enquanto estávamos ali, perfilados para a cerimônia, eu observava o palanque armado repleto de autoridades militares, civis e eclesiásticas. Dentre tantos, comandantes de outras Forças, nossos superiores do CFPM, o governador José Cortês Pereira, o nosso Comandante e ídolo Brigadeiro do ar Ismael da Motta Paes, mas que fora substituído pelo Brigadeiro do ar Everaldo Breves.

Eu me sentia muito orgulhoso naquela ocasião. Agora iria para a Academia da Força Aérea em Pirassununga, no estado de São Paulo. Mas, espere aí, olha lá, eles vieram novamente! A Mãe Eliza, Pai Sebastião, meus irmãos. E quem era aquela pequeninha com o riso tão aberto quanto aquele dia tão dezembrino? Ah! Sim, reconheci, a minha pequenina Vó Terezinha.

— Você também veio?

— Não perderia por nada esse momento — respondeu ela.

Mãe Eliza destacava-se no grupo com seus acenos e sorrisos.

— Agora, você com essa asa inteirinha é que vai voar mais alto ainda — disse ela.

Eu sorri, mas fui interrompido pelo toque da corneta. A cerimônia continuava. Até que chegou a minha vez de receber no peito a minha tão desejada insígnia. Aquela insígnia significava para mim muito mais do que um símbolo de fim de curso, era um divisor de vida. Significava um ano em que eu fora feliz, em que os meus tormentos mentais diminuíram drasticamente.

Quando a cerimônia se desfez, todos foram abraçar seus amigos e familiares. Procurei-os em meio à festa, mas já não os encontrei. Haviam embarcado na aeronave de minha ilusão e retornaram a Mogi das Cruzes. Iria encontrá-los brevemente, antes de apresentar-me em Pirassununga.

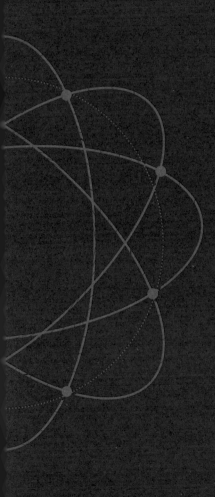

CAPÍTULO 11

Os caminhos para a AFA

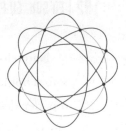

O SALTO QUÂNTICO

Efinalmente estava eu no rumo de Pirassununga. Saíra de Mogi com destino a São Paulo. Enquanto o ônibus devorava a estrada, eu rebobinava a minha existência. Chegara até ali naquele ônibus que me levava para mais um destino, para mais uma fase em minha vida. Prospectava as variáveis responsáveis pelo feito de ter conseguido superar as tantas provações às quais fui submetido; e serão essas variáveis que nós dois iremos identificar, fazendo um breve passeio pelos caminhos dos acontecimentos.

Pendi a cabeça e fechei os olhos. Esse gesto talvez tenha sido mais para livrar-me dos olhos indiscretos dos companheiros de viagem e menos pelo cansaço. É que eu estava fardado e com o distintivo em forma de asa luzindo em meu peito.

A Física Quântica descobriu ser tudo no Universo apenas energia. Assim, o **poder da vontade** e a **fé** também são modalidades de energia. Até onde me lembro, o **poder da vontade** está comigo desde a mais tenra idade, desde quando eu corria pelas ruas de Guaxupé para lustrar os sapatos que pisavam o seu chão.

A minha caixinha de engraxate simbolizava aquele **poder da vontade**, o qual aquele menino carregou pelo estirão da vida. A **fé**, por sua vez, recebera da Mãe Eliza; ela a plantara no seu cantinho mais fértil e mais íntimo, e ele apenas a regara cotidianamente. Aquelas variáveis foram suportes que me ajudaram a chegar até aquele ônibus.

Naquele instante de minha vida eu nem poderia saber, porém o filósofo Thomas Troward[1] já predissera, como apresentado anteriormente, o poder dessas forças (que eu manejava de maneira apenas intuitiva) ao afirmar "não há limites para a disponibilidade dessa energia além do que impomos a nós mesmos por nossos pensamentos".

De vez em quando, abria os olhos e via as cidades passando pela janela. O ônibus rodava velozmente sobre a pele áspera e enegrecida da pista de asfalto.

O QUE NÃO FAZ O AMOR?

Os sábios orientais propagavam que nascemos com o propósito de amar-nos uns aos outros, de doar nosso amor desinteressadamente a todos sob o alcance de nossa influência. Como dito anteriormente, o budismo proclama que "para existir o amor puro e absoluto, é necessário que antes respeitemos o próximo; que nos preocupemos por seu bem-estar; que atuemos com nobreza em nossos atos e palavras, pois todas essas atitudes possuem um valor do qual nunca deveremos nos descuidar".

Claro que eu não estava pensando sobre as doutrinas do budismo, pois nem sequer as conhecia, mas muitas daquelas atitudes nele apregoadas eram naturais em minhas ações. O amor sempre fora um sentimento inato em minha pessoa; era um dos mandamentos da Mãe Eliza que em mim foram incorporados como os nutrientes que ingeri de seu leite.

Confesso que desde criança ficava irritado comigo mesmo e me questionava por que não conseguia me livrar daquelas visões atormentadoras que faziam questão de se exibir na tela de minha mente. Acontecia que, sob o meu desconhecimento, minha mente absorvente inconsciente não tinha capacidade de filtrar aquelas minhas experiências infantis, as quais ficaram impregnadas para me estigmatizar. Então, como eu consegui não me desvirtuar do caminho que segui?

Penso que o que fortaleceu o EU **daquele menino em Guaxupé tenha sido a proteção afetivo-emocional com a qual lhe presentearam desde o ventre de Mãe Eliza**. Aquela doação de amor foi tão protetiva que sobrepujou as consequências negativas das minhas experiências e não me deixou ir por caminhos tortuosos. Pelo menos assim eu acredito que tudo aconteceu.

O ônibus estacionou em uma das plataformas da rodoviária de São Paulo. Deixei meus pensamentos por entre as poltronas e saltei, pois pegaria outra condução para seguir viagem. Talvez quarenta minutos tivessem passado para que novamente estivéssemos na estrada. O mundo corria para trás enquanto meus olhos perfuravam o vidro tentando capturar cada casa, poste ou chaminé de fábrica que deslizavam além da Via Anhanguera. Passava Osasco, passava Cajamar, passava Jundiaí. Eu continuava juntando em minha mente as tantas variáveis que findaram por levar-me até ali.

UM SALTO QUÂNTICO PARA UMA MUDANÇA DE VIDA

Outro fenômeno da Física Quântica tão estranho quanto todos os que a compõem é o salto quântico, o qual julgo igualmente importante em nossa vida cotidiana, pois afeta diretamente o nosso organismo. Para explicitá-lo, porém, será necessário aquele conhecimento que o leitor adquiriu sobre a estrutura do átomo, aquela que era desenhada no quadro-negro pelos nossos professores, com um núcleo e elétrons girando em sua volta em órbitas concêntricas.

Naquele modelo *ginasiano*, o elétron que está orbitando o núcleo possui uma energia constante, uma quantidade predeterminada que pode ser utilizada por ele. Entretanto, se por acaso o elétron absorver mais energia do que a já determinada (oriunda de fonte externa, como energia eletromagnética), ele será expulso de sua posição orbital e enviado para outra órbita. A essa ocorrência de transferência de uma órbita para outra dá-se o nome de **salto quântico**.

O SALTO QUÂNTICO

Para passar de um nível de menor energia para um de maior, o elétron precisa absorver uma quantidade apropriada de energia. Quando isso ocorre, dizemos que o elétron realizou um salto quântico e atingiu um estado excitado, que é instável. Quando o elétron volta para o seu nível de energia original (estado fundamental), ele libera a energia que havia absorvido na forma de onda eletromagnética.

Observe a figura do átomo a seguir. Em cada uma de suas órbitas existe um **nível de energia**. O elétron da camada mais interna (**a bolinha vermelha**) recebe um aporte de energia (oriunda de fonte externa, como calor ou luz), e, ao ficar excitado (em estado de vibração acelerada), salta para a camada mais externa (**o salto quântico**). Esse fenômeno, como se pode depreender, está intimamente relacionado às variações de energia que ocorrem em seu sistema.

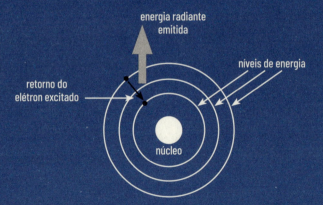

Depois, quando o seu nível de energia começa a decrescer, ele volta para a sua órbita original (o retorno do elétron excitado). Para isso, no entanto, terá de devolver (o pedágio) a energia em excesso que ainda possui, mas agora na forma de uma partícula de luz – **o fóton** (a energia radiante indicada pela seta cinza).

O nosso corpo é constituído por trilhões de átomos, os quais, em cada um desses átomos, estão saltando entre suas órbitas energéticas, quando absorvem energia além daquela presente naturalmente em suas órbitas de origem. Essa energia é advinda do afluxo ininterrupto que absorvemos do Universo e de nosso próprio organismo.

Assim, se um elétron muda seu **estado quântico** por conta da incorporação de um pouco mais de energia, não seria nenhuma incoerência aceitar que, do mesmo modo, mudamos nosso estado quântico com o incremento de energia nos trilhões de elétrons que compõem o nosso corpo. Portanto, será coerente ainda afirmar que um salto quântico significa uma mudança de estado quântico, ou, mais assertivamente, uma mudança de disposição emocional, uma mudança de *estado de espírito*, uma mudança de vida.

O que acontece é que uma concentração de ondas eletromagnéticas, por exemplo, na forma de pensamentos, pode ser acionada por nossa **força de vontade**, por nossas crenças, por nossa **fé**.

Naquele momento, naquele ônibus, eu não sabia ainda que o meu pensamento poderia afetar o equilíbrio do meu organismo, que sua energia afetava os elétrons dos átomos formadores do meu cérebro, muito menos que eles saltam de suas órbitas quando absorvem energia no seu *salto quântico*. Hoje eu sei que, quando acionamos a **força de vontade** ou a **fé**, essa carga suplementar de energia promove saltos quânticos. Nesses momentos de absorção dessas energias, ocorre em nós uma mudança de disposição emocional, uma mudança de *estado de espírito*, uma mudança de vida; ocorre um salto quântico, ou trilhões de saltos quânticos. Não somos mais os mesmos.

E eu estava prestes a dar esse salto para enfrentar mais uma mudança em minha jornada.

O ônibus atravessou Campinas e seguiu adiante. Araras, Leme e Santa Cruz da Conceição. Finalmente Pirassununga. Saltei defronte a um posto de gasolina e, dali, peguei um táxi até a Academia.

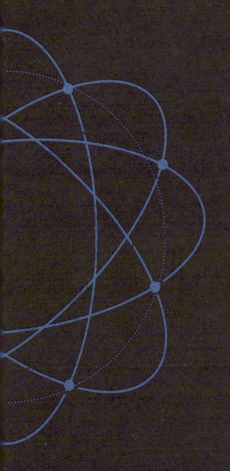

CAPÍTULO 12

A Academia

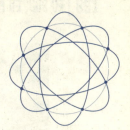

A RESILIÊNCIA À ROTINA

A Academia surgiu diante de mim e mexeu com minhas emoções. Suas edificações elevavam-se do chão em todas as direções na imensa área que lhe era destinada. Soubera que sua história nem era tão antiga assim. Ela viera desde o Rio de Janeiro, quando estava sediada no Campo dos Afonsos como Escola da Aeronáutica, onde começara a formar oficiais aviadores ainda no período da Segunda Guerra. No ano de 1971, a Escola fora transferida para Pirassununga com a denominação de Departamento Precursor da Academia da Força Aérea (elevada à condição de Academia da Força Aérea, AFA, em 1972). Justificava-se sua transferência pelas melhores condições climáticas presentes no município paulista para a prática da Aeronáutica.

O departamento formou sua primeira turma de oficiais aviadores no fim do ano de 1971, no mesmo momento em que eu recebia meu brevê de piloto militar. E eu, agora que ela descortinava-se imponente diante de mim, chegava para ser seu aluno.

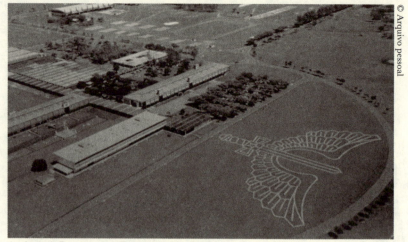
Academia da Força Aérea em Pirassununga, São Paulo.

Apresentei-me ao Corpo da Guarda. Dali, fui encaminhado aos alojamentos. Iria compartilhar um apartamento, localizado no primeiro andar, com mais quatro colegas: Akira, Schiefler, Mazaruni e Outeiro. Na porta, juntamente com suas identificações, lia-se *Cadete-aviador De Paula*.

À noite fomos ao rancho e lá houve o encontro com os colegas do CFPM que também haviam chegado. Depois do toque de silêncio, todos nos recolhemos e fomos aguardar que a noite passasse para começarmos nosso primeiro dia na Academia. A noite esfriara e cobri-me mais ainda com aquele lençol de silêncio. Aos poucos, meus pensamentos foram se diluindo na negritude do sono.

O DIA SEGUINTE

Às 6h, o toque da alvorada ecoou por toda a Academia. A noite dissolveu-se num instante, e o dia assumiu o seu posto mais radiante do que nunca. Rapidamente, nos vestimos e arrumamos nossas camas como já era hábito. Fomos ao rancho enquanto fazíamos uma barulhenta confraternização.

Após o café, entramos em forma e fizemos o hasteamento da bandeira. Em seguida, fomos para o auditório. Naquela ocasião, o Comandante do Departamento Precursor, o Coronel-Aviador Osório Pedroza Cavalcante, nos recepcionou e nos apresentou ao Corpo de Oficiais da Escola. Com eles, passaríamos três anos estudando Engenharia Operacional Aeronáutica.

Logo após a volta de conhecimento da Academia, fomos conduzidos a um auditório onde assistimos a uma palestra do Capitão Cutrim, recém-chegado de um estágio realizado em Colorado Springs, na Academia da Força Aérea da USAF, nos Estados Unidos. Ele implantaria os procedimentos militares absorvidos durante seu estágio.

Após as aulas do dia, seguimos o cronograma de atividades até ouvirmos o toque de silêncio.

VENDENDO AÇÕES

Naquele primeiro semestre de 1972, ocorreu a implantação de um intenso processo de militarização na AFA. Sob a coordenação do Capitão Cutrim, éramos obrigados a seguir suas normas, entre as quais nos deslocarmos formando ângulos retos. Não podíamos ir de um lugar a outro sem seguirmos em linha reta e, depois, mudarmos o rumo para a direita ou esquerda, formando um ângulo reto. A corneta, os exercícios militares e físicos e as aulas teóricas tornaram-se uma rotina massacrante. Voos somente haveria a cada segundo semestre.

Por conta daquela rotina extenuante e da ausência de atividades que me exigissem o hiperfoco ao qual já me habituara, comecei a sofrer com a recorrência de meus sofrimentos psíquicos. A minha mente inconsciente, como se tivesse sido despertada, agora me azucrinava no dia a dia. Ora, eu, que viera de um espetacular treinamento de pilotagem no qual voava dia e noite em moderníssimos aviões a jato, aterrissara numa planície de inércia, de procedimentos teóricos e repetitivos. E, para completar aquele cenário regressivo, começara a formar-se um ambiente cada vez mais inóspito para todos nós que viemos do CFPM. Criou-se uma atmosfera, talvez de ciúme, por parte daqueles que não viam com bons olhos termos em nosso currículo a melhor formação de um piloto militar, com mais de cem horas de voo em aviões de guerra.

Chegaria a um ponto de convivência tão excêntrica que fomos proibidos até mesmo de pronunciarmos CFPM. A verdade é que todos os que ali estavam antes de chegarmos vieram da aviação de motor a pistão, enquanto nós éramos da era do jato e recebêramos o brevê inteiro. O único bálsamo para aquela severa rotina era a possibilidade de, uma vez por mês, ir a Mogi das Cruzes.

E o segundo semestre chegou com a programação de voos nos T-37. Pude recomeçar meus treinamentos naqueles aviões, embora a quantidade de voos fosse muito reduzida com relação àquela que eu tivera em Natal.

No entanto, aquela circunstância de pouca atividade fez ressurgir novamente em mim a ideia de melhorar as minhas condições econômicas. E então, quando as tive no fim do ano, resolvi ir a São Paulo fazer uma visita ao Banco Crefisul de Investimentos, que negociava ações de empresas pela Bolsa de Valores da Bovespa, pois esse mercado passava por um bom momento. E decidira participar daqueles negócios.

Cheguei fardado para falar com o diretor e consegui uma entrevista. Ele ficou intrigado com a minha pretensão, mas, depois de eu dizer-lhe sobre as possibilidades da venda de ações na AFA, ele decidiu que eu poderia investir como vendedor do Banco.

Consegui ser bem-sucedido na empreitada vendendo ações para os oficiais e para os alunos e, em parceria com meu amigo Fuchs, comprei um Fusquinha. Aquela atividade mitigou meus problemas com minha mente inconsciente. E Mãe Eliza aumentou mais um pouquinho o seu faturamento.

O ESPADIM

No mês de julho houve a cerimônia da entrega do espadim, ocasião em que receberíamos a espada ao fim de nosso curso.

Aquela era a época mais fria do ano. Passávamos o dia agasalhados com nosso macacão azul, blusão de voo e cachecol. E a programação de voo nos castigava ainda mais, pois iniciava às 7h, quando aquele clima polar tornava-se mais intenso.

E dessa vez, Mãe Eliza, meus irmãos e Pai Sebastião estavam realmente ali presentes. Não eram mais personagens de minha mente. Mãe Eliza entregou-me o espadim. Naquele momento, turbilhonava no meu EU uma mistura de emoções. Sentia uma alegria imensa, uma sensação de vitória, uma euforia incontida e uma sucessão de lembranças. Depois da solenidade, confraternizamos todos, e eu me sentia feliz com os meus familiares. A cerimônia do espadim concluiu-se com um pomposo baile.

A ESPADA

As minhas atividades com o Banco Crefisul haviam terminado por conta de repentinas quedas na Bolsa de Valores. No fim de 1972, findei por encontrar uma nova atividade para amparar minhas necessidades financeiras. Em São Paulo, morava o tio Alcides, que vivia de venda e revenda de qualquer coisa que lhe caísse nas mãos. Era um homem alto, olhos claros, que chamava atenção por seu porte elegante. Aliás, muito adequado para o seu tipo de negócios. Uma das suas atividades era ser representante de algumas marcas de cachaça. No fim de meu segundo ano na AFA, recebi um recado dele: queria conversar comigo. Encontrei-o doente e ele me pediu para ajudá-lo no negócio da representação. Não podia recusar e durante as minhas férias saí por São Paulo vendendo as cachaças de meu tio. Ganhei um bom dinheiro com ele. Uma parte mandei para Mãe Eliza e com a outra, juntamente com a da venda do Fusca, comprei um incrementado Karmann-Ghia, também da Volkswagen.

Retornei à AFA após as férias. Ao estacionar meu Karmann-Ghia, não pude deixar de observar os olhares desgostosos dos oficiais de meia-asa.

Certamente, as condições de convivência não iriam melhorar nem um pouco naquela Academia, principalmente depois daquele carro sempre ali estacionado; e diariamente estava ele em exposição para entrar nos olhares de todos. Algum tempo depois, vendi o Karmann-Ghia e comprei uma moto de última linha, uma Suzuki 1.350 cc – mas aí eu não suspeitava mais o que falavam a respeito.

No segundo semestre daquele último ano na Academia, que parecia interminável, ocupei-me com os poucos voos programados e com um curso da Escola Superior de Guerra (ADESG). Cada grupo desenvolveria uma tese. Como fora escolhido como relator, apresentei-a ao seu fim. Certamente, não era uma tese muito apreciável, posto que se intitulava *O poder militar no equilíbrio das expressões dos poderes nacionais* e defendia a volta dos militares à caserna. Nunca entendi como não recebi qualquer reprimenda por aquela apresentação.

Naquele dezembro de 1974, eu receberia a espada, uma representação material de minha patente de Aspirante a Oficial Aviador da Aeronáutica. Cada um de nós, aspirantes, tínhamos de adquiri-la por conta própria. E foi aí que ocorreu um evento bem inesperado para mim. Um vereador da Câmara Municipal de Mogi das Cruzes, Ivan Siqueira, propôs um projeto por meio do qual a cidade doaria a mim a espada por ter sido o primeiro munícipe graduado como Aspirante Aviador.

E, durante a cerimônia, Pai Sebastião entregou-me a espada que Mogi presenteara.

Meu coração entornava emoções. Durante os meus estudos sobre a emoção, soube que numa recente pesquisa realizada por cientistas da Universidade da Califórnia[1] comprovou-se a existência de 27 emoções básicas sentidas pelo ser humano, conforme mencionei anteriormente. Pois garanto que, naquele momento em que Pai Sebastião colocava a insígnia em meu peito, eu tomava esse coquetel emotivo descoberto pelos estudiosos.

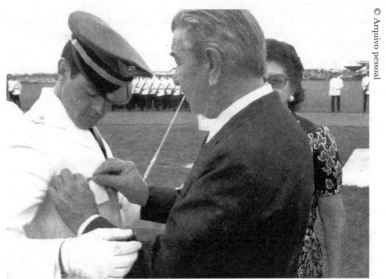

Aspirante a Oficial Aviador De Paula recebe a insígnia e a espada de Pai Sebastião. A espada foi oferecida pela Prefeitura de Mogi das Cruzes ao seu primeiro Aspirante Aviador.

Meu próximo passo seria retornar a Natal para o curso no Centro de Aplicações Táticas e Recompletamento de Equipagens (CATRE), futuro Comando Aéreo de Treinamento. Entretanto, antes ainda, tinha uma missão a cumprir.

Havia recebido um dinheiro da Aeronáutica, em razão de haver terminado meu tempo na AFA. Vendi a moto e, de posse do dinheiro, viajei a Mogi das Cruzes.

Mãe Eliza recebeu-me, como sempre, com aquela sua alegria esfuziante.

(**O Aspirante a Oficial Aviador**) — Tenho algo novo pra lhe dizer, Mãe.

(**Mãe Eliza**) — O que é?

(**O Aspirante a Oficial Aviador**) — Um dia eu lhe disse que voltaria para comprar sua casa. Pois bem, voltei e a comprei.

Eu ficara descapitalizado, pois todo o dinheiro que possuía fora para a entrada na compra da casa de Mãe Eliza (eu financiara o restante para pagar em alguns anos, pois agora já seria remunerado como oficial). No entanto, necessitava de um automóvel para locomover-me em Natal. Procurei uma revendedora, em Pirassununga, e conversei com o dono, Henrique

Sérgio. Falei que precisaria de um carro, mas estava sem dinheiro, e contei-lhe a razão.

(**Henrique**) — Você gastou todo o seu dinheiro na compra de uma casa para sua mãe?

(**O Aspirante a Oficial Aviador**) — É verdade.

(**Henrique**) — Pois eu confesso que certa vez fiz a mesma coisa que você. E sei muito bem o que um gesto desse significa. Por conta disso, vou lhe vender um carro seminovo pelo preço que comprei e ainda lhe facilitar os pagamentos.

Saí da loja de Henrique com um Chevette quase novo, ainda com os plásticos cobrindo os bancos. Dias depois, eu o embarquei para Natal.

CAPÍTULO 13
O CATRE

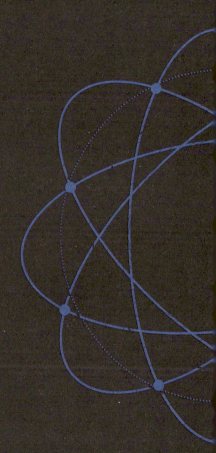

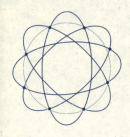

INTUIÇÃO: O ÚLTIMO INSTRUMENTO DE VOO

Ainda na AFA, um grupo de alunos foi convidado para participar de uma viagem de doze dias no porta-aviões Minas Gerais após a conclusão do curso. Assim, no início de 1974, partimos do Rio de Janeiro com destino a Salvador, na Bahia. Participaríamos de uma guerra simulada, na qual seriam incluídos pessoal e equipamentos da Marinha e da Aeronáutica.

Os meus olhos de jovem Oficial Aviador da Aeronáutica abriram-se desmesuradamente quando o Minas Gerais surgiu imenso à minha frente, com sua pista de mais de 200 metros de comprimento. Quase não conseguia controlar os meus sentimentos sabendo que iria viver os meus próximos doze dias de vida a bordo daquele gigante de ferro, cuja principal missão consistia em coordenar a defesa da costa brasileira; era o cérebro e o comando de uma frota de navios de guerra e esquadrilha de aviões de combate. Eu estaria junto com sua tripulação de mil homens da Marinha e trezentos da Aeronáutica realizando as manobras dos exercícios.

A cada dia que eu passava naquela cidade flutuante no meio do mar, aprendia um pouco mais sobre sua infraestrutura. Destacavam-se o convés de voo – ou *convoo*, como o chamavam –; o convés de hangar, onde se guardavam as aeronaves (aviões e helicópteros), as quais desciam por elevadores aos seus nichos; e a Ilha, a torre de comando, o centro de comando das operações do convoo, assim como do navio como um todo. Além disso, o navio contava com um atendimento médico de dezenas de leitos, cozinhas e refeitórios, alojamentos, áreas de lazer – cinema, academia de ginástica, sala de jogos –, capela, biblioteca, barbearia, loja de conveniência, uma gigantesca padaria, um açougue com câmaras frigoríficas armazenando toneladas de carne. Uma cidade. Uma cidade a maravilhar o menino de Guaxupé que vivia dentro do piloto De Paula.

No entanto, o que mais me atraía não era toda aquela superestrutura, mas apenas uma parte dela: o convoo. Era ali que eu iria decolar e pousar. Isso mesmo, eu participaria dos exercícios daquela guerra fictícia.

Nas minhas raras horas de solidão, apesar da movimentação intensa e ininterrupta dos marinheiros no convoo, quando ficava frente a frente com a imensidão do mar, quando notava que, apesar do gigantismo daquela cidade com motor de popa e leme, ela nada mais era que um pontinho desprezível boiando numa água sem fim. Eu, bem menor ainda, de repente começava a pensar em Deus.

Quando abordei alguns dos princípios da Física Quântica, lá no Capítulo 3, fiz uma reflexão acerca da seguinte questão: O Universo surgiu por acaso ou por obra de Deus? Um Deus que agora se transformara num azul interminável de lazulita tocando levemente, lá longe, no horizonte de 360 graus que volteava o Minas Gerais.

· · • ● • · ·

E hoje, tão distanciado pelo tempo daqueles momentos raros de solidão tão íntima no *convoo* do Minas Gerais, eu me pergunto, em novas reflexões, como alguém pode duvidar de Sua existência pela simples razão de não O ver. No entanto, se assim fosse a realidade, igualmente eu não acreditaria naquele oxigênio marinho que ali respirava a bombordo do Minas, pois da mesma forma não o via. Talvez o mais difícil não seja não crer no que não se vê, mas crer que não existe aquilo que se vê, a exemplo de muitas das estranhezas presentes no mundo da nossa Física Quântica.

Para lançar um lume sobre essas minhas reflexões, transcrevi um conto escrito pelo espanhol Pablo Luis Molinero que até poderá criar outras reflexões. Ou não. É uma breve história sobre os gêmeos bivitelinos Chico e Chica.*

Pela primeira vez Chico teve consciência de si mesmo e concluiu que era formado por uma cabeça, onde se abrigava a essência do seu EU; por sobre ela existia um corpo, ou depósito intermediário, no qual acumulavam-se os alimentos que dali desciam por um conduto e eram distribuídos por todo o seu organismo, e também expelia os resíduos para fora do seu mundo. O conduto alargava-se a fim de se tornar uma pele que envolvia seu corpo e continha um líquido no qual flutuava em equilíbrio.

De repente, ele começou a questionar-se.

Chico — O que sou realmente? O que faço aqui? De onde venho? Existe mais alguma coisa além desse mundo? Estou sozinho?

Aqueles pensamentos de Chico de alguma maneira chegaram à mente de Chica, a sua irmã bivitelina, companheira de útero. Mesmo sem entender aquele fenômeno resolveu perguntar.

Chica — Quem é você?

Chico teve a sensação de que aquela pergunta vinha de fora.

Chico — E você? Quem é?

Chica — Sou quase igual a você, conforme se descreveu, e sinto que estou pertinho de você. Agora que me dei conta da minha existência. Eu me sinto muito feliz nessa flutuação, alimentada e amada pela Mãe.

Chico — Mãe? Que Mãe?

---

* Um conto escrito, em 1980, pelo espanhol Pablo Luis Molinero, intitulado "Chico y Chica" e publicado em seu livro *Morfogenia*, aqui sumarizado em tradução livre.

Chica — Você não sabe quem é a Mãe? Não A sente? Não acredita que existe uma Mãe?

Chico — Perdoe-me. Mas, não. O que é a Mãe?

Chica — Não sei como lhe explicar. No entanto, para mim é quem nos deu o EU, nos alimenta, nos mantém vivos e nos espera na outra vida quando nascermos.

Chico pensou e pensou. Não podia entender que alguém acreditasse numas ideias tão estapafúrdias daquelas.

Chico — Como é que você pode crer em alguém se não o sente como sente a mim? Com quem não pode comunicar-se como o faz comigo? Você pode me dar mais detalhes?

Chica — Como lhe disse, a Mãe que nos deu a vida, que nos envolve e protege; nós dois somos parte Dela sem ser ela. É difícil de explicar, mas é assim que entendo. Ela nos concebeu num ato de amor e deseja que fiquemos bem para passarmos saudáveis à outra vida, onde nos receberá em seu seio para viver com ela. Não como vivemos aqui, mas de uma maneira mais próxima e real. Está entendendo?

Chico — Continue, continue. Depois eu lhe direi o que acho disso tudo.

Chica — Pois bem. Eu sinto que a Mãe de alguma forma me sente e eu posso comunicar-me com Ela de um modo que Ela consegue me entender. Eu gosto de dirigir-me a Ela assim: *Mãe nossa que estás aí fora/Santificado seja o teu nome/venha a nós a tua essência/Cumpra-se a tua vontade/Aqui dentro como aí fora/O alimento que nos dás hoje/Perdoa-nos as nossas patadas, assim como nos perdoamos um ao outro/Não nos livre de tua mão e nos livre de todo o mal.* O que achou?

Chica importava-se mais com a opinião de Chico sobre seus dotes literários do que com suas teorias filosóficas.

Chico — É bonito. Se serve para você... Mas vou lhe contestar ponto por ponto. Não creio que alguém precise de uma Mãe para existir. É que uma célula, contendo todas as condições necessárias à vida, não precisa que se produzam essas condições para se desenvolver, uma vez que já estão dentro dela. A célula apenas inicia o processo biológico para no fim formar um ser como nós. Os alimentos se produzem naturalmente e os absorvemos pelo nosso cordão umbilical, e apenas basta desejá-los. Você disse que a tal Mãe nos criou para depois nos receber numa vida melhor que esta; acredita realmente que existe outra vida depois do nascimento? Bobagem, depois que se nasce acaba tudo. Essa pele que nos reveste se rompe, esse líquido no qual flutuamos se esvai e rebenta-se o cordão do alimento. Você ainda acredita que pode haver outra vida?

Chica não contestou. Nem sabia como fazê-lo, e Chico continuou com seus argumentos.

Chico — Eu lhe pergunto: Se há vida após o nascimento, por que ninguém jamais voltou? Ora, Chica, se a Mãe existisse realmente eu também A sentiria como você diz sentir.

Chica — É, Chico. Às vezes, quando estou em silêncio e me concentro bem, eu até chego a ouvi-la com Sua voz suave, lá de cima; eu percebo Sua presença.

Chico — Não consigo compreender a existência de um ser que pode criar outros seres dentro de si mesmo e dar-lhes alimento e vida. Não existem seres superiores; você e eu existimos pelo natural processo de desenvolvimento das células. Desculpe, Chica, mas minha vida vem pelo umbigo.

Chica ficava em silêncio diante das palavras de Chico. Não conseguia contestá-las. Ela, porém, acreditava que o que sentia era verdade. Só não conseguia mostrar essa verdade a quem não queria ver.

Depois de um tempo passado, Chica reclamou a Chico.

Chica — Não estou me sentindo bem.

Chico preocupou-se.

Chico — O que você está sentindo?

Chica — Chico! Acho que estou caindo! Estou afundando! Chico! Acho que estou nascendo! Chico, por favor, minha pele rasgou-se e meu líquido amniótico está se esvaindo!

Chico estava apavorado. Não sabia o que fazer para ajudar a irmã.

Chica — Minha Mãe, ajuda-me! Ajuda-me a nascer bem!

E aquele foi o último pensamento de Chica. Sentiu-se ser transportada por um estreito e apertado túnel. Seus olhos abriram-se assustados e ela avistou uma luminosidade lá no fim. A luz foi chegando cada vez mais potente. Sentiu um forte aperto em sua cabeça e saiu completamente do túnel. E então se viu envolta numa luz de tal intensidade que a forçou a fechar os olhos. Mas antes ainda conseguira perceber a silhueta de uns seres enormes. Sentia frio e uma forte pressão em seu peito. Golpearam seu corpo. De sua garganta saiu o primeiro choro em sua nova vida e seus pulmões começaram a funcionar.

Sua placenta, seu líquido amniótico, seu cordão umbilical, tudo, tudo aquilo se acabara para sempre. E sua vida anterior foi se apagando até que desapareceu de sua memória. Não houve nem tempo de lembrar-se de Chico.

Alguma coisa muito suave a envolvia presenteando-lhe com um calor aconchegante. Um ser enorme a recebeu com tanta doçura, com tanto amor. E Chica adormeceu feliz nos braços da Mãe.

Chico preocupava-se com sua irmã, mas entendia que ela se fora daquela vida para sempre, pois chegara a hora de seu nascimento e ninguém voltava depois dele. De repente, ele começou a sentir os mesmos sintomas que sua irmã sentira antes de nascer. Conseguiria finalmente saber se estava certo em seus argumentos, ou estaria Chica correta em sua filosofia?

• • • • ● • • •

Deixei o convoo e fui aprontar-me para o meu voo. Não vou negar ao leitor que estava nervoso. Afinal, eu ia decolar e pousar em um porta-aviões, como um terceiro piloto. Diferentemente de uma decolagem em terra firme, ali meu avião e eu seríamos catapultados. O convoo é uma das áreas mais perigosas daquele navio, porém uma das mais emocionantes também.

Ao subir no jato P-16, sabia exatamente como funcionaria aquele sistema de lançamento de aeronaves. As catapultas possuem escudos de segurança para o instante da decolagem. Dois pistões movidos a vapor de alta pressão já estavam conectados à aeronave quando o motor foi ligado. O estilingue soltou o avião. A alta velocidade alcançada gerou a sustentação suficiente para a decolagem, e em segundos estávamos no ar para a missão designada.

Sempre considerei que o pouso era um momento muito mais perigoso que a decolagem. Principalmente ali, numa pista que dançava. No retorno da missão, realizei o meu primeiro pouso num porta-aviões. O monstro de metal não ficava parado; num movimento rítmico gingava para cima e para baixo de acordo com o bailado do mar. Seguíamos as instruções por sinalizações e um jogo de luzes (vermelhas e verdes) no convés manipuladas pelos oficiais sinalizadores de pouso. Aproximamo-nos no ângulo correto e aguardamos que os ganchos de cauda do avião se prendessem nos cabos de travamento do convés para segurar a aeronave. Tudo deu certo e pousamos sem problemas.

Após as emoções de ter participado do teatro de operações de um porta-aviões, retornei a Natal e instalei-me no Cassino de Oficiais, na Base Aérea de Parnamirim, cujo alojamento partilharia com o meu amigo Dias (Raul José Ferreira), o Cafá, companheiro desde Barbacena.

Durante aquele primeiro ano no CATRE, eu faria um estágio superior de aperfeiçoamento e adaptação ao novo avião a jato de combate, o AT-26 Xavante (com função dupla de ataque e treinamento). Para tanto, fiz um curso intensivo com aulas teóricas e práticas, manuais do avião e de voo e voos pré-solo para alcançar a fase de voo solo.

— Este avião não é um T-37 — enfatizava o instrutor. — Ele tem a capacidade de voar a mais de 30 mil pés (10 mil metros) de altitude onde a temperatura atinge dezenas de graus Celsius abaixo de zero, e por essa razão seu combustível é o querosene, e não a gasolina, porque ele não congela nessa temperatura, mas ela sim. Nessa altitude — continuava ele —, onde a atmosfera torna-se rarefeita e com baixa concentração de oxigênio, será obrigatório o uso de um traje especial dotado de suprimento de oxigênio (com máscara adaptada) e de um **equipamento anti-g**, por conta das condições de elevadas acelerações às quais vocês serão submetidos.

A FORÇA *G*

Força *g* é a aceleração da **força de gravidade** da Terra e ***g*** é uma unidade de aceleração definida como 9,806 65 m/s². Quando voamos, podemos nos submeter a três tipos de força ***g***: uma que nos empurra contra o banco na decolagem; outra, quando o avião gira de ponta-cabeça ou de lado; e a terceira e a mais violenta é quando a aeronave mergulha ou faz um voo em subida repentinamente. Cada ***g*** a mais que se alcança exige-se maior pressão sanguínea no bombeamento do sangue do coração para o cérebro. Daí a necessidade de um traje **anti-*g***.

Após a última avaliação sobre a parte física do avião, as instruções subsequentes seriam sobre os voos pré-solo. E no quinto e último voo pré-solo fui checado pelo nosso Oficial de Operações de Esquadrão, o Capitão Ubirajara. Fizemos um pouso macio na pista e taxiamos em direção aos hangares.

O Comandante solicitou-me que fosse à sala para o debriefing, onde ouviria suas últimas considerações sobre aquele meu último voo pré-solo. Logo o atendi após realizar os procedimentos finais para deixar a aeronave e para lá me dirigi.

O INSTRUTOR DE XAVANTE

Todos nós, estagiários aviadores, recebíamos também uma função para exercer no Centro paralelamente aos treinamentos de voo. Assim, a partir do momento em que iniciei os meus primeiros voos, assumi a função de estagiário de relação públicas do CATRE. Em julho, recebi a patente de segundo-Tenente. Confesso que nesse retorno a Natal voltei a sentir-me menos angustiado e muito mais feliz do que na Academia, por conta da ininterrupta sequência de voos e simulações de combate.

E essas condições tiveram continuidade no ano de 1975, quando prestei vestibular para cursar a faculdade de Administração na Universidade Federal do Rio Grande do Norte. Frequentava as aulas ministradas no turno da noite e consegui compatibilizar minhas atividades do CATRE com as dos meus estudos. Entre todos os oficiais que compunham os esquadrões, eu era um dos poucos que frequentava uma universidade.

No fim daquele ano, terminara meu estágio como piloto do Xavante AT-26 e chegara o momento de decidir para onde nós iríamos de acordo com a demanda da Aeronáutica. Seríamos distribuídos pelas bases instaladas no país.

Na cerimônia realizada para determinar-se essa distribuição, estavam presentes: o Comandante do CATRE, Brigadeiro Antony; o Comandante de Esquadrão, Major Carlos Oscar; o Oficial de Operações de Esquadrão, o Capitão Ubirajara; os comandantes de Esquadrilhas; os instrutores; os demais responsáveis; e todos os alunos formandos. Após a designação das incorporações nas unidades militares, restaram alguns de nós sem qualquer destinação. Eu era um deles, entre os quais se relacionavam os oficiais Pohlmann, Telles Ribeiro, Igreja, Sperb, Matoso, Elanir, Muniz, Diniz, Miranda, Garcia, Sarmento, João Luiz, Acioli e Pereira.

Criara-se uma situação de suspense que dava lugar a certo nervosismo e especulação mental. O que poderia ser? O Comandante de Esquadrão, Major Carlos Oscar, tomou a palavra e solicitou que eu e mais alguns Tenentes-Aviadores ficássemos de pé.

(**O Comandante**) — Os senhores oficiais estão selecionados como instrutores de voo no Esquadrão de elite deste Centro de Treinamento. Preciso acrescentar que para efetuarmos essa seleção levamos em conta a excelente qualificação de pilotagem, a maturidade demonstrada e a estabilidade emocional.

Em seguida, dirigiu-se ao quadro onde se afixavam as placas com nomes de instrutores e estagiários e nos trocou de lugar, colocando-nos como instrutores. Depois, fez o convite para que fôssemos nos sentar na fileira de cadeiras reservadas aos instrutores.

Como terminara meus serviços de estagiário na função de relações públicas, o Brigadeiro Antony convocou-me para assumir a função de Oficial de relações públicas do CATRE, a qual era competência de um Oficial com patente de Capitão.

Eu não poderia estar mais feliz. Continuar em Natal e assumindo as funções de instrutor de jato e de relações públicas do Centro.

UMA NOITE ENTRE AS NUVENS

Era uma noite com nuvens negras no céu naquele maio de 1976. O Major Carlos Oscar iria comandar um elemento (dois aviões) que faria um voo de treinamento, em ala, noturno e visual. Esse tipo de voo somente é realizado em tempo bom para voo visual. No entanto, existiam nuvens encharcadas. O tempo não estava adequado para aquele tipo de voo, mas mesmo assim a missão teve continuidade. Na verdade, o Major faria um voo para verificar as possibilidades de treinamento acima daqueles algodões enegrecidos.

Às 18h30 decolamos da pista E do CATRE. Eu, como instrutor, levava um aluno Aspirante Aviador naquela missão. A 25 mil pés ainda estávamos no meio de densas nuvens. Não havia sinais de que aquele tempo iria melhorar. O líder, Major Carlos Oscar, voava à frente. Ele navegava com instrumentos, e nós, na sua ala, a 5 metros de distância, fazíamos voo visual seguindo-o a uma velocidade de quase 600 quilômetros por hora. No meio da neblina cerrada o que víamos eram tão somente a silhueta e as luzes de navegação das pontas das asas do avião do Líder.

Diante daquelas condições climáticas, o Major determinara o nosso retorno à Base. Imediatamente, iniciou uma curva de penetração para o retorno. Naquelas circunstâncias, apesar de absolutamente inadequadas para os objetivos de voo noturno visual, os procedimentos básicos de treinamento continuavam, e eu mantinha atenção concentrada nos movimentos do aluno.

Eu bem sabia que um voo dentro de neblina ou nuvens, onde não tem como se ancorar numa referência visual, como era o caso, havia a possibilidade de uma desorientação espacial caracterizada pela sensação de atitude anormal da aeronave. Esse tipo de distúrbio fisiológico ocorre devido a um desordenado movimento do fluido no sistema auditivo.

> ## O SISTEMA AUDITIVO
> Nosso sistema auditivo é composto da orelha externa, da orelha média e da orelha interna. Da orelha externa estende-se um canal (meato acústico) que termina na **membrana timpânica**. A orelha média (separada da externa pela membrana timpânica) contém os ossículos **martelo**, **bigorna** e **estribo**, os quais estão conectados a uma fina membrana conhecida por **janela oval** – a entrada para o ouvido interno. É aí que encontramos a cóclea, um canal na forma de caracol preenchido pela endolinfa. As vibrações que chegam da janela oval transformam-se em ondas de compressão, ativando o órgão de Corti, o qual as transforma em impulsos nervosos enviados ao cérebro para interpretação.

O voo de penetração continuava dentro das nuvens escuras por aquele tempo tempestuoso. Aquele era o primeiro voo noturno que o Aspirante Pereira fazia e, infelizmente, estava fora das condições necessárias ao seu aprendizado naquele treinamento específico. Eu sabia que ele confiava completamente em mim e eu lhe passava a serenidade necessária; me sentia muito confiante, pois incorporara o hábito de me vestir de avião. Vestia cada asa, cada parafuso que segurava os pedaços daquele corpo de metal; cada pedal, cada manche, cada uma daquelas luzes que formavam o painel. Eu era o avião.

Aquela situação em que nos encontrávamos não era a situação normal que desejávamos. No entanto, eu sabia que não poderia tomar completamente o comando da aeronave, pois fragilizaria o seu aprendizado, tampouco poderia deixá-lo sem ser atentamente observado. E inesperadamente o avião, que estava sob o controle de Pereira, principiou a *bangornar*, descer e subir. Ele fora acometido de uma desorientação espacial. A qualquer momento iríamos sofrer um desastre, porque nosso avião poderia abalroar o avião do Major à frente. Naqueles segundos que antecipavam uma eventual tragédia, mantive a devida calma. Não havia tempo para pensar. E pela primeira vez, tomei o comando de uma aeronave enquanto instrutor.

(**De Paula**) — Está comigo.

Nesse mesmo momento, o Major cancelou a missão, como se tivesse ouvido a minha ordem para o aluno. Coisas de avião. A partir daquele instante, o aluno seria apenas um mero espectador do que aconteceria. Logo o avião estava estabilizado e o perigo passara.

A GÊNESE DA INTUIÇÃO

O leitor compreendeu que o hábito assume significativa relevância na nossa maneira de viver, e que se torna essencial na arte de pilotar, pois ele vai se formando com a obrigatoriedade da rotina dos movimentos, da necessidade da rigidez da disciplina. A aprendizagem de um hábito ocorre numa região de nosso cérebro na qual se localizam estruturas anatômicas conhecidas por *gânglios basais* e *núcleo caudado*, entre outras, de acordo com os resultados de pesquisas no campo da Neurociência.

Há uma necessidade de sua referência, porque essas mesmas estruturas anatômicas (com mais ênfase para o *núcleo caudado*) são responsáveis também pela gênese da *intuição*, uma função psíquica tão relevante quanto o hábito na complexa arte de pilotar, principalmente quando se trata da aviação de guerra.

Executivos empresariais, médicos, peritos criminais, engenheiros, pilotos, todos esses profissionais no exercício das suas atuações lançam mão da intuição para encontrar o cerne da anormalidade, a resposta ao problema crucial. No entanto, não estão excluídas pessoas de outras atividades que também exercem esse conhecimento, como uma percepção, um sexto sentido. A intuição faz parte da mente inconsciente de todos os seres humanos e se fundamenta num princípio que descarta probabilidades para encontrar, entre todas, a melhor solução.

Em seu livro a *Natureza da psique*,[1] Carl Gustav Jung define intuição como a capacidade "de acessar, um insight. Decorre de um processo inconsciente; é uma percepção, uma apreensão, um entendimento da situação, de maneira não racional". E é sua também a afirmação de que "cada um de nós tem a sabedoria e o conhecimento que necessita em seu próprio interior". E é esse conhecimento arquivado na mente inconsciente a matéria-prima da intuição.

A história real sumarizada que vou narrar a seguir é um exemplo do uso da intuição na tomada de uma vital decisão.

UMA INTUIÇÃO SOBRE O XINGU

Em outubro de 1976, partiu de Natal para Manaus um Esquadrão com oito Xavantes AT-26 numa missão de deslocamento por instrumento em voo de navegação, uma missão de instrução para estagiários que finalizavam seu curso. Como apoio logístico, fazia parte do Esquadrão uma aeronave Bandeirante pilotada pelo Major Ceccato. Da pista do CATRE decolava um Xavante do nosso Esquadrão a cada dez minutos, numa estratégia militar.

Cada piloto-instrutor voava com seu aluno-aviador, e o meu era o segundo-Tenente Alvarenga. Todos éramos instrutores naquela missão e podíamos realizá-la com independência individual, mas o Capitão Ubirajara ocuparia a função de líder do Esquadrão.

Após voarmos um pouco mais de 1.500 quilômetros desde Natal, com escala em Fortaleza (CE) para abastecimento (o AT-26 podia voar a 867 quilômetros por hora e tinha uma autonomia de 1.850 quilômetros), o Esquadrão rumava para pousar no aeroporto de Belém.

Belém estava quente, com temperatura de 30 graus, sem chuva, e lá embaixo o rio Maguari, que lhe banhava, parecia mais um imenso tabuleiro de concreto silencioso em sua serenidade. Ali pernoitamos e continuamos a viagem no dia seguinte.

Seguimos para Manaus. Em cerca de uma hora e meia, vencemos a distância de quase 1.300 quilômetros que separava Belém da capital manauara. Após uma estada de dois dias, iniciamos a viagem de volta.

O nosso Xavante possuía dois tanques (centrais) de combustível, flexíveis, os quais eram complementados com mais dois tanques fixos nas pontas de suas asas. Para viagens de longa distância, como aquela que estávamos realizando, acoplávamos mais dois tanques ejetáveis sob as asas (subalares). O mecanismo de ação de suprimento dos tanques centrais para abastecimento da turbina consistia na transferência do querosene dos tanques subalares para os das pontas e tanques centrais, por meio de uma válvula *by-pass* (que controla a passagem do querosene). Na viagem de retorno, decolamos de Manaus para Belém.

O Esquadrão estava no ar. Alvarenga e eu havíamos sobrevoado Santarém, no Pará, e nos aproximávamos de Porto de Moz, um pequeno município paraense distante cerca de 400 quilômetros de Belém. De repente, observei que o marcador de combustível sinalizava uma redução de nível do tanque central. E esse fato não era para ocorrer, pois os tanques estavam abastecidos. No entanto, isso poderia acontecer se a válvula apresentasse um defeito. Nesse caso, o combustível logo acabaria. Alguns minutos depois, porém, o marcador mostrou que o nível se normalizara.

Comuniquei o incidente da pane intermitente ao Capitão Ubirajara. Ele sugeriu que, como tudo já tinha voltado à normalidade, eu poderia continuar o voo para Belém; e que a válvula de controle devia ter se prendido e desprendido. Naquele momento sobrevoávamos Porto de Moz. E foi exatamente ali que, apesar do episódio superado, tomei a decisão de não atender à sugestão do Capitão e avisei que retornaria e pousaria em Santarém e ainda solicitei silêncio de rádio. Não estava cometendo qualquer desobediência, porque era soberano sobre minha aeronave e somente eu poderia perceber o que acontecia com ela, visto que nela eu estava.

Imediatamente, fiz uma curva rápida e rumei a Santarém a cerca de 280 quilômetros dali. Voávamos numa altitude de 37 mil pés; e por causa do ar rarefeito, gastava-se menos combustível. Programei a descida de maneira a consumir a menor quantidade possível de querosene. Mantivemo-nos nivelados nos próximos dez minutos e iniciamos um planeio de máximo alcance. A 20 mil pés, tão repentinamente quanto da vez anterior, o marcador mostrou que o nível baixara novamente. Estávamos dentro de nuvens e dessa vez o ponteiro continuou a descer. Não estava mais ocorrendo transferência de combustível para os tanques da fuselagem. A 10 mil pés, ainda dentro das nuvens, acendeu-se a luz âmbar alertando que o combustível chegava a um nível crítico.

(**De Paula**) — A bruxa acendeu — falei para Alvarenga em nosso jargão.

Enquanto ela piscava sua luz dourada ininterruptamente, conversei com Alvarenga sobre a possibilidade de nos ejetarmos. Procedemos os preparativos. Somente a 5 mil pés saímos da camada de nuvens, quando descortinou-se à nossa frente uma selva densa que cobria uma terra sem fim.

(**De Paula**) — Nós só temos selva pela frente. Se cairmos aqui, você estará em melhor situação do que eu.

(**Tenente Alvarenga**) — Como assim?

(**De Paula**) — O seu equipamento de sobrevivência é destinado à selva, mas o meu é para a água.

Continuávamos a descer empurrados pelos ventos que sopravam de leste para oeste, o que muito nos ajudava a poupar querosene. A floresta continuava a alastrar-se com seus diversos tons verdes até se chocar com o infinito do horizonte.

No entanto, agora a paisagem começava a mudar, pois lá na frente surgia o reflexo das águas dos rios fendendo a floresta como um corte de lâmina na pele verdecida. Aos poucos, as águas foram se transformando num oceano doce formado pela junção dos rios Tapajós e Amazonas.

(De Paula) — Agora, Tenente, se cairmos aqui, eu estarei em situação melhor que você, pois estou com equipamento para a água.

Alvarenga era um rapaz espirituoso e apenas sorriu.

Avisei à torre de Santarém que estava em pane de combustível e pedi a liberação da pista de pouso. Além disso, informei que aterrissaria a favor do vento.

Na margem direita daquele oceano, Santarém, a *Pérola do Tapajós*, como carinhosamente a nominavam seus nativos, surgiu com suas esparsas edificações em meio às árvores plantadas.

Um pouquinho de nada além da água do rio, a pista do aeroporto foi se agigantando à medida que nos aproximávamos. Ela fora construída numa grande clareira retangular aberta no meio da selva.

Eu continuava a voar a favor do vento e aterrissaria a favor do vento; não acionei os flapes e só baixei o trem de pouso no último instante, contrariando tudo o que aprendera sobre pousos de aeronaves. Tinha de economizar cada gota de combustível. A luz âmbar no painel não cansava de avisar do perigo iminente, mas pousei, e o nosso Xavante correu velozmente pelo chão, devorando-o com voracidade. A torre pediu para que eu taxiasse até o estacionamento, porém não deu tempo de chegar até lá porque o avião apagou completamente, no instante em que deixamos a pista no início do taxiamento.

Intimamente, estava sentindo uma imensa euforia por tocar aquele solo com o meu aluno são e salvo. O que acabara de fazer foi pôr em prática a Doutrina de Voo, que prega a necessidade de garantir a segurança do(s) piloto(s) e da aeronave, conforme nos ensinou o Brigadeiro Motta Paes. E ainda sobrevivera a outro de seus ensinamentos: *se algo está para dar errado, pode ter certeza de que dará.*

Mas outro **algo**, que chegara sem detença lá das sombras de minha mente inconsciente, impedira-me de prosseguir para Belém. Aquele **algo** que nos salvara e que chegou sem avisar e sem bater na porta de minha mente consciente chamava-se **intuição**. Incontestavelmente, não muito longe de Porto de Moz, teríamos caído naquela selva faminta ou nas águas predadoras das imensidões de seus rios. Aquele **algo** que chegou sem avisar e sem bater à porta de minha mente consciente, concretamente, chamava-se **intuição**.

Ao chegarmos a Natal, João Luiz, um dos meus colegas oficiais participantes da missão, falou de seus sentimentos com relação à minha decisão de retornar a Santarém, pois ele acompanhara as comunicações durante o evento de Porto de Moz.

(**João Luiz**) — De Paula, considerei perfeita a sua decisão de não continuar o voo para Belém e não atender à sugestão do Capitão Ubirajara. Na minha concepção, foi muito providencial.

Ele não sabia que havia sido uma providencial... intuição.

UMA VISÃO NEUROCIENTÍFICA DA INTUIÇÃO

O neurocientista japonês Keiji Tanaka e sua equipe, do Riken Brain Science Institute (Instituto Riken de Ciência do Cérebro), do Japão, descobriram que o *núcleo caudado* do cérebro (uma estrutura que faz parte dos *gânglios da base*) é responsável pela origem química da intuição, da mesma maneira que ela também origina o hábito. Para suas experiências, Tanaka utilizou voluntários jogadores de *shogi* (jogo japonês similar ao xadrez).[2]

O FLASH DO CÉREBRO

O *núcleo caudado* nos fornece condições de tomar uma decisão usando a intuição por meio de nossa mente inconsciente. Apesar de Tanaka especificá-lo como a residência oficial da intuição, ele ressalva que os *gânglios da base* (do qual faz parte o *núcleo caudado*) estão conectados a várias outras estruturas cerebrais, as quais participam da complexa sinergia

> neural. Tanto que outros pesquisadores também atribuíram, em hipótese, uma conexão entre a tomada de decisão e estruturas cerebrais como a amígdala e o córtex pré-frontal,[3,4] nossas conhecidas desde quando teci considerações sobre as emoções e os sentimentos (Capítulo 10).
>
> As pesquisas neurocientíficas demonstraram que a intuição, esse tipo de pensamento com velocidade mais do que instantânea, ocorre comumente no âmbito de uma área de atuação nossa na qual já possuímos conhecimento. Quando eu me refiro à instantaneidade de sua ação, estou me fundamentando nos estudos de Tanaka, os quais concluem que uma decisão intuitiva é tomada segundos antes que dela nos conscientizemos e a executemos.

Para chegar às suas conclusões sobre como ocorrem as decisões intuitivas, além do uso de um potente sistema de ressonância magnética,* Tanaka monitorou o fluxo de sangue dos enxadristas japoneses com o objetivo de identificar as suas atividades cerebrais. Ele demonstrou que a ativação do *núcleo caudado* durante o desenvolvimento da intuição estava ausente nos indivíduos iniciantes da prática, mas presente naqueles muito experientes, indicando a conexão entre aquele órgão e a função psíquica (intuição), e a necessidade de uma mente treinada no assunto específico. Portanto, com as descobertas de Keiji Tanaka, mais um segredo da nossa misteriosa mente fora desvendado.

Segundo a neurocientista norte-americana Julia Mossbridge, realmente não há uma consciência que, por exemplo, antecipe um acontecimento negativo que está para ocorrer. No entanto, de repente, o seu EU percebe-o e ele afeta sua biologia com alterações cardiorrespiratórias, no

---

* Sistema de ressonância magnética de 4 T com uma bobina de gradiente de cabeça (Agilent).

sistema nervoso, na pele, antecipando o evento.[5] Quem já não sentiu uma intuição desse tipo?

Você já entendeu que a gênese da intuição está, essencialmente, na coleta inconsciente de informações por setores de processamento sensorial do cérebro, as quais são organizadas e arquivadas sem o conhecimento da mente consciente. No entanto, essas informações poderão ser requeridas num determinado momento crítico, e aí sim são desarquivadas e remetidas num átimo de tempo para a mente consciente.

UMA VISÃO DA INTUIÇÃO À LUZ DOS PENSAMENTOS ORIENTAIS

O confucionismo e o taoísmo são as duas principais tendências do pensamento chinês que encarnam a tradição filosófico-religiosa, mas apenas o taoísmo se interessa pelo conhecimento intuitivo, e não pelo saber consciente e racional, como também o faz o hinduísmo e o budismo em todo o Oriente.

O físico e escritor austríaco Fritjof Capra considera "a Ciência e o misticismo manifestações complementares da mente humana, de suas faculdades racionais e intuitivas",[6] embora se apresentem com feições diferentes quanto às suas fundamentações, pois enquanto os nossos cientistas são extremamente especialistas, alicerçados numa mente racional, os sábios místicos são também extremamente especialistas, porém alicerçados numa mente intuitiva. Até parece que por esse ângulo os dois preceitos são antagônicos, quando na verdade são complementares. Se o conhecimento místico não necessita do conhecimento científico, tampouco o conhecimento científico precisa do conhecimento místico. Todos nós, no entanto, carecemos dos dois conhecimentos para uma compreensão cada vez maior desse nosso Universo. Disse um dia o físico alemão Albert Einstein "que não existe nenhum caminho lógico para a descoberta das leis elementares do Universo, a não ser o caminho da intuição".

CONSTRUTORES DE UNIVERSOS

Você já deve ter entendido que a nossa vida é construída por meio de decisões, de escolhas, e essas decisões podem ou não ser feitas com a utilização de conhecimentos transformados em intuição. As decisões são tão dramáticas que podem sentenciar a continuidade da vida ou a finitude da morte. São elas que criam o nosso *modus vivendi*, o nosso modo de viver, de conviver e de sobreviver; que determinam a nossa história; que criam os nossos universos; e que vão moldando o nosso cotidiano e o nosso destino pela existência afora.

Uma existência em que todas as possibilidades estão presentes, e nesse universo de possibilidades somos direcionados por essas nossas decisões, as quais fazem o futuro estar sempre mudando. Por essa razão, a vida pode seguir qualquer rumo, para o bem ou para o mal, dependendo da decisão tomada; e por isso também o nosso destino não pode ter sido traçado, mas todas as possibilidades de rumo que ele pode tomar já foram, sim, determinadas.

A responsabilidade de tomar as nossas decisões não é debitada apenas na conta da mente consciente; na verdade, a maior parte dessa responsabilidade cabe à mente inconsciente.

No entanto, lembre-se de que a mente é nossa; a mente consciente é nossa e a mente inconsciente também. Então, a responsabilidade de nossas decisões é nossa, e, portanto, devemos ter absoluta atenção aos nossos pensamentos, aos nossos hábitos e às nossas emoções, componentes relevantes para uma decisão, os quais formam esses personagens que somos nós mesmos e que atuam nas peças de nossa própria vida. Por isso mesmo é que Lao Tzu, o filósofo chinês fundador do taoísmo (600 a.C.), avisou para cada um de nós, por meio de sua doutrina:

> *Cuide de seus pensamentos; eles se tornam suas palavras.*
> *Cuide de suas palavras; elas se tornam suas ações.*

> *Cuide de suas ações; elas se tornam seus hábitos.*
> *Cuide de seus hábitos; eles criam o seu personagem.*
> *Cuide de seu personagem; ele determina o seu destino.*

Gastara a minha vida inteira para criar o meu personagem até o início de janeiro de 1977: aos 25 anos, um piloto militar, instrutor de oficiais para voos em aviões a jato, com a função de relações públicas do CATRE, e estudante do curso superior de Administração na UFRN.

Não perscrutava, no meu horizonte de 360 graus, qualquer possibilidade que pudesse quebrar o cristal lapidado na forja de um tempo que se iniciara no Sítio do Cucuruto, lá nos rincões de Minas Gerais. Mas havia. Dois eventos de impactos emocionais diametralmente opostos aconteceram e eles, entrelaçados, determinariam um novo curso para a continuidade de minha vida, definiriam a gênese de um novo universo para o qual eu me transportaria definitivamente.

No dia 8 de janeiro de 1977, casei com a minha noiva Jurema, filha de Hermita Cansanção, sócio-proprietário das empresas Galvão Mesquita, cuja atividade principal concentrava-se no comércio varejista de ferragens, ferramentas, produtos de construção (distribuidora da CSN e fornecedora para indústrias); e Casa Lux, concentrada na comercialização de material elétrico.

Ao fim daquele mês, retornei da lua de mel com minha esposa e fui passar um fim de semana numa casa de propriedade de sua família, à margem da Lagoa do Bonfim, ao sul de Natal. E foi exatamente ali, naquele lugar paradisíaco, que aconteceu um trágico acidente acarretando a morte de meu sogro e amigo Cansanção: uma coluna de um alpendre caíra sobre sua cabeça. Naquele momento de desespero, minha sogra, D. Ryanete, declarara, em prantos, que a partir dali delegava-me a incumbência de assumir a responsabilidade pela diretriz da família.

Aquele evento fatídico fez-me absorver um tremendo impacto emocional. E após esses dois acontecimentos (o casamento e a morte de

Cansanção), desencadeou-se uma sequência de eventos absolutamente inimagináveis para mim, resultando na necessidade de tomar uma das maiores decisões de minha vida. No entanto, para que você entenda ou pelo menos saiba por que tomei a decisão, preciso lhe posicionar no contexto daquelas circunstâncias.

CAPÍTULO 14

As Empresas

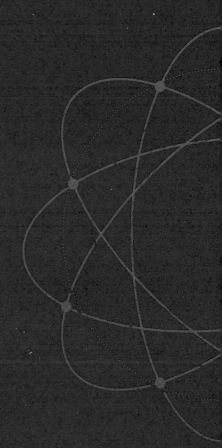

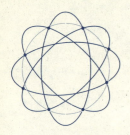

A IMPULSIVIDADE NO PROCESSO DECISÓRIO

Para facilitar a minha narrativa, doravante os empreendimentos comerciais Galvão Mesquita (S.A.) e Casa Lux (S.A.) serão denominados de **Empresas**, as quais tiveram sua origem nos anos que precederam a Segunda Grande Guerra (desde 1932), a partir de uma sociedade entre dois amigos: Amaro Mesquita e Francisco Galvão.

Amaro casou-se com Nair de Paiva e tiveram as filhas Ryanete, que se casou com Hermita Cansanção, deles nascendo Emanoel, Juçara, Moema, Uiara e Jurema (com quem casei); e Janete, que se casou com Osmundo Farias, de cujo casamento nasceram Ricardo, Romel e Robson (este último viria a ser governador do estado do Rio Grande do Norte).

No ano de meu casamento, em 1977, Cansanção dirigia as **Empresas**, cujo comando recebera de seu sogro Amaro. Para auxiliá-lo, havia seis diretores, os senhores Edilson Nobre, Bolívar e Emerenciano (na Galvão Mesquita); e Ferreirinha, Átila Nelson e José Hélio (na Casa Lux).

As **Empresas** representavam a única fonte de renda da família de Cansanção; com a sua súbita morte, surgiu a questão de como seria a vida dali por diante. Naqueles momentos difíceis e de incerteza, eu era o único homem integrante daquele núcleo familiar. Desse modo, pediram-me que assumisse, em nome da família, as tratativas relativas aos problemas surgidos. Claro que eu atenderia, mas tinha em mente que o faria sem comprometer as atividades de minha vida que estavam em curso lá no CATRE.

Osmundo reuniu-se comigo e sugeriu que deveríamos, inicialmente, contratar uma empresa de auditoria/consultoria para fazer um diagnóstico das **Empresas** e assim conhecermos sua real situação financeira, econômica e administrativa. Preciso que o leitor tenha em mente que o meu conhecimento e interesse em relação às **Empresas** eram nenhum; e nunca, antes daqueles eventos, havia tido qualquer contato com elas.

A partir de nosso encontro, o primeiro passo a ser dado seria nos encontrarmos com a diretoria para comunicar-lhe da decisão. O que foi feito logo no dia seguinte. Por sua experiência como empreendedor e em outras atividades civis, Osmundo responsabilizou-se por todas as ações que adviriam, inclusive a contratação da empresa de auditoria de Júlio Casoy (irmão de Boris Casoy, apresentador de televisão), sediada em São Paulo, a qual iniciou seus trabalhos ainda em fevereiro daquele ano.

Eu continuava, como disse, rotineiramente com minhas funções de Oficial Aviador, porém, diante dos acontecimentos, consegui uma disponibilidade de acompanhar o processo nas tardes de segunda a quinta-feira (a partir das 16h) e todas as sextas-feiras, além das manhãs de sábado. Nesse tempo disponibilizado, eu fiquei próximo de Casoy (e sua equipe, que passou a morar em Natal) e acompanhei de perto o levantamento que se fazia.

Antes que você conheça o resultado sobre a saúde das **Empresas**, é importante saber o contexto da vida nacional no qual estavam inseridas todas as empresas brasileiras, inclusive as nossas.

No ano de 1977, o país estava mergulhado num caos econômico desesperador, lutando para sobreviver, açoitado por uma espiral inflacionária que já ultrapassava os 40% ao ano. Com essa hiperinflação em ascendência, os brasileiros vivenciavam as remarcações diárias de preços no comércio; os produtos sumiam das prateleiras; as famílias estocavam em casa as compras do mês para mitigar a perda do valor da moeda. Com esse cenário, era realmente muito difícil a gestão comercial de uma empresa, ainda mais se ela não tivesse a capacidade de se adaptar a esses desafios.

O CAOS ECONÔMICO

Até o fim da década de 1970, os índices de inflação atingiram os 40% anuais. Nos anos 1980, a situação ficou mais difícil ainda após dois choques do petróleo e maxidesvalorizações cambiais. À forte retração na taxa de expansão econômica somou-se o crescimento galopante da inflação, em meio a um processo de indexação de preços, salários e contratos no país. Depois de sucessivas tentativas frustradas de estabilização da moeda com os planos Cruzado (1986), Bresser (1987), Verão (1989), Collor I (1990) e Collor II (1991), o índice anual de inflação continuou em elevação atingindo 330% ao ano na década de 1980 e 2.500% ao ano em 1993.*

Além do contexto descrito, também é relevante você levar em conta que as **Empresas**, com mais de quatro décadas de existência, amadurecidas, possuíam sua própria cultura administrativa, arraigada, visceral, e apresentavam-se perante a sociedade como uma das mais importantes em seu ramo. Foram nessas circunstâncias (externas e internas) que Casoy desenvolveu o seu diagnóstico.

O APRENDIZ

A minha mente continuava ocupada com as atividades aeronáuticas e com meus estudos na universidade, pois iniciara o terceiro ano de meu curso em Administração.

Evidenciou-se na pesquisa do Casoy que não havia um controle rígido sobre o fluxo de entrada e saída dos produtos comercializados (**giro do**

---

* Informações obtidas em: DRAGÃO DA inflação assombrou os brasileiros ao longo de quatro décadas. *O Globo*, 11 jul. 2013. Disponível em: https://acervo.oglobo.globo.com/em-destaque/dragao-da-inflacao-assombrou-os-brasileiros-ao-longo-de-quatro-decadas-8999171. Acesso em: 29 jul. 2020.

estoque) nem sobre o controle, ou ajuste, no prazo médio para pagamento das compras, das vendas ou do recebimento de mercadorias. Esses descontroles geravam um desequilíbrio financeiro e, consequentemente, necessidade de **caixa**.

Casoy dizia-me que a variável do **giro do estoque** era um pilar angular (fundamental) no ramo do comércio, e por isso mesmo inserida na fórmula basilar que define o lucro, na qual **Lucro** (Lu) é o resultado da multiplicação de sua **Margem** (MLu) pelo **Giro do estoque** (Ge), como mostrado mais adiante.

No entanto, o diagnóstico não constatou apenas o desequilíbrio na gestão comercial, detectou também uma prática rotineira, que remontava aos primeiros tempos da administração, criada pelos sócios pioneiros (e continuada por seus sucessores), mas que erodia os seus alicerces financeiros: o valor referente às vendas sem nota fiscal revertia-se como dividendo para os seus diretores. Essa era uma prática que fazia parte da cultura das empresas nacionais, mas que naqueles dias de caos econômico agravava mais ainda a saúde financeira das **Empresas**, comprovado por grandes débitos bancários e atrasos de pagamentos a fornecedores em até seis meses.

A minha dedicação, a minha presença e a minha força de vontade de aprender fizeram com que Casoy fosse se afeiçoando a mim e me permitisse, de bom grado, que o acompanhasse por toda a auditoria. E essa afetividade contagiou-me e fez que nos aproximássemos cada vez mais. Certo dia, convidei-o para um almoço. Iríamos saborear a deliciosa carne de sol do Marinho, um restaurante tradicional de Natal. E ali eu tive a oportunidade de ouvir com mais informalidade seus ensinamentos, sua vivência, seus conhecimentos, ao tempo que lhe contava algumas passagens de minha vida.

Narrei-lhe minha história desde Pratápolis, assim como fizera antes para tantas pessoas que encontrara pelos caminhos. Falei de Barbacena, de meu treinamento para piloto, de minhas atuais funções como instrutor de aviões a jato e relações públicas do CATRE – e, claro, de meu curso de Administração. Sempre contei as minhas histórias com muita naturalidade e, diante de meu relato, notei que Casoy ficara interessado.

(**Casoy**) — Paulo, essa sua história me tocou. Você é instrutor de aviões a jato! Relações públicas de um Centro de Treinamento da Aeronáutica, e ainda cursa Administração! Sabe, Paulo, em verdade gostei de você, e vou adotá-lo.

(**Paulo**) — Vai me adotar?

(**Casoy**) — Vou. Vou adotá-lo como meu pupilo, meu aluno. Você sabe que não posso ficar em Natal permanentemente e venho aqui a cada quinze dias. Mas, enquanto eu aqui estiver, você continuará colado em mim. E, na minha ausência, ficará junto à minha equipe, que receberá instruções nesse sentido.

(**Paulo**) — Professor, o senhor já tem tido muita paciência comigo.

(**Casoy**) — Mas agora vou fazer de forma mais técnica. Você não é mais apenas um observador querendo tomar pé das coisas das **Empresas**. Você é um aluno meu.

A partir de então, Casoy passou a ser definitivamente o meu professor sobre gestão comercial. E foi aí que ele me apresentou às **variáveis determinantes** do mundo dos negócios.

(**Paulo**) — O que é essa variável determinante?

(**Casoy**) — Você já usou inúmeras vezes variáveis determinantes sem nem mesmo saber que as estava utilizando. Disso eu tenho certeza. As variáveis determinantes são as ações ou os sentimentos que determinam o resultado (positivo ou negativo) de qualquer atividade humana, que influenciam os seus processos em busca do objetivo pretendido. Por exemplo, quando você vai voar em sua aeronave, utiliza uma variável determinante a qual poderá custar a sua vida se não for usada: as inspeções do avião. Se você vai comprar uma casa, a proximidade com a escola ou com o local de trabalho também será determinante. Isso é o que se entende por variáveis determinantes.

(**Paulo**) — Entendi. Elas realmente estão presentes em cada momento da vida da gente. Entendi que influenciam em nosso comportamento, em nosso modo de vida. Entendi que o amor, a gratidão, a força de vontade são variáveis determinantes.

(**Casoy**) — Exatamente. Você absorveu muito bem o conceito. Mas agora, Paulo, eu vou lhe revelar a viga mestra que sustenta a minha vida. Ela é uma variável determinante!

(**Paulo**) — Qual?

(**Casoy**) — A variável determinante que determina a minha vida são as variáveis determinantes.

Aquela revelação de Casoy impactou-me profundamente, porque ele não estava mais me ensinando tópicos de administração. Ele estava repassando para mim uma vivência de sua existência; havia-me adotado integralmente. Restava-me fazer jus àquela confiança, àquele privilégio.

Casoy continuava a fartar-se com a carne macia e saborosa, assada depois de curtida no leite, acompanhada de feijão verde e farofa branca. Entre uma garfada e outra conversávamos sobre as variáveis, as quais agora também faziam parte da minha vida. Entendi que, nos imbróglios das **Empresas**, elas materializaram-se na forma de uma espiral inflacionária, do fluxo de entrada e saída dos produtos, o **giro dos produtos**.

(**Casoy**) — Você tem de saber identificar as variáveis determinantes em sua atividade e usá-las convenientemente. No mundo comercial, a mais importante é o controle do giro dos produtos. Ela é tão determinante na vida de uma empresa comercial que é geradora de outras variáveis.

(**Paulo**) — Como assim?

(**Casoy**) — O que acontece é que o fluxo de entrada e saída de produtos passa por duas fases essenciais na mecânica da comercialização: a de **compra ao fornecedor** (entrada do produto) e de **venda ao cliente** (saída do produto). Na fase de **compra** podemos identificar mais de uma dezena de variáveis que determinam a decisão de como comprar, a exemplo do prazo de entrega, do preço, da qualidade e do modelo do produto a ser adquirido, bem como do tempo de validade, do nível de estoque, das restrições financeiras, das negociações de compra, do frete, do prazo de pagamento.

(**Paulo**) — E na de venda?

(**Casoy**) — Na de venda há uma variável essencial e fundamental para o sucesso dessa outra fase da variável do giro.

(**Paulo**) — Qual? — perguntei curioso.

(**Casoy**) — O perfil do vendedor. O vendedor tem de ter qualidades para escoar o produto, as quais, por sua vez, são também variáveis determinantes, como proatividade – caracterizada pela iniciativa, presteza, eficiência –, eficácia e dinamismo. E outras e outras.

Eu devo ter desenhado um leve sorriso, porque ele também o fez em seu rosto.

(**Paulo**) — Isso é verdade. Mas temos de considerar que alguns dos vendedores precisam passar por um treinamento.

(**Casoy**) — É aí que entra a ação do gestor. O nosso diagnóstico, por exemplo, está revelando que nas **Empresas** não há controle nem métodos adequados para a efetuação das compras, tampouco das vendas; embora haja bons vendedores, eles precisam de melhores orientações.

Enquanto Casoy mostrava como deveria comportar-se uma empresa comercial, aquelas informações iam se infiltrando em minha mente.

A tarde daquela sexta-feira já se iniciara e chegara a hora de retornar às **Empresas**. Depois daquele encontro, ainda tivemos vários outros, o Professor Casoy e eu, o que me dava muita satisfação e conhecimento sobre o comércio.

O DIAGNÓSTICO

Osmundo tomara conhecimento antecipadamente das conclusões do diagnóstico, as quais decretavam um estado de insolvência das **Empresas**. Por essa razão, ele decidira colocá-las à venda, não sem antes comunicar essa decisão à diretoria, pois a J. Torquato, uma empresa pernambucana atuante no mesmo ramo, interessara-se pela negociação e colocaria uma equipe nos setores das **Empresas** para fazer um trabalho similar ao de Casoy, inclusive utilizando seus dados e suas informações.

O diagnóstico fora definitivamente concluído e Osmundo solicitara uma reunião da família numa noite de quarta-feira, já no finzinho de maio, na residência de minha sogra, na qual também estavam presentes D. Janete, D. Nair e eu. Com o diagnóstico nas mãos, Osmundo expôs a situação insolvente das **Empresas** e sugeriu que se decidissem por sua venda. Ali, eu era apenas um coadjuvante (que pensava única e exclusivamente em voar pelos céus). Com muita relutância, todos concordaram pela venda.

A reunião terminara e Osmundo, D. Janete e D. Nair preparavam-se para sair, pois teriam de ir para a longínqua Ponta Negra (a lonjura se dava mais pela precariedade da estrada que pela distância em si). E, exatamente nessa ocasião de despedida, Osmundo declarou que não estariam naquela calamitosa situação se Cansanção tivesse administrado melhor as **Empresas**. Aquele julgamento intempestivo encheu a sala de um palpável mal-estar. D. Ryanete, depois de assimilar a acusação, dirigiu-se a Osmundo com uma contundente defesa de Cansanção. O clima ficava mais e mais ruinoso, quando D. Nair retirou Osmundo e Janete da sala e partiram.

Fiquei ali observando a filha de D. Nair prostrada e abalada com aqueles acontecimentos. Tentei consolá-la, mas o ressentimento que sentia era muito profundo. Por conta daquela cena, algo de estranho começava a tomar forma dentro de mim.

A IMPULSIVIDADE

Eu já lhe expliquei que da minha impulsividade aflorava uma hipersensibilidade, um sentimento a provocar-me uma exacerbação de minha atenção pelo sofrimento de meu próximo. E esse fato levava-me a tomar decisões impulsivas. O meu cérebro entendia a extensão daquela dor que a consumia, e meu corpo acusava seu recebimento com as consequências da tristeza e da ansiedade. A minha mente consciente e inconsciente duelavam num duro combate no qual uma queria impedir qualquer decisão impensada, enquanto a outra impelia-me à impulsividade; uma impulsividade movida com a energia das emoções que podem manifestar-se em momentos inapropriados como aquele.

Ora, eu não tinha o direito sequer de aventar uma remota possibilidade de pensar o que estava pensando e que estava para materializar-se numa pergunta àquela mulher que derramava suas lágrimas nascidas mais de sua alma do que de seus olhos. No entanto, eu não deveria me sensibilizar com aquela cena a ponto de esquecer como fora difícil construir o universo que eu construíra. Não foi nada fácil sair de Guaxupé, de Mogi das Cruzes, chegar e sair de Barbacena, tornar-me um instrutor de jato de combate em Natal, formar-me na Academia da Força Aérea, em Pirassununga. Agora eu estava para prosseguir em minha carreira com todos os caminhos pavimentados e livres rumo à sua última patente dali a alguns anos. Esse era o universo que eu criara e que estava ainda sendo arquitetado, mas que estava a ponto de implodir.

Enquanto a energia da impulsividade se sobrepujava sobre a da racionalidade, eu sentia toda a minha vida desmoronar-se com rapidez no chão de meus pensamentos, todos os meus sonhos de continuar voando pelos céus de meu universo. Todas as aspirações que eu já havia considerado prontas em minha imaginação e que estavam bem ali à minha frente, no fim apenas desvaneciam-se tão rapidamente. No entanto, a minha mente consciente gritava avisando que, se eu cometesse aquele desatino, haveria um alto preço a pagar por ter contrariado a própria natureza. Uma dor. Uma dor que não nasceria de nenhum dos neurônios formadores de meu cérebro, não seria uma dor de origem física.

A DECISÃO

Nenhum sofrimento psíquico com o qual sofrera tanto por toda a minha existência poderia comparar-se àquele tipo de dor, que, naquele mesmo momento, principiava a devorar-me. Todo esse emaranhado de pensamentos ocorreu-me no tempo de uma piscadela. Para mim, não houve nenhum espaço de tempo entre o torvelinho de pensamentos e a pergunta que fiz a D. Ryanete. Eu não tinha o direito de fazê-la. Eu não tinha sequer razão para fazê-la. E até hoje me pergunto por que a fiz.

(**Paulo de Paula**) — D. Ryanete! D. Ryanete!

Ela levantou a cabeça lentamente.

(**Ryanete**) — Sim, Paulo.

(**Paulo de Paula**) — A senhora quer ficar com as **Empresas**?

Como quem não tinha entendido a pergunta, questionou-me:

(**Ryanete**) — O que disse?

(**Paulo de Paula**) — A senhora quer ficar com as **Empresas**?

Ela olhou fixamente para mim.

(**Ryanete**) — O que você quer dizer com isso?

(**Paulo de Paula**) — Se a senhora realmente quer continuar com as **Empresas**, nós ficaremos com ela. Eu abandono a minha carreira na Aeronáutica. Deixarei de ser Oficial Aviador e vou assumi-las.

(**Ryanete**) — Você enlouqueceu! Não. Dessa maneira, eu não poderia aceitar. Eu não aceitaria que você deixasse aquilo que mais ama fazer para assumir as nossas **Empresas**. Além de tudo, elas estão numa situação de difícil solução. Você acompanhou o diagnóstico.

(**Paulo de Paula**) — É bem verdade. Mas, se a senhora quiser, eu dou por consolidada a minha decisão.

Depois de um tempo de argumentos e contra-argumentos, ela aceitou a minha decisão. No entanto, avisou-me que não daria seu aval para recuperação das **Empresas** utilizando seus ativos herdados, porque assim correria o risco de perder tudo o que tinha.

Havia uma medida a ser tomada com prioridade que decidi partilhar com ela naquele momento.

(Paulo de Paula) — Mas, para que eu assuma, teremos de tomar medidas drásticas com relação ao modelo de administração. A primeira delas será cancelar a prática das vendas sem notas fiscais.

Aquela resolução também a afetaria, mas ela acatou. Apenas fez um questionamento.

(Ryanete) — Será que eles vão aceitar essa decisão de vender apenas com notas fiscais?

(Paulo de Paula) — Saberemos amanhã. Será uma quinta-feira crucial.

Restava agora dar ciência daquela decisão de ficarmos com as **Empresas** a Osmundo, D. Janete e D. Nair; e ainda naquele começo de madrugada, fomos a Ponta Negra fazer a comunicação.

Pense, você, agora, o que passava por minha mente depois de todos aqueles acontecimentos, após eu ter tomado aquela inopinada decisão. A viagem de Natal a Ponta Negra seria a mais longa que já fizera em toda a minha vida. Numa fração de segundos, eu dera um fim no meu universo criado com céus em que eu posicionava meus aviões em cada um de seus quadrantes.

A minha mente inconsciente libertava lembranças aprisionadas em suas celas, de todo o meu percurso, de toda a minha carreira até aquele instante, enquanto o Chevette sacolejava pelos caminhos e a minha mente consciente reclamava do ato que minha impulsividade cometera.

Em meio à peleja mental, o meu EU sussurrava-me que eu não agira de maneira racional com minha impulsividade. Lembrava-me de que responder involuntariamente a uma questão crucial de maneira inconsciente, sem a participação da mente consciente, não é culpa tão somente da impulsividade, mas, igualmente, da **intuição**.[1] E mais, que a **intuição** ocorre comumente no âmbito de uma área que se tenha conhecimento. Aí então eu considerei que a minha decisão possuía um lastro formado por conhecimentos a mim repassados por Casoy sobre a mecânica administrativa das **Empresas** e ainda sobre possibilidades de fortalecer suas fragilidades – conhecimentos os quais haviam sido arquivados nas prateleiras da minha mente inconsciente e, como desdenhara naquelas ocasiões, talvez no setor das curiosidades. No entanto, como estava enganado.

Na decisão aparentemente inopinada, portanto, existia muito mais presença de **intuição**[2] que de impulsividade. E uma decisão tomada por **intuição** ocorre, conforme os estudos neurocientíficos de Keiji Tanaka, segundos antes que dela nos conscientizemos e a executemos.

Não sei bem como cheguei diante daquela casa em Ponta Negra. Não sei bem quem dirigiu aquele carro até ali. Dele saímos e começamos a avisar de nossa chegada. Um bom tempo depois, abriram a porta e surgiram D. Nair, D. Janete e Osmundo visivelmente assustados.

(**Osmundo**) — O que aconteceu?

(**Paulo**) — Não se preocupem. Apenas temos uma informação urgente a passar para vocês. Por isso estamos aqui. Podemos entrar?

Entramos e ali mesmo na sala, sem nem ao menos nos sentarmos, revelei a razão da visita inesperada.

(**Paulo**) — Estamos aqui para dizer a vocês que decidimos ficar com as **Empresas**.

Passado o momento da estupefação, Osmundo fez algumas ponderações alegando a temeridade daquela decisão. No entanto, nada mais podia ser feito. Naquele mesmo encontro também ficou acertado que as ações das **Empresas** referentes àquela família seriam adquiridas numa permuta no inventário de Amaro Mesquita.

Despedimo-nos e retornamos a Natal. Pela manhã, eu me encontraria com a diretoria.

UMA SIMULAÇÃO NECESSÁRIA

Todos os seis diretores estavam presentes e sentados em torno da mesa de reuniões. Disseram-me que ali estavam desde cedo daquela quinta-feira. Eles vinham acompanhando as ações que estavam sendo desenvolvidas nas **Empresas**, desde o diagnóstico de Casoy à possibilidade de venda, principalmente depois da presença dos auditores da J. Torquato. Tinham conhecimento também da reunião que ocorrera na noite anterior e ansiavam pelas decisões ali tomadas. O diretor Edilson Nobre sentava-se à mesa no assento do presidente e eu me sentei numa cadeira em um dos lados da mesa. Fui direto ao assunto que mais lhes importunava.

(Paulo de Paula) — Senhores, estou aqui para repassar a vocês uma decisão da família. Diante da situação difícil em que se encontram as **Empresas**, não resta alternativa a não ser vendê-las. A J. Torquato, uma empresa de Recife, como sabem, é a candidata mais provável de comprá-las. Quero dizer que foi um prazer conhecê-los e ter estado aqui com os senhores durante os últimos meses. Desejo apenas boa sorte para todos.

Quando me preparei para sair da sala, Edilson Nobre pediu a minha atenção.

(Edilson Nobre) — Paulo, desde cedo estamos reunidos aqui tentando encontrar uma solução. E, em nome de todos, temos uma proposta para lhe fazer. Nós já o conhecemos, você esteve conosco nesses últimos meses acompanhando o diagnóstico. Por essas suas atitudes, por ser dinâmico e afável com todos nas **Empresas**, e por sabermos que é um rapaz competente, queremos que fique conosco, que venha dirigir as nossas **Empresas**. Nós estaremos ao seu lado e ajudaremos em tudo o que for necessário.

Fiz-me de surpreso.

(**Paulo de Paula**) — Eu? Não, não. Agradeço a confiança dos senhores, mas não posso aceitar. Eu tenho minha vida. Sou Oficial Aviador, como sabem, e pretendo prosseguir em minha carreira. No entanto, posso sugerir que vocês convidem Ricardo, por exemplo, o filho de Osmundo, que está mais afeito a esse mundo empresarial.

(**Edilson Nobre**) — Não, Paulo, você é a pessoa certa. Ricardo é uma excelente pessoa, mas Osmundo não está interessado nas **Empresas**. Por favor, aceite a nossa proposta.

Devo ter feito um semblante de ponderação, pois eles demonstraram uma expectativa. No entanto, continuei a ser incisivo.

(**Paulo de Paula**) — Sinto muito, senhores, mas não posso deixar a minha carreira militar. Além do mais, eu não conheço esse ramo. Boa sorte.

Novamente fiz menção de me retirar.

(**Edilson Nobre**) — Paulo, por favor. Mais uma vez pedimos que fique. Faremos tudo, como já disse, o que for preciso para ajudá-lo, faremos tudo o que você determinar. Pense em Amaro, em Cansanção, que fizeram tanto esforço para instalar essas **Empresas**.

Nesse momento, eu me fiz pensativo e um silêncio saiu correndo pela sala toda.

(**Paulo de Paula**) — Eu não sei por que vou dizer isso, mas os senhores realmente me sensibilizaram. Porém, todos sabem que a situação das **Empresas** é muito delicada. Seria preciso fazer mudanças profundas na administração, na gestão financeira. E eu teria de desligar-me da Aeronáutica.

(**Edilson Nobre**) — Sabemos que é extremamente difícil para você tomar uma decisão como essa. Mas garantimos que estaremos ao seu lado.

(**Paulo de Paula**) — Não. Isso não será possível. E, além das grandes mudanças na gestão administrativa, será necessário que não haja mais vendas sem notas fiscais. Em substituição a essa prática, poderíamos pensar num bônus a partir da lucratividade. Não existe qualquer alternativa. Teríamos de tomar medidas saneadoras profundas que afetariam todos os setores das **Empresas**.

Fez-se um denso silêncio na sala. A medida contra as vendas sem notas fiscais quebraria uma cultura, uma prática continuada por décadas. Um hábito impregnado no modo de vida de cada um daqueles senhores.

(Paulo de Paula) — Bem. Sei que esses condicionantes não serão aceitos. De qualquer modo, deixo essas considerações para pensar. E eu vou também pensar nessa loucura que estou fazendo. Amanhã, antes de ir para o CATRE, passarei aqui novamente. Até amanhã.

Levantei-me e saí da sala. Deixei aquela diretoria com os seus demônios. Dirigi-me ao meu Chevette, ali perto estacionado. Ainda não tinha chegado até ele quando ouvi chamarem o meu nome. Virei-me e vi o Edilson Nobre vindo em minha direção todo esbaforido, com o rosto róseo cada vez mais vermelho.

(Edilson Nobre) — Paulo! Paulo! Paulo!

Esperei que ele chegasse e perguntei:

(Paulo de Paula) — O que foi? Aconteceu alguma coisa? Esqueci alguma coisa?

(Edilson Nobre) — Não, não. É que estamos pedindo a sua volta à sala.

Retornei à sala. Todos estavam à minha espera e me pediram para sentar na cadeira do presidente.

(Edilson Nobre) — Decidimos aceitar a sua proposta. Vamos abolir a prática da venda sem notas. Você terá carta branca para agir. E a partir desse momento você será o nosso presidente.

(Paulo de Paula) — Posso comunicar essa decisão de vocês a D. Ryanete?

(Edilson Nobre) — Claro que sim.

(Paulo de Paula) — Então, se tudo correr bem, estarei aqui na segunda-feira para começarmos a trabalhar.

Eu simulara e o meu simulacro bem-sucedido dera início a um profícuo trabalho em equipe.

• • • ● • • •

D. Ryanete esperava ansiosa pelo resultado da reunião.

(**Ryanete**) — E aí? Como foi?

(**Paulo de Paula**) — Eu sou o seu presidente. Eles aceitaram tudo.

(**Ryanete**) — Até as notas fiscais?

(**Paulo de Paula**) — Até as notas fiscais.

Ela estava feliz com o desfecho, mas eu ainda tinha mais uma condição a apresentar-lhe.

(**Ryanete**) — Qual é?

(**Paulo de Paula**) — Como não terei nenhum aval seu, gostaria que repassassem as ações de Cansanção para Jurema na divisão do inventário. Quem assumirá todos os riscos dessa decisão serei eu. O seu patrimônio continuará intacto, já que a senhora não dará nenhum aval para as **Empresas**.

Ela aceitou, não sem antes fazer algumas observações.

(**Ryanete**) — Mas, Paulo, vocês correrão um grande risco e poderão ficar sem nada se as **Empresas** não ficarem bem.

A partir daquele instante, meu novo universo começava a ser edificado. No dia seguinte eu iria ao CATRE para continuar o desmonte de meu antigo universo. E na segunda-feira estaria nas **Empresas** para dar continuidade a essa nova construção.

O UNIVERSO DEMOLIDO

A manhã seguinte mostrara-se chuvosa. Dirigi rapidamente até o CATRE. Apresentei-me ao Comandante de meu Esquadrão e lhe comuniquei que ia me desligar da FAB. Ele olhou-me fixamente e apenas disse:

(Comandante) — Não faça isso, De Paula.

No entanto, a decisão era irreversível. E agora me apresentaria ao Brigadeiro Antony, de quem eu era relações públicas e com quem conversava diariamente. Entrei em sua sala e ele pediu que eu me sentasse.

(Brigadeiro Antony) — Então, De Paula, o que o traz aqui?

(De Paula) — Brigadeiro, estou muito impactado por uma decisão que tomei e vim aqui à sua presença para pedir o seu apoio. Eu vou pedir o meu desligamento da FAB.

(Brigadeiro Antony) — De Paula, você está bem consciente dessa sua decisão?

(De Paula) — Sim, estou. No entanto, ainda não introspectei todo o acontecido. Mas não tenho alternativa.

(Brigadeiro Antony) — E por quê?

(De Paula) — Eu sou o único genro. A filha mais velha está em Bauru cursando Odontologia, minha esposa está grávida e eu agora sou o responsável por essa família, assim como por seus negócios. Portanto, a minha decisão torna-se necessária.

(Brigadeiro Antony) — Olha, De Paula, sinceramente não esperava esse desfecho. Acompanhei seu esforço de participar da situação familiar. Confesso que examinei seu dossiê desde Barbacena e tenho a sua avaliação, e posso afirmar que você tem um futuro brilhante na Força Aérea. Para mim é muito difícil perder um oficial igual a você e acreditar que sua decisão seja irreversível.

(De Paula) — Mas é, Brigadeiro.

O Brigadeiro levantou-se e veio até mim, apertou minha mão e me abraçou dizendo:

(Brigadeiro Antony) — Sendo assim, resta-me desejar-lhe boa sorte em sua vida civil e nos seus empreendimentos.

14 • *As Empresas* | 247

Antes do fim do mês de junho, publicou-se no Boletim do CATRE o meu desligamento da FAB. Tive então meu último encontro com o Brigadeiro Antony. Ele me deu um abraço efusivo, e eu chorei. Creio que também vi em seus olhos um brilho a mais.

Dali saí para me despedir de meus companheiros, que demonstraram estar consternados com a minha saída. Em seguida, entrei em meu Chevette e comecei a dirigir rumo a Natal. Quer dizer, tentava dirigir, pois chorava de maneira copiosa e convulsiva. Aquele meu universo estava definitivamente demolido.

Não voaria mais em seus céus; não ouviria mais em minha nacele o troar das turbinas dos jatos para decolar ou pousar; não ocuparia mais os meus quadrantes com as manobras de meus loops, tunôs, parafusos, estóis. Não faria mais voos de navegação ou em ala; nem entraria mais em combate com voos rasantes, metralhando alvos ou fazendo mergulhos de bombardeio; não veria mais o mar passando por mim em velocidade alucinante, tampouco o meu horizonte em giro completo. Nunca mais vestiria as asas de um avião a jato. Não seria brigadeiro nem ministro de Estado.

Agora teria de começar a construir outro universo. E começaria por atender a clientes no balcão de uma empresa comercial.

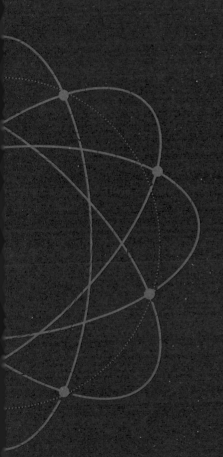

CAPÍTULO 15

A reestruturação

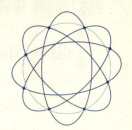

O TRANSTORNO DA ANSIEDADE GENERALIZADA

Na última reunião que tivera com os diretores, eu lhes havia dito que se tudo corresse bem começaríamos a trabalhar naquela segunda-feira. Remoía em meus pensamentos a possibilidade de eles, apesar de felizes com a continuidade das **Empresas**, estarem com a mente em torvelinho sentindo uma angústia, um desassossego, imaginando quais decisões teriam sido tomadas. E se Paulo – aquele jovem Oficial Aviador da Aeronáutica – resolvera mudar de ideia e não desistir mais de sua carreira para correr um risco inimaginável aceitando a missão de continuar com as atividades das **Empresas**, das quais dependiam os seus cargos, os seus afazeres? Afinal, aquele havia sido o único emprego deles. Chegaram ali nas **Empresas** ainda meninos, de calça curta, trabalhando como auxiliares sob a égide de Amaro Mesquita. Ali construíram a vida, constituíram famílias e viram nascer seus filhos e netos. E agora os seus destinos estavam na decisão definitiva de um jovem que nem do ramo era.

A ansiedade, que de tão dolorida até parecia palpável, impregnava a sala de reuniões, onde desde cedo esperavam por aquele mensageiro, quiçá de bons auspícios. De repente, Ferreirinha abriu a porta da sala e avisou:

(Ferreirinha) — O Paulo vem vindo!

UM PRESIDENTE NO BALCÃO

Eram exatamente 8h daquela segunda-feira, conforme combinara, quando adentrei pelo salão de vendas da Galvão Mesquita, localizada na tradicional rua Doutor Barata, no bairro da Ribeira. Os balcões e as prateleiras localizados à direita e à esquerda abriam um largo corredor que serviu de passarela para a minha passagem, rumo à sala de reuniões. Nessa minha caminhada, encontrei Chico Porto, um velho amigo de Amaro e Cansanção, que me cumprimentou e disse que era uma satisfação conhecer-me pessoalmente. Uma agradável recepção de boas-vindas.

Os funcionários de todos os setores olhavam-me e sorriam. Enquanto caminhava, cumprimentava cada um deles, assim como também cada um dos clientes que ali já estavam presentes naquela hora da manhã. Nos últimos tempos, aqueles funcionários haviam sofrido a angústia da insegurança, haviam vivido numa atmosfera na qual respirava-se a expectativa de as **Empresas** fecharem suas portas.

No entanto, aquela dolorida expectativa poderia ser desfeita com a minha decisão. Agora eles já sabiam que existia a possibilidade de um fim ser substituído pela continuação dos negócios; e sabiam também que aquele desfecho somente seria possível se eu abandonasse a minha carreira de Oficial Aviador para assumir a direção daqueles empreendimentos, mesmo sabedor de sua precária situação econômica, dificultada mais ainda pela trágica situação econômica do Brasil.

Todos os mais de cem funcionários, em todas as lojas, sabiam dessa difícil decisão que eu poderia tomar em prol das **Empresas** e, por essa razão, nenhum deles, como soube depois, deixara de sentir admiração pelo gesto, embora também fizessem parte do contingente que julgava, unanimemente, ter sido uma decisão contrária à lógica.

Além dos diretores, já sentados à imensa mesa, os gerentes de todas as lojas e administradores também se faziam presentes, representando seus liderados.* Somente depois que abracei fraternalmente cada um deles é que me sentei na cadeira, a qual pertencera a Amaro Mesquita e Hermita Cansanção, no centro da comprida mesa retangular. Solicitei que alguns dos presentes sentassem ao meu lado. O senhor Edilson Freire disse algumas palavras de saudação:

(**Edilson Nobre**) — Paulo, seja muito bem-vindo. Estamos felizes por você estar aqui conosco hoje. Com essa sua atitude, agora estamos convictos de que realmente você topou o desafio pra valer.

• • • • • • • •

Eu ainda não disse ao leitor, mas vou fazer uma revelação neste momento. Existiam dois tipos de sofrimento psíquico que habitavam a minha mente e que não se aquietaram no decorrer de todos aqueles últimos acontecimentos de transição e transformação que surgiam a cada dia.

O primeiro era o sofrimento psíquico recorrente, aquele que me atormentava com a memória doída de meu trauma infantil; e o segundo, conforme classificações da Psicologia, era aquele sofrimento conhecido como oportunista, que aparecia em determinadas circunstâncias na forma de uma ansiedade indescritível apossando-se de mim, inundando-me como uma enxurrada.

A MENTE OPORTUNISTA

As ocasiões às quais me refiro para sua aparição eram aquelas que obrigavam-me a fazer algum pronunciamento, em qualquer reunião, de qualquer

---

* Faziam parte do setor administrativo: Aldo Medeiros, Gilson, Darci, Lourdinha Pereira, Maria do Rosário, Livramento Arruda, Fatima Arruda, Aguinaldo, Lourdes Kaiser, Sônia Silva, Izabel Davim. Do setor de construção: Evandro Nobre, Francisco Canindé, Rosa, Márcia. Já do setor de depósito: Pedro Paulo, Noel Araújo, Antônio, Raimundo, Carioca, Antão Teodosio, Pedro Luis, José Bento, Vicente de Paula.

tipo; não raro, no entanto, essa invasão de ansiedade ocorria-me igualmente nos mais diversos momentos, fosse na solidão de mim mesmo, ou na solidão de multidões. Esse fato sempre esteve comigo a perseguir-me.

Quanto à ansiedade, ela nascia do nada e me forçava a mimetizá-la, a escondê-la, como se eu não estivesse sentindo absolutamente nada, para que nunca transparecessem os meus sentimentos. E esses sintomas não eram tão esporádicos assim. Durante muitos anos, sofri demasiado por causa daquelas indesejáveis visitas mentais, e me perguntava por qual razão eu sofria com aqueles transtornos. Seus sintomas afetavam-me tanto fisica como psiquicamente. Minha biologia era completamente modificada, pois eu sentia uma tensão muscular, falta de ar, taquicardia e transpirava, ao mesmo tempo que sentia uma espécie de medo e uma preocupação excessiva com uma expectativa apreensiva.

Foram tantas as vezes durante as quais fui atormentado por aqueles sintomas quanto aquelas em que me defrontei com o espelho para recriminar-me. Olhando em meus próprios olhos, questionava-me o que, afinal, estava acontecendo comigo. Eu sabia que era capaz de conduzir qualquer discussão, qualquer reunião, então por que aquela angústia se assenhorava de mim como se fosse um medo fantasmagórico? Como não conhecia as razões daquilo tudo, acusava-me diante dos espelhos de ser o único responsável, a única causa.

OUTROS MEDOS

Somente consegui me livrar daqueles sintomas há pouco tempo, quando aprendi o que eram e quais as suas razões: eu estava sofrendo de um transtorno de ansiedade generalizada, o qual, conforme o Manual Diagnóstico e Estatístico de Transtornos Mentais (DSM),[1] caracteriza-se exatamente pela preocupação excessiva ou expectativa apreensiva. Ou seja, aquelas minhas emoções eram absolutamente desproporcionais à realidade, o que potencializava os meus sofrimentos. E foi por meio dos estudos publicados naquele Manual de Diagnósticos que identifiquei ser a causa do transtorno também a minha vivência traumática da infância.

Aquele menino, já tão ferido em sua mente, machucava-se mais ainda ao constatar que, na ausência paterna, não conseguia proteger a Mãe Eliza nem ajudá-la de uma maneira definitiva para que não lhe faltasse absolutamente nada. E esse sentimento de impotência afetava a minha mente muito mais do que o meu próprio trauma; um sentimento cruel que perseguiu a criança, o adolescente e o adulto por um longo tempo.

As transformações em minha biologia eram identificadas por meu cérebro e transformadas nas emoções, e todo esse complexo metabólico findava por estar associado às situações específicas que surgiam e às memórias que chegavam.

• • • • ● • • • •

E ali estava eu, novamente para falar diante de uma plateia desconhecedora em absoluto das agruras que me mastigavam com aquelas dores invisíveis, com aquelas ansiedades camufladas no interior daquele homem tão confiante à sua frente. Talvez jovem demais, aos 26 anos, diante daqueles homens já tão calejados pela vida.

(**Paulo de Paula**) — Senhores, eu disse que estaria aqui nesta data e aqui estou para começarmos nosso trabalho. Mas, antes, tenho de confessar que não teria aceitado esse desafio, como bem disse o Seu Nobre, se eu não tivesse a certeza de que estou em meio a homens de bem. Não os conheço somente de agora. Já tivemos oportunidade de nos reunirmos em ocasiões privadas, mais familiares, ou quando acompanhei o diagnóstico do Professor Casoy. Essas **Empresas** têm a marca de uma história feita por homens como Amaro Mesquita e Cansanção e será uma honra lutar pela preservação deste patrimônio, do qual faz parte esse corpo de sócios e funcionários dedicados e irmanados. Acredito no trabalho em equipe, pois foi assim que aprendi a trabalhar por onde passei.

(Edilson Nobre) — Estamos felizes realmente em ouvir essas suas palavras. Reafirmamos nosso compromisso de estarmos juntos.

(Paulo de Paula) — Agradeço esse sentimento de união e aproveito para solicitar dos senhores que aceitem a sugestão de contratarmos o Professor Casoy como nosso consultor pelo período de um ano.

Como todos concordaram com a sugestão, apressei-me em terminar a reunião.

(Paulo de Paula) — Bem, senhores, é hora de trabalhar. Mas, antes de irmos, quero afirmar que num prazo de até cinco anos teremos saído dessa nossa atual situação, e não será nenhum despropósito que estejamos incluídos entre as melhores empresas deste estado, no lugar onde nossas **Empresas** merecem estar, no lugar em que os senhores merecem estar. Agora peço a Wellington [Campos Barros], aqui presente, chefe do nosso setor de vendas, que me acompanhe ao balcão em que começarei a trabalhar.

Um interrogativo silêncio invadiu cada pedacinho daquela sala diante da minha inusitada decisão. Eu realmente decidira trabalhar como vendedor no turno da manhã e no setor de compras no turno da tarde. Depois da perplexidade, veio a curiosidade. E Seu Nobre pronunciou-se:

(Edilson Nobre) — Você está falando sério? Ora, Paulo. Você agora é o presidente das **Empresas** e tem de assumir as funções da presidência.

E Bolívar com ele concordou:

(Bolívar) — É claro, Paulo. Será que fica bem um presidente no balcão?

(Paulo de Paula) — Eu só posso ser um presidente se souber o que estou presidindo. E, portanto, tenho de aprender sobre as **Empresas**. É por isso que vou começar a aprender no balcão de vendas e no setor de compras, e pretendo fazer isso agora mesmo. Senhores, a reunião está terminada e agradeço muito a atenção de todos. Fiquem certos, nós vamos dar a volta por cima.

15 • *A reestruturação*

Saí acompanhado de Wellington, aquele rapaz magrinho, de cabelos alourados e que escondia uma grande competência por trás de seus óculos de lentes tão grossas que amiudavam os seus olhos azuis.

É bem verdade que eu aprenderia muito com a dinâmica do balcão, assim como com aqueles diretores e funcionários, juntamente com o Professor Casoy, os responsáveis pelos meus mais basilares conhecimentos a respeito da mecânica do comércio.

Os meus novos colegas vendedores tiveram as mais diferentes reações ao ver o seu presidente assumindo a sua função e começando a atender aos clientes lado a lado com eles: surpresa, admiração e, ao fim do expediente, naturalidade por meu comportamento espontâneo ali no balcão. O que eles não sabiam é que eu era um vendedor nato; não sabiam que na infância dera os primeiros passos naquele ramo. Vendera guarda-chuvas em dias chuvosos, flores no portão do cemitério nos dias mais movimentados, bombons nas portas dos cinemas, pipoca e paçoca de amendoim com Balbino no Jardim de Cima. E ainda fora o melhor engraxate de sapatos de Guaxupé. Mais tarde vendera sapatos e ações da Bolsa de Valores, joias de prata e roupas.

Enquanto me movimentava rapidamente no atendimento, buscando produtos onde quer que estivessem, minhas unhas escureciam rapidamente com o pó enegrecido das peças. E, no fim do expediente, eu sentia que realmente conseguíramos fazer um time com uma unicidade de vontade formado por Cláudio Miranda, Roberto Cavalcante, Jacques Augusto, Câmara, Wellington, Claudenor Câmara, Clenilson, Marcos, Antônio Sá, Cláudio Confessor, José Neto, José Rodrigues, Itamar Segundo, Itamar Alves, Francisco Sales, Jônatas.

A nossa mente inconsciente é realmente um repositório de lembranças guardadas em suas infinitas gavetas. E de vez em quando delas retiramos antiguidades mentais que gostamos de rever, como o primeiro atendimento que fiz naquela manhã no balcão e o meu primeiro cliente. Quem estava lá era o senhor Nilton de Paula, proprietário da Fazenda

Califórnia (de São Gonçalo do Amarante) – um momento que prazerosamente costumo resgatar.

Fui almoçar em casa, e lá tomei o telefone e disquei para o Professor Casoy, em sua sede paulista.

CONVOCANDO CASOY PARA O TIME

Talvez o meu contato telefônico naquela oportunidade tenha lhe causado alguma surpresa.

(Paulo de Paula) — Professor Casoy, quem está falando é Paulo de Paula.

É um fato curioso, mas você pode acreditar que aquele telefonema seria a primeira vez que usava aquele nome, Paulo de Paula, para chamar a mim mesmo. É que durante toda a minha vida fui designado como Vasconcelos, De Paula, Mogi, Paulinho. Mesmo parecendo-me estranho, naquele momento, no telefonema para Casoy, nasci Paulo de Paula e assim sou até hoje.

(Casoy) — Olá, Paulo! Como está você? Do que está precisando?

(Paulo de Paula) — Professor, estou ligando para lhe informar que decidimos ficar com as **Empresas**, e não mais as venderemos. E eu decidi sair da FAB para dirigi-las.

Deu-se um tempo cheinho de demora antes que ele voltasse a falar:

(Casoy) — Será que ouvi bem? Você disse mesmo que saiu da FAB pra tentar reverter a situação dessas **Empresas**?

(Paulo de Paula) — Isso mesmo, Professor. E a razão principal de minha ligação é pedir o seu apoio nessa empreitada. Queremos contratá-lo como consultor pelo período de um ano, pois o senhor conhece bem sobre a situação e nós confiamos no seu trabalho.

(Casoy) — Paulo, eu vou lhe confessar o que realmente penso a respeito: você tem coragem de mamar em onça, pra dizer o mínimo. A sua decisão é muito preocupante; uma decisão muito forte, num contexto muito ruim para o país e para as **Empresas**. Você bem sabe que serão necessárias profundas mudanças no seu aspecto gerencial e na cultura enraizada. Na verdade, eu julgo que a parte mais difícil será a mudança desse aspecto, já um tanto enraizado.

(**Paulo de Paula**) — Com relação a essa parte, eu já iniciei. Existe um apoio declarado para serem feitas as mudanças necessárias, todos estão cientes de sua contratação, e inclusive concordaram em acabar com a prática das vendas sem notas.

(**Casoy**) — Você conseguiu isso? Então começou muito bem. Um grande passo para iniciar a reorganização, e conseguiu também uma demonstração de que a equipe realmente está com você.

(**Paulo de Paula**) — A propósito, Professor, hoje tivemos uma reunião com os diretores e gerentes, que reafirmaram essa disposição. E ao fim anunciei que começaria minha gestão como vendedor no balcão.

(**Casoy**) — Você fez isso?

(**Paulo de Paula**) — Fiz, e passei a manhã inteira no balcão. Todos estão muito motivados.

(**Casoy**) — Então a coisa está muito melhor do que eu esperava. Escute, Paulo, continue assim. Jamais tenha medo do aparentemente ridículo, de sair do quadrado, de fazer o diferente.

(**Paulo de Paula**) — Não terei, Professor. Mas estou precisando que fique comigo.

(**Casoy**) — Está bem, Paulo. Aceito. E uma coisa é certa: essa sua energia será fundamental para virar esse jogo. De começo, tenho um pedido a lhe fazer. Durante esse primeiro mês de sua gestão, não tome decisões que modifiquem a atual situação, não imponha opiniões, continue junto com todos. Apenas observe e absorva. Mas não se iluda. Não sei se eles pensam em usá-lo como uma tábua de salvação e, por sua inexperiência, dar um nó nessa história.

(**Paulo de Paula**) — Não se preocupe. Saberei cuidar-me.

(Casoy) — Está bem. Durante esse tempo, vamos traçar as nossas estratégias de reorganização e as deflagraremos em seguida. Na semana que vem estaremos aí, minha equipe e eu, para começarmos o trabalho.

•••●•••

Com a vinda do Professor para Natal, demos início ao processo de reestruturação das **Empresas**. Claro que ele trouxera um planejamento arquitetado, pois tinha o diagnóstico de cada setor em suas mãos e conhecia os problemas a serem enfrentados. Sabia, essencialmente, da precisão urgente de renegociar os títulos em cartório, dos débitos contraídos junto aos bancos e dos atrasos de pagamento de até seis meses junto aos fornecedores. Sabia que necessitava organizar o controle do estoque para aumentar o seu giro e que era preciso adequar os setores de compras e de vendas em prol das **Empresas**, para enfrentar os desafios econômicos nacionais impostos por uma espiral inflacionária incontrolável. Ele tinha conhecimento de que o caminho mais lógico e imediato a tomar seria ter nas mãos as duas rédeas coordenadoras da comercialização: a venda e a compra.

As ações planejadas seriam postas em prática em curto, médio e longo prazos. Estávamos em julho e muitas daquelas informações seriam repassadas pelos funcionários (com larga experiência nos seus setores).

A ESSÊNCIA DE DENTRO PARA FORA

Um plano de metas para cada setor de mercadorias das **Empresas** foi estabelecido, e reuniões entre esses setores tornaram-se frequentes e com datas previstas. O diferencial nessas ações é que todos tinham liberdade total de explicitar seus pensamentos, suas ideias; e todos discutiam as metas de vendas. Esse tipo de atitude igualmente se fez para as metas de compras, de receitas e de despesas, com as devidas previsões e observações sobre as realizações. Se havia metas de vendas a serem cumpridas, haveria remuneração variada por seu cumprimento. Também foi implantado um programa de treinamento interno de melhores práticas. E assim, robustecendo o nosso capital humano, cresceríamos juntos, funcionários e **Empresas**. Para meu auxílio direto, contei com uma equipe formada por Francisco Campelo, Jacques, Wellington, Cláudio e Augusto.

Enquanto íamos implantando os nossos planos preliminares de reorganização, sob a coordenação do Professor Casoy, assumi a incumbência de praticar uma política de boa vizinhança.

A SOCIABILIDADE COMO POLÍTICA DE BOA VIZINHANÇA

Concomitantemente ao meu esforço de inteirar-me e aprender sobre as engrenagens comerciais, decidi bater às portas das principais casas dos mais diferentes negócios da Ribeira, que vitalizavam aquele antigo bairro do comércio de Natal, para apresentar-me como o novo presidente das **Empresas**. E depois fui mais além das fronteiras da Ribeira. Inicialmente, estive perante aqueles mais antigos, tão amigos de Amaro Mesquita e Cansanção.

UMA POLÍTICA DE BOA VIZINHANÇA

Nas visitações realizadas, sempre demonstrei um sinal de respeito, e pedi a bênção àqueles senhores. Encontrei-me, entre outros, com Álvaro de Araújo Lima (Limarujo), José Resende, Martins (e irmãos), Airton Costa e Aderbal (seu irmão), Geraldo Santos, Wellington Lucena e Pedro Câmara, Ezequiel Fonseca, Mário e Hélio Dourado, Paula e Filhos, Rafael e Garibalde, Wandick Lopes. Além de João Olímpio, Reginaldo Teófilo, Chalita, Radir Pereira, Sinval e Nevaldo Rocha.

> Estive também com outros representantes da comunidade natalense em outras atividades, como Fernando Bezerra, Miguel Hélio, Sadoki, Flávio e Haroldo Azevedo, Edilson Fonseca, José Nilson de Sá (construtores); Alínio Azevedo (cartório); José Gobat, José Maria Alves (jornais); e outros expoentes de nossa sociedade. Evidentemente, apresentei minhas credenciais como representante das **Empresas** perante a Câmara de Dirigentes Lojistas, onde me deram as boas-vindas. E visitei os intendentes dos setores de compra das bases aérea e naval, do Exército e da Marinha e da Petrobras.
>
> Além de uma demonstração de respeito a todos que formavam aquela sociedade, eu também pretendia transmitir uma mensagem de que, ao contrário do que diziam à boca miúda, as **Empresas** não seriam vendidas. Pelo contrário. A minha presença perante todos demonstrava a decisão de continuidade das suas atividades e que ocorrera tão somente uma sucessão familiar. Estávamos virando a página de uma história para iniciar outra.
>
> Na verdade, aqui entre nós, eu estava praticando o exercício da sociabilidade, uma variável determinante da vida que se aplica perfeitamente como um essencial fator de comercialização.

OS CAMINHOS DO PROFESSOR CASOY

O Professor Casoy sabia que os problemas principais que afetavam profundamente a saúde financeira das **Empresas** eram representados pelos títulos protestados em cartório, débitos contraídos junto a bancos e atrasos de pagamento em até seis meses aos fornecedores, além da fragilidade para enfrentar os desafios econômicos nacionais impostos por uma escalada inflacionária incontrolável. No entanto, o que mais requeria urgência de uma solução referia-se ao estoque dos produtos.

Não havia o controle adequado sobre as mercadorias que entravam e saíam e, em consequência, acumulavam-se em grandes quantidades aquelas que não eram vendidas (e que teriam de ser pagas igualmente às vendidas), gerando um estoque deficitário.

Nos meses que antecediam o balanço, os encontros com os componentes de todos os setores tornaram-se frequentes para discutirmos a realidade das **Empresas**. Por exemplo, numa dessas reuniões, ocorrida no setor de tintas, o Professor Casoy chamou a todos a uma compreensão de medidas que estavam para ser implantadas.

(**Casoy**) — Vocês, que possuem muita experiência nas vendas desse produto, vão me ajudar nas observações que vou fazer. Vejam aqui nessas prateleiras. Vou pedir ao Wellington, nosso chefe do setor de vendas, em nome de vocês, para responder a algumas questões. Mas estejam à vontade para também participar.

Os milhares de latas de tinta alinhavam-se nas prateleiras que subiam para o teto e se apinhavam em fileiras quase intermináveis no imenso espaço.

(**Casoy**) — Wellington, quantas marcas de tinta são oferecidas aos clientes?

(**Wellington**) — São três marcas: Ypiranga, Suvinil e Coral. E essas três marcas oferecem, igualmente, tintas específicas para a pintura do ambiente interior, do ambiente exterior e um tipo que atende aos dois ambientes.

(**Casoy**) — Obrigado. Quantas cores são oferecidas ao cliente por cada fabricante nessas especificidades?

(**Wellington**) — Aproximadamente **noventa cores** de cada marca, ou seja, são oferecidas **270 cores**: trinta para o ambiente interior, trinta para o exterior e trinta que servem para os dois ambientes, com qualidades semelhantes. E não é perceptível qualquer diferença de qualidade entre as tintas das três marcas.

(**Casoy**) — Existe preferência do cliente por algum fabricante?

(**Wellington**) — Sim, Professor. Pela Coral.

(Paulo de Paula) — E eu tenho uma observação a fazer. A Coral nos possibilita ser mais competitivos, pois sua fábrica localiza-se em Recife, tornando o frete mais barato e a entrega mais rápida. As outras duas são de São Paulo.

(Casoy) — Muito bem, Paulo e Wellington. Sendo assim, podemos eliminar a Ypiranga e a Suvinil como nossos fornecedores, e permaneceremos apenas com a marca Coral. Observem que, numa tacada só, reduzimos de 270 cores para noventa a nossa necessidade. Tenho mais uma pergunta para vocês: Com relação aos ambientes externo e interno, qual a preferência de cores da Coral por parte do cliente?

(Cláudio) — Professor, com a nossa prática sabemos que, se eliminarmos a tinta para o ambiente interno/externo, praticamente não haverá perda de vendas.

(Casoy) — Então, das noventa cores trabalharemos com sessenta.

Todos ali estavam entendendo que todo aquele estoque de mercadorias com o qual sempre conviveram agora se mostrava tão desnecessário e responsável por um esforço financeiro contínuo e crescente para pagar o produto final.

(Casoy) — Muito bem. Agora vou falar para vocês sobre uma lei e uma classificação referente ao giro de mercadorias que serão de extrema valia nesse nosso projeto.

A LEI DE PARETO E A CLASSIFICAÇÃO ABC

O Professor Casoy, então, explicou que a lei conhecida como Lei de Pareto (ou princípio 80/20) foi criada pelo economista nascido na França Vilfredo Pareto,* que proclamava que 80% dos efeitos originam-se de 20% das

---

* **Vilfredo Fritz Pareto** (1848-1923) foi um sociólogo e economista francês, filho de italianos, que ajudou no desenvolvimento da microeconomia com a ideia da curva de indiferença e introduziu o Princípio de Análise do Ótimo de Pareto, mais conhecido como a Lei de Pareto ou dos 80/20, fortemente propagada a partir da segunda metade do século XX.

causas. Por exemplo, de modo geral, 80% do faturamento de uma empresa advém de 20% dos clientes. Essa relação, explicitou ele, podia sofrer variações para 85/15 ou 75/25 ou, ainda, para 70/30. No entanto, não fugia demasiado dessas relações. Em seguida, ele propôs um trabalho em equipe.

(**Casoy**) — Gostaria que vocês identificassem, dessas trinta cores internas, quanto cada cor, percentualmente, representa as vendas.

Com os mostruários das cores das tintas em mãos, o grupo empenhou-se na sua identificação. Um tempo depois, Cláudio mostrou ao Professor Casoy o resultado do trabalho.

(**Cláudio**) — Professor, descobrimos que, das trinta cores para o ambiente interno, **seis delas** (**20%**) são responsáveis por **70% das vendas**; **nove** (**30%**) são responsáveis por **20% das vendas**; e as restantes **quinze** cores (**50%**) são responsáveis por **10% das vendas**.

Com o resultado do trabalho elaborado, Casoy dirigiu-se a todos.

(**Casoy**) — Com esses seus achados, vocês evidenciaram a Lei de Pareto. Mas também acabam de mostrar o conceito da **classificação ABC** relativa ao giro de mercadorias. Ou seja, no **Grupo A**, que contém as mercadorias de alto giro, classificaram-se as **seis tintas** responsáveis por 70% das vendas; no **Grupo B**, as mercadorias de giro intermediário, classificaram-se as **nove tintas** que representam 20% das vendas; e no **Grupo C**, as mercadorias de baixo giro, classificaram-se as **quinze tintas** restantes, que significam 10% das vendas.

Essa classificação ABC, conforme explicou Casoy, iria orientar as metas de compras, para que não faltassem mercadorias e se conseguisse maior giro dos estoques. E todos entenderam a importância e as consequências positivas daquele processo. O entendimento de todo aquele mecanismo provocou sorrisos de satisfação nos que participavam daquelas discussões. Iniciou-se então um laborioso trabalho para classificar igualmente, além das outras trinta tintas para o ambiente externo, os grupos de mercadorias das **Empresas** com seus milhares de itens.

(Casoy) — E, mais adiante, vamos consolidar todo esse nosso esforço criando um catálogo com todos os nossos produtos classificados e codificados para entregar aos nossos clientes.

E, para concluir sua ênfase na importância do giro do estoque para a obtenção do lucro, o Professor Casoy apresentou a todos nós uma pequena fórmula que, a partir dali, deveria estar gravada em nossa mente e que determinava ser o Lucro (Lu) resultante da multiplicação de sua Margem de Lucro (MLu) pelo Giro do estoque (Ge) existente, ou:

$$(Lu) = (MLu) \times (Ge)$$

Ou seja, sempre que o número do giro do estoque aumenta, também aumenta o lucro sobre a tinta. E assim por diante.

(Casoy) — O que eu quero é que vocês incorporem a importância do número de vezes que um produto gira e o entendimento da extensão do prejuízo produzido por essas tintas que não são vendidas e permanecem estagnadas nas prateleiras.

A mercadoria estagnada nas prateleiras, sem giro de vendas, gerava uma carga de juros a ser paga que sobrepujava qualquer lucro possível de se obter.

Aquela pequena fórmula tornara-se gigante no dia a dia de nosso universo das compras e vendas. Ela transformara-se na variável determinante fulcral do nosso negócio.

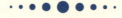

Já estávamos em setembro quando fui a Recife conversar diretamente com o presidente da Coral. Expliquei que as **Empresas** estavam sob nova direção, e que eu era seu novo diretor-presidente. Estava ali para fazer uma nova proposta de negociação. Venderíamos exclusivamente as suas tintas, e, em contrapartida, a fábrica nos forneceria produtos em condições especiais de preço e prazo, assim como para os débitos existentes, com renegociação contendo maiores prazos de pagamentos. Caso fossem aceitas aquelas propostas, enviaria de imediato o nosso primeiro pedido para inaugurar a nossa nova parceria.

A Coral aceitou as nossas propostas e os pedidos foram feitos. A primeira medida a ser tomada foi a liquidação do estoque de tintas menos vendáveis, arejando as prateleiras. As prateleiras agora receberiam novos produtos com qualidade de giro rápido, que chegaram a Natal com tal estardalhaço que chamou atenção da população. A capital potiguar jamais vira uma jogada de marketing com tal poder de exibição de um produto. Eram oito caminhões carregados de tintas e dois de massa corrida num desfile ruidoso e chamativo, comunicando aos clientes que todo aquele estoque estaria à sua espera.

Assim como visitei o presidente da Coral para propor uma parceria de acordo com a nova filosofia de trabalho nas **Empresas**, reuni-me também com outros tantos diretores de empresas dos mais diversificados produtos. Estive, por exemplo, com o presidente da Companhia Siderúrgica Nacional (CSN), pois as **Empresas** eram distribuidoras exclusivas de chapas de aço produzidas pela CSN. Naquela visita, consegui aumentar a nossa cota de chapas. Intensificamos esse nosso programa de visitas aos nossos fornecedores e fomos a mais de dez indústrias parceiras.

O universo do comércio apresentava-se para mim cativante e desafiador. E seus desafios constantes substituíam na minha mente os meus pensamentos negativos recorrentes. Apesar das instigações constantes para soluções, tornava-se um bálsamo para minhas feridas psíquicas, além de incitar minha criatividade.

O BALANÇO

Em outubro, realizamos o balanço para determinar o estoque de cada produto de cada setor que se encontrava armazenado nas **Empresas**. Não havia a mágica atual do código de barra, a qual já proporciona automaticamente um controle de estoque a cada venda, deflagrando toda uma logística de compra e reabastecimento. Tínhamos que contar individualmente cada um dos milhares de produtos, itens e subitens do estoque; cada ferramenta, cada parafuso, cada lâmpada, cada torneira, cada peça metálica, cada lata de tinta.

Durante os meses em que fiquei junto ao Professor Casoy para a elaboração de seu diagnóstico e nos meses que antecederam àquele balanço, pensei ter absorvido a realidade da difícil situação das **Empresas**. No entanto, eu estava enganado. Com os resultados do levantamento, a verdade exposta foi muito mais catastrófica do que eu podia ter entendido. Começava a descobrir por que Osmundo Farias vira a sua venda como única opção de salvar alguma coisa para a família e também por que o Professor Casoy houvera dito que eu tinha coragem de mamar em onça, como se estivesse dando um grito de alerta sobre um predador à espreita. Eu principiava a vislumbrar a verdadeira face do caos financeiro e administrativo, em cujas profundezas mergulharam as **Empresas**. Era um mar traiçoeiro de uma inflação inexoravelmente crescente no país (logo nos anos que se avizinhavam alcançaria 330% ao ano).

A tradicionalidade das **Empresas**, com seus mais de 45 anos de vida, não podia ajudar naquele momento crítico que surgira como o mais devastador em nossa economia. Sua experiência não bastava. Identicamente a milhares de outras empresas nacionais, elas necessitavam de uma mudança de comportamento e de cultura. No entanto, não houvera tempo para essa virada.

O cenário fotografado pelo levantamento realizado naquele momento apresentava uma realidade na qual havia um estoque de mercadorias estagnado por ser composto de milhares de itens não vendáveis na velocidade necessária à saúde financeira das **Empresas**. Esse fato significava que ocorriam compras inadequadas de produtos que não entravam no processo de rápido giro de estoque.

Uma das providências que tomamos enquanto inventariávamos cada produto foi separar aqueles que estavam ali estagnados e sem venda. A ordem fora identificá-los e separá-los para as promoções que viriam no decorrer dos meses próximos. Mercadoria não vendida, parada nas prateleiras, sinalizava para uma rápida e letal corrosão financeira causada, principalmente naquele ambiente inflacionário, pelos juros crescentes e cumulativos.

A FACE DO CAOS ECONÔMICO

Se você nunca viveu num ambiente inflacionário daquela magnitude, realmente não terá noção da agonia que era nele viver. Empresas e pessoas viviam numa corrida permanente e diária para impedir que seu dinheiro virasse fumaça.

A ESPIRAL INFLACIONÁRIA

Como os preços não paravam nunca de subir, formavam-se nos postos de gasolina filas imensas de carro às vésperas de cada aumento de preço (normalmente nas noites de sexta-feira); os freezers começaram a ser usados para estoque de produtos perecíveis; sumia das gôndolas dos supermercados todo tipo de produtos – os quais somente podiam ser comprados com ágio no mercado paralelo. Como o dinheiro perdia o valor a cada dia que amanhecia, as pessoas faziam estoques enormes de alimentos nos armários de casa (vem daí o hábito de fazer compras para o mês). Era normal comprar trinta latas de óleo ou de carne em conserva de uma única vez (o suficiente para abastecer uma família de quatro pessoas por um ano!). Os salários eram gastos assim que recebidos pelo medo dos novos preços no dia seguinte; qualquer coisa que fosse anunciada como oferta era comprada de imediato. Os valores das coisas perdiam o sentido, pois era possível comprar uma camisa ou uma geladeira pelo mesmo preço.

Pois bem, esse fora o cenário nacional com o qual me deparei quando assumi a presidência daquelas **Empresas**, num tempo em que se falava a estranha linguagem do desabastecimento, da estocagem de alimentos, do congelamento dos preços, do gatilho salarial, do *overnight*, do dragão da inflação.

E o símbolo de toda aquela loucura era o remarcador de preços. Os nossos funcionários circulavam por entre as prateleiras com aquela maquininha pregando as novas etiquetas com os novos preços, umas sobre as outras, exibindo a oscilação diária. Um símbolo que rivalizava com a falta de mercadorias e com a dificuldade do crédito.

Diante de tais circunstâncias, vender cada vez mais era uma meta de sobrevivência. Por essa razão, buscávamos permanentemente ações e atitudes que deixassem o cliente propenso a comprar. E ali no balcão eu descobri que poderia usar a minha inata sociabilidade como um recurso de vendas. Afinal, quem não gosta de ser bem atendido? De sentir-se atendido por alguém com um sorriso no rosto, por alguém que demonstra preocupação se aquele produto procurado é realmente o certo para atender-lhe a necessidade? Quem não gosta de ser atendido com sincera **gentileza**?

A VARIÁVEL DETERMINANTE DA GENTILEZA

A gentileza é uma forma de conectar-se de modo mais humano com as pessoas e de vê-las com mais intimidade. Não é uma maneira de ser apenas educado, mas um meio de tornar as pessoas felizes. Ela é uma consequência da nossa maturidade emocional; uma virtude intuitiva, instintiva.

Quando já me referi à gentileza anteriormente, o leitor aprendeu que, ao praticar essa emoção, deflagra-se o sentimento da gratidão. E não era difícil constatar que no cliente tratado com gentileza despertava mais sensibilidade, e em seu íntimo ia se formando a inefável gratidão. Em resposta àquele sentimento, o cliente tendia a uma maior fidelidade às **Empresas**. Quanto mais gentilmente fosse atendido e mais satisfeito ficasse, mais dependente se tornava de nossos produtos e menos propenso às ofertas dos concorrentes. Enfim, a gentileza tornara-se um importante protagonista na nossa força de vendas. E não foi difícil que, de maneira prazerosa, todos os nossos vendedores incorporassem aquela atitude, pois conclui a Neurociência que sentimentos benévolos (como a gentileza) são susceptíveis de reaprendizagem.[2]

AS VARIÁVEIS DETERMINANTES NOS MECANISMOS DAS COMPRAS

Como disse, pela manhã eu me dedicava às atividades de vendas no balcão e à tarde envolvia-me com o setor de compras. O Professor Casoy também acompanhava de perto as movimentações desses setores. Ele queria que fossem estruturados a fim de terem um posicionamento estratégico no planejamento em proposta.

Importantes variáveis determinantes foram identificadas para as decisões de compra como prazos de entrega e de pagamento, preço, assistência técnica, qualidade, quantidade e validade dos produtos, negociação de compras, restrições financeiras, frete; e os juros e o giro do estoque destacaram-se em nosso planejamento. Em meio àquela ansiedade para ajustar o processo de reestruturação, ocorreu um feliz evento sobre o qual peço sua condescendência para compartilhar com você: nasceu a minha primeira filha.

O ENCONTRO COM UM MILAGRE

Enquanto, naquele mês de outubro de 1977, todos despendiam seus esforços na reestruturação das **Empresas**, o meu EU inundava-se de uma nova e extraordinária alegria: nascia, no dia 8, a minha primeira filha, Ana Augusta. No meu novo universo, que se edificava com os

> eventos relativos ao mundo do comércio, uma estrelinha começava a luzir no céu do meu mundo particular. A minha mente agora teria uma trégua em suas lutas inconscientes. E, com essa motivação, todos os meus caminhos ficaram mais claros e mais fáceis de caminhar. Quero que você deixe-me abrir o coração só para falar um pouquinho daquela felicidade inexprimível.
>
> Jamais imaginaria que ainda existiria um amor maior que o amor incondicional, o qual devemos dedicar ao nosso semelhante. Um amor a um milagre da vida, que faria nascer sentimentos em meu EU, os quais nunca pude definir. Eu só queria não mais parar de festejar, de gritar em todo canto daquele meu novo universo que era feliz. Naquele tempo mágico e de ternura, eu senti minha vida suavizar-se.

Mas voltemos às **Empresas**.

• • • • ● • • •

No fim de 1979, as **Empresas** estavam mais ajustadas comercialmente e já exteriorizavam números mais palatáveis, mas não definitivos. Havia ainda muito chão pela frente a ser percorrido, e, por essa razão, as ações de reestruturação continuavam sendo implementadas – entre as quais, a formação de uma equipe externa de vendas atuando com sucesso e expondo aos clientes um elegante catálogo que fora elaborado com todos os produtos à venda, classificados por itens e subitens, além de incremento nas campanhas de marketing, que divulgavam na imprensa falada e escrita o seu slogan: "Galvão Mesquita tem preço e tem tudo". Esse slogan espalhou-se por todo o território potiguar em aceitação popular.

Eu estava aprendendo. E, quanto mais aprendia, mais me convencia de que tinha de continuar. Não me importavam as noites insones que me angustiavam com mais intensidade aos domingos, pois nas manhãs das segundas-feiras eu abria as portas das lojas e reiniciava a contenda contra o dragão. E à tarde, ao fim do expediente, eu as fechava. Diariamente.

CAPÍTULO 16

Criando a faculdade UNIPEC

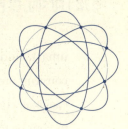

AS MIL FACES DO EGOÍSMO

Em 1979, eu iniciava na Universidade Federal um curso de especialização em Administração. E nesse tempo, a minha mente foi invadida por lembranças felizes que chegavam insistentemente à minha mente consciente desde as lonjuras temporais de Mogi das Cruzes.

O leitor está lembrado de que, quando passei nos exames para cursar em Barbacena, fui despedir-me do Padre Melo e agradecê-lo por tudo com o que ele havia me ajudado? Naquela ocasião, depois que me desejou sorte em minha nova vida, ele falou que continuaria seu projeto de consolidação da Universidade da OMEC. Despedi-me e saí. Mas voltei. E da porta mesmo, disse-lhe sem rodeios: "Sabe, Padre? Um dia vou criar uma universidade também".

Pois bem, aquelas palavras voltavam cristalinas à minha mente mais de uma década depois. Talvez a minha convivência no meio universitário tivesse reforçado aquele sonho que eu acalentava. No entanto, eu faço agora uma observação: desde os tempos do CATRE havia constatado a ausência de uma faculdade particular em Natal.

Na verdade, creio que você percebeu, aqueles pensamentos ruminantes acompanhavam-me desde Mogi das Cruzes. Eu notava que naquela cidade as pessoas mais bem-sucedidas eram proprietárias de universidades. E esse fato nunca saiu de minha mente.

Com aquela ideia de criar uma universidade comichando em minha mente, comecei a mover-me naquele sentido, mas sabia que antes precisava criar uma faculdade. A primeira etapa seria encontrar alguém que pudesse construir uma ponte entre o universo no qual estava vivendo e o universo educacional, completamente desconhecido para mim. E, então, entrei em contato com os meus amigos em Mogi das Cruzes que estavam ligados de algum modo à atividade universitária (ou amigos dos amigos que estivessem). Ari, meu cunhado, entrou em contato com Hernane Bicudo, para quem Luiz Paulo Vendramini (irmão de Ademir, companheiro de **O Palhaço**) trabalhava, e por meio dele consegui comunicar-me com Raulino Tramontin, ex-conselheiro do Ministério da Educação (MEC) e à época diretor do Instituto de Pesquisa Econômica Aplicada (IPEA), fundação vinculada ao Ministério da Economia.

A CARTA CONSULTA

Com nosso encontro agendado, fiz a primeira de um total de futuras 23 viagens à Capital Federal relacionadas a esse meu projeto de criar uma faculdade. Fui recebido por Raulino em sua sala de trabalho no IPEA.

(**Raulino**) — E então, Paulo, Hernane adiantou-me que você pretende elaborar um projeto para a criação de cursos universitários.

(**Paulo**) — É isso mesmo. E ele me disse que você poderia me ajudar.

(**Raulino**) — Por acaso, seus pais são professores?

(**Paulo**) — Não. Eles não têm nem o primeiro grau.

(**Raulino**) — Você tem alguém na família relacionado à educação?

(**Paulo**) — Minhas irmãs Paula e Fausta ensinam no primário e secundário.

(**Raulino**) — Hum! Muito interessante. E você está ligado a essa área?

(**Paulo**) — Não.

(**Raulino**) — Já trabalhou com essa área?

(**Paulo**) — Não.

Raulino olhou-me enviesado, mastigando um pequeno silêncio, e perguntou:

(Raulino) — O que você faz?

E então contei minha história desde Guaxupé, Mogi das Cruzes, Barbacena, Natal, piloto da FAB, comerciante, presidente da Galvão Mesquita. E que tinha estudado num Seminário e havia sido sacristão. Nesse momento, houve até uma identificação, pois ele também fora seminarista.

(Paulo) — E então é isso.

(Raulino) — Então você é doido, embora um doido determinado. Mas vou fazer os projetos.

Raulino começou com a elaboração de uma Carta Consulta, a qual contemplava a solicitação da instalação de três cursos de nível superior e sua necessidade social: **Economia**, **Administração** e **Contabilidade**. Para a viabilização de todas as ações que adviriam, primordialmente, fundamos a instituição gestora, a Associação Potiguar de Educação e Cultura (APEC), e que solicitaria a criação da faculdade, mais tarde conhecida como UNIPEC.

PRIMÓRDIOS DA APEC/UNIPEC

Escolhi como seu diretor Vicente Moro e como secretário Renato Kaiser (que havia sido meu colega de mestrado). Como coordenadores dos cursos, nomeei Carlos Galvão, Ednaldo Alencar e Paulo Alexandre. Convidei ainda Luis Paulo Vendramini para também auxiliar Raulino na elaboração da Carta Consulta.

Naqueles dias iniciais da APEC, convidei para serem meus sócios naquele empreendimento os amigos Luis Paulo Vendramini, Vicente Moro e Manuel Felipe Neto, com os quais, nessa sociedade, tive a felicidade de percorrer um bom pedaço de caminho. E aqui e agora reafirmo a eles a minha imensa gratidão.

> Raulino enviara-me uma relação de documentos requeridos e condicionantes para que providenciássemos, a exemplo da formação de um conselho para o qual convidei vários amigos de meu amigo Cansanção: Alcir Veras, Ulisses de Góis, Solon Galvão, Odilon Garcia, Dalton Melo, Flávius Cláudius Siminea e o nosso já conhecido Edilson Nobre.

Ainda em 1979, a Carta Consulta foi protocolada no Conselho Federal de Educação (CFE). O Ministério da Educação nomeou uma comissão formada por três membros e mais a representante da DEMEC, Tassiana Jales (em Natal), para avaliar a sua viabilidade. A comissão foi recepcionada por nosso conselho.

Depois de ter checado todos os condicionantes obrigatórios indicados na Carta Consulta, a comissão deu o seu parecer favorável, liberando o que, por consequência, permitiu à instituição elaborar o projeto de faculdade. Em meados de 1980, apresentamos ao CFE o projeto para a sua criação. Uma nova Comissão de Avaliação foi constituída e enviada ao Rio Grande do Norte.

Quando aprovada a Carta Consulta, eu sabia que o tempo não me esperaria, e já visualizava os três cursos funcionando, cada um com cem alunos, e novas salas de aula que seriam necessárias para as turmas matriculadas na sequência. Em razão dessa premência, com o apoio total do Padre Orsini Nunes, aluguei em seu Colégio Salesiano seis salas de aula e a biblioteca. E assim a UNIPEC iniciou o ano de 1981, utilizando as dependências daquele colégio.

ESTRUTURA ACADÊMICA DA UNIPEC

Na estrutura acadêmica inicial, havia os departamentos, cujos dirigentes coordenavam os respectivos cursos. Cada departamento contava apenas com o próprio curso e os professores Ednaldo Alencar, chefe do Departamento e coordenador do curso de Administração; Paulo Alexandre; chefe do Departamento e coordenador do curso de Ciências Contábeis; e Carlos Galvão, chefe do Departamento e coordenador do curso de Economia.

Foram, sequencialmente, diretores da UNIPEC: Vicente Moro, Alexandre Marinho, Paulo de Paula, Laércio Segundo, Jacques Casciano e Mizael Barreto. Leideana Galvão Bacurau de Farias e Marino Azevedo ocuparam, respectivamente, os cargos de vice-diretores acadêmico e administrativo.

Historicamente, os cursos oferecidos pela UNIPEC foram, seguindo sua cronologia de implantação:

- 1981 – Administração, Contabilidade e Economia;
- 1990 – Formação de Executivos, Processamento de Dados e Turismo;
- 1992 – Ciências Biológicas, Educação Artística e Letras;
- 1993 – Comunicação Social, Engenharia Civil, Matemática e Publicidade e Propaganda;
- 1994 – Direito.

A UNIPEC E O 7 DE SETEMBRO

Nesse mesmo ano de 1981, efetivamos a compra do prédio do Colégio 7 de Setembro, localizado no bairro de Petrópolis, o qual funcionava com precariedade por não dispor mais da atenção total de seus proprietários, embora tivesse ainda uma sobrevida graças ao empenho pessoal e à competência técnica de Alexandre Marinho, que ali ficara como seu diretor.

Minha intenção foi adquiri-lo para solucionar o problema de espaço, e foi o que aconteceu. Como o colégio havia sido negligenciado por seus donos, aos poucos passara a ser um imóvel com valor depreciado, sobretudo em razão de seus débitos. Comprei-o, em verdade, pelo valor daquelas dívidas, parcelado em cotas viáveis de pagamento pelo resultado da própria escola.

Nesse momento, e para não perder a data, peço a sua permissão para fazer um breve hiato em nossa narrativa e uma menção a um evento muito feliz e especial em minha vida. É que em 11 de junho de 1981 nascia minha segunda filha: Ana Paula.

O ENCONTRO COM OUTRO MILAGRE DA VIDA

Uma nova estrelinha luzia lá nos céus do meu universo particular e deixava meus caminhos mais fáceis de serem peregrinados. Ao longo deles, findei por perdê-los em algum momento, mas quando a fitei pela primeira vez encontrei-os novamente como por encanto. Eu vou lhe pedir outra permissão para novamente deixar entornar aqueles sentimentos que somente são gestados quando ocorrem sintomas de encantamento. E por isso revelo que aquele milagre em minhas mãos, tão desejado e esperado, chegara com uma ternura tão divina, tão infinita, que fora muito, mas muito além de todas as expectativas e de todas as esperas. Aproveitando ainda a gentileza de sua permissão, quero lhe confidenciar que, naqueles momentos mágicos, a minha vida ganhou significados e sentidos antes sequer imaginados; ela transformou-se num despertar de sentimentos e emoções, os quais jamais sentira, como se numa magia benfazeja. Pois bem, enquanto a fitava, naqueles instantes de enlevo, eu desejava que para sempre houvesse tantos motivos só para vê-la sorrir pela vida afora, a partir dali.

Continuando com a nossa narrativa, junto com o imóvel do Colégio 7 de Setembro, eu também adquirira as dificuldades dos alunos remanescentes que necessitavam terminar os seus estudos. E foi diante de tal circunstância que surgiu minha segunda oportunidade de aprofundar-me ainda mais no universo da educação. Criei o Colégio APEC, que iniciou o ano letivo de 1982, concomitantemente com a UNIPEC, já nas dependências do novo prédio adquirido, pois o MEC tinha emitido uma Portaria autorizando à APEC criar a Faculdade Unificada para o Ensino das Ciências, a UNIPEC. E, sem perda de tempo, concretizamos o sonho de realizar o nosso primeiro vestibular.

O COLÉGIO OBJETIVO

Em 1985, decidi trazer uma franquia educacional para Natal, substituindo o Colégio APEC. Viajei a São Paulo e conversei com Di Gênio (dono do Colégio Objetivo) e seus diretores (Jorginho e Nasser) sobre uma parceria para a instalação do Colégio e Cursinho Objetivo em Natal.

Sua sede seria exatamente nas dependências do antigo Colégio 7 de Setembro e culminaria como a maior instituição de ensino médio do estado, com um total de 5 mil alunos (2.400 matriculados no colégio e 2.600 no cursinho). Nesse período, realizamos a maior revolução pedagógica já ocorrida no campo educacional do estado. E uma das vertentes dessa revolução foi a criação de uma escola de segundo grau, um Centro de Educação Ambiental no município de Extremoz, na Praia de Pitangui.

O SEGUNDO GRAU EM PITANGUI

Em 1989, adquiri, desde a orla marítima da praia de Pitangui adentrando-se para o continente, as primeiras áreas nas quais se implantaria no futuro um projeto de hotelaria (2.700 hectares). No processo de aquisição dessas terras, aproximei-me daquela comunidade, dialogando com cada um e encontrando soluções para os eventuais empecilhos fundiários ali encontrados com suas regularizações. Tive oportunidade de reunir-me inúmeras vezes com grupos daquelas pessoas. E, durante aquelas reuniões, soube ser a instalação de uma escola de segundo grau uma de suas maiores aspirações, pois seus filhos eram obrigados a viajar a Natal ou a Ceará-Mirim, cidades distantes, e isso demandava custos que pouquíssimos tinham condições financeiras para arcar.

Sensibilizado por aquela necessidade, não demorei para tomar a decisão que iria mudar o destino de incontáveis vidas. Liguei para meus amigos, diretores do Colégio Objetivo, em São Paulo, Di Gênio, Jorginho e Nasser, e lhes falei sobre o meu plano de instalar uma escola de segundo grau gratuita em Pitangui. Perguntei-lhes se doariam o material didático necessário. Com a resposta positiva, iniciei o processo de instalação do curso, o qual funcionaria no prédio da CNEC.* Em vez de os alunos se deslocarem para Natal, os professores do Colégio Objetivo é que iriam diariamente a Pitangui lecionar suas aulas.

Estávamos em outubro e tinha prometido que as aulas se iniciariam no começo do semestre seguinte, apesar de haver uma desconfiança por parte de alguns de que não haveria tempo hábil.

No primeiro semestre de 1990, as aulas iniciaram-se. Os alunos receberam uniformes e material escolar.

Todos os estudantes que ali terminassem o segundo grau poderiam estudar no curso que escolhessem na UNIPEC, com uma bolsa de estudos de 100%. Ao longo do tempo, centenas de alunos formaram-se nas mais diversas atividades. Muitos tiveram formação pedagógica e hoje lecionam na própria escola que os formou. Até os dias atuais, o Objetivo de São Paulo continua doando o material didático.

---

* Campanha Nacional de Escolas da Comunidade ou Rede CNEC é uma rede de ensino brasileira, criada em Recife pelo educador Felipe Thiago Gomes em 1943, a qual mantinha centenas de escolas de educação básica, além de algumas instituições de ensino superior em todo o Brasil.

Dezenas de turmas daquela escola concluíram o segundo grau nas últimas décadas e centenas de alunos formaram-se na Universidade Potiguar com bolsa de estudos integral.

Um dia, quando precisei, lá nas lonjuras de Guaxupé e Mogi das Cruzes, também me deram bolsas de estudo e oportunidades.

A ESCOLA DAS DUNAS

O Colégio Objetivo de São Paulo possuía dois Centros de Educação Ambiental localizados em Manaus (Escola da Natureza) e em Angra dos Reis (Escola do Mar), cuja proposta pedagógica era o ensino da educação ambiental utilizando os ecossistemas de cada região, como salas de aula sem paredes. Suas atividades contemplavam aulas de Educação Ambiental e cursos sobre Ciências do meio ambiente. Visitei as duas escolas.

Em Manaus, conheci Valderi Areosa, o dono do Colégio Objetivo local, que me mostrou o funcionamento daquele Centro de Educação Ambiental. Fui a São Paulo, aluguei um helicóptero e, juntamente com Almir Brandão (um dos diretores do setor pedagógico do Objetivo), me dirigi a Angra dos Reis, no Rio de Janeiro, para conhecer a Escola do Mar. Quando retornei, reuni-me com Di Gênio, do Objetivo de São Paulo, e revelei minha intenção de implantar uma terceira Escola de Educação Ambiental. Seria em Pitangui, onde funcionava o curso de segundo grau do Objetivo que instaláramos. Convidei Almir Brandão e Valderi para virem a Natal e me orientar quanto à instalação da escola.

Seriam utilizados como salas de aula os diversificados ecossistemas circunscritos àquela área que adquirira para o projeto de hotelaria, como dunas, Mata Atlântica, mar, praias, rios, manguezais e lagoas. E assim nasceu, em 1991, o Centro de Educação Ambiental Escola das Dunas, em Pitangui, no litoral norte do Rio Grande do Norte.

Sustentava-se em duas colunas filosóficas: a primeira fundamentava-se no pensamento holístico, na compreensão da necessidade das inter-relações homem-homem, homem-natureza; e a segunda, na prática do exercício da ética da natureza, um caminho seguro para alcançar-se o desenvolvimento sustentável. Para a elaboração desses conceitos e o seu exercício, foi necessário formar uma massa crítica de profissionais qualificados e abdicados, posto que sem eles não teria sido possível a concretização daquele projeto. E sinto uma gratidão perene àquela equipe técnica constituída por Paulo Gerson, Cleo e Leideana Bacurau, Jurema Márcia, Iveraldo Guimarães, Conceição e tantos outros.

Seu público tinha uma abrangência tão ampla que conseguia atrair alunos de escolas públicas e privadas do Rio Grande do Norte e de outros estados, educadores e pesquisadores. Por aquele Centro passaram mais de 50 mil alunos desde sua fundação, oriundos das mais diferentes regiões do país.

E aquele Centro de Educação Ambiental já chamava tanta atenção que fora convidado pelo MEC, como única instituição de ensino privado, a participar do megaevento ambiental, a Eco 92, no Rio de Janeiro.

Naquela oportunidade, apresentamos nossas propostas, as quais foram tão bem recebidas que chegaram a ser divulgadas na mídia televisiva, protagonizando programas da rede Globo e da TV Manchete.

A Escola das Dunas também seria amplamente utilizada com

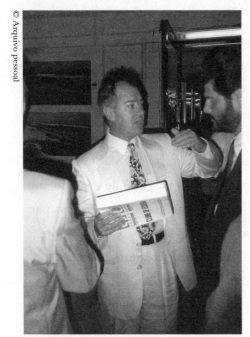

Paulo de Paula na Eco 92 apresentando o Projeto de Ecoturismo ao Presidente da EMBRATUR, Sílvio Barros.

programas de pesquisa e extensão pela UNIPEC e, posteriormente, pela Universidade Potiguar.

• • • • ● • • •

Enquanto desenvolviam-se meus projetos educacionais, já em 1982, cinco anos após ter assumido a presidência das **Empresas**, os números resultantes do trabalho realizado para sua estruturação exibiam-se com mais robustez. A possibilidade que eu aventara havia cinco anos de, ancorada na união de todos, as **Empresas** libertarem-se de suas dificuldades confirmara-se. Tornaram-se mais organizadas comercialmente, mais eficientes e com a saúde financeira bem melhorada, ao ponto de assumirem o primeiro lugar como pagadora de ICMS no estado do Rio Grande do Norte; de aumentarem o seu corpo de funcionários (partindo de um pouco mais de cem) para mais de quatrocentos colaboradores; e de iniciarem uma fase de amplo crescimento com a aquisição de áreas de expansão e inauguração de novas lojas (as **Empresas** teriam sete lojas). Além de despontarem como responsáveis pela maior verba de publicidade do estado do Rio Grande do Norte.

Todos sabíamos que o esforço por nós despendido para a manutenção da estabilidade e do crescimento das **Empresas** era não menos que hercúleo. Portanto, eu estava feliz. Aliás, muito mais que feliz, pois nascera Ana Eliza, minha terceira filha, em 11 de setembro de 1983. Por essa causa, peço-lhe novamente sua permissão para de novo externar aqueles sentimentos eruptivos que somente são produzidos nessas ocasiões.

> ## MAIS UM ENCONTRO COM OUTRO MILAGRE DA VIDA
> Uma pessoa é bem-aventurada na vida quando tem a felicidade de ser agraciada com um milagre. Imagine, você, se alguém tiver o condão de receber o milagre de ser afortunado para receber três milagres. Eu fui. Ana Eliza. Nascera o terceiro luzeiro naquele firmamento de meu universo particular.
>
> Que bênção maior eu poderia pedir na vida do que aquele comecinho de vida mexendo seus pequeninos braços por entre os meus? Aproximei meu dedo indicador de sua minúscula mão e ela o pegou; e pude sentir toda a ternura do mundo quando os dedos daquela pessoinha abraçaram o meu, levemente, como se quisesse dizer: "Cheguei". Não houve nenhuma emoção que senti pela minha existência afora que pudesse ser comparada àquela inusitada emoção a entornar do meu EU. Nem nunca mais haveria. Ali em meus braços, sorrindo da própria fragilidade, estava a personificação da convergência de todos os amores que Deus havia semeado por esse mundo afora. E mais alguns que Ele nem sabia.

No ano de 1987, completaria uma década desde o momento em que eu abandonara minha carreira de piloto para assumir o comando das **Empresas**. Havíamos conseguido sua consolidação financeira, econômica e administrativa. E os meus projetos educacionais estavam em desenvolvimento. A UNIPEC aprovava novos cursos para funcionamento e o Objetivo continuava sua revolução com métodos pedagógicos de vanguarda. Para tanto, tive o apoio do esforço conjunto de minha família, que trouxera para Natal.

UM ESFORÇO FAMILIAR

Fiquei feliz por materializar um desejo que havia muito cultivava ao trazer de São Paulo para Natal Mãe Eliza, Pai Sebastião (foto abaixo) e meus irmãos com suas famílias.

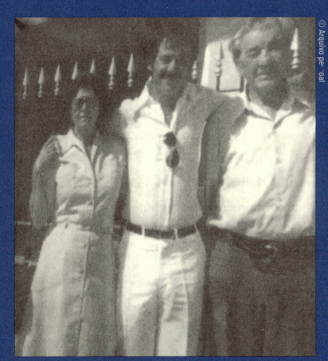

Paulo com seus pais: Mãe Eliza e Pai Sebastião.

E vieram Carlos (com Jessy, sua esposa; Carlos José, Marilise e Lívia, seus filhos), que conseguira transferência de São João da Boa Vista para o Banco do Brasil local e que se juntaria a nós posteriormente em nossos empreendimentos educacionais; Paula (com os filhos André e Alexandre) e Fausta (com a filha Adriana). Minhas irmãs foram imprescindíveis, com seu suporte técnico, para o sucesso do complexo educacional Objetivo, onde, sob a direção-geral de Jurema de Paula, assumiram as direções do Objetivo Júnior e do Ginásio e Colegial, respectivamente.

A NATUREZA DA IMPULSIVIDADE

No entanto, o leitor há de reconhecer que a felicidade tem seus percalços. No ano em que as **Empresas** comemoravam as suas vitórias contra a sua quase extinção por uma década, iniciaram-se movimentos familiares (contrários às minhas convicções) que culminariam com a minha decisão de deixá-las, fato esse ocorrido no momento em que elas usufruíam dos resultados extraordinariamente positivos no campo comercial, em que lançavam-se à frente de seu tempo (a exemplo da Peg-Leve, a primeira empresa de material de construção do Brasil com o sistema de autoatendimento), e com a energia crítica armazenada para as possibilidades de apresentar resultados cada vez mais auspiciosos.

Numa reunião com D. Ryanete (a mãe de minha esposa), ela informou que assumiria a presidência e pediu que familiares pudessem assumir cargos representativos nas **Empresas**. Não fui contra nenhuma das suas reivindicações, apenas solicitei que a passagem da presidência fosse feita de acordo com o mandato estatutário, cuja data estava marcada para setembro daquele ano. Mas estávamos em janeiro. Ela argumentou que eu continuaria a exercer o cargo de diretor comercial e nada mudaria nas **Empresas**, porém eu teria de deixar a presidência naquele momento. Havia solicitações familiares às quais ela não poderia deixar de atender.

Depois de ter deixado os meus aviões para aventurar-me a impedir que suas **Empresas** fossem vendidas, após passar a última década dirigindo uma equipe que as colocou no topo do mundo comercial do estado, eu estava ali ouvindo uma imposição que não podia aceitar. Pedi somente que ela não concretizasse aquela ideia. No entanto, conforme seus próprios argumentos, diante das pressões que lhe exercem, a decisão era irredutível.

E assim, naquele instante, tomei também uma decisão irredutível.

(Paulo de Paula) — Há cerca de dez anos segui por um caminho que mudaria toda a minha vida. Quando a vi chorar, porque ia perder seus patrimônios, escolhi ficar ao seu lado para lutar por sua família e pelos negócios que Cansanção deixara. Acredito que eu tenha sido bem-sucedido. Estou apenas lhe pedindo que assuma a presidência em setembro. Por favor, não faça isso, não me obrigue a deixá-la agora.

Meus pedidos, porém, foram em vão. E, diante da sua atitude impositiva, tomei a decisão de deixar as **Empresas**. Lembro ao leitor que, quando decidi assumi-las, em estado de insolvência, certamente o fiz impelido por minha impulsividade, a qual me deixava mais sensível diante de um sofrimento alheio, como o que sentia D. Ryanete – que, naquela noite, *derramava suas lágrimas nascidas mais de sua alma do que de seus olhos*. Naquele momento, porém, não havia sofrimento de outrem para despertar minha sensibilidade de dentro de minha impulsividade. Ela sobreveio apenas e tão somente por ser uma impulsividade, uma concentração de energia que tomava a forma de uma emoção eruptiva.

Deixei as **Empresas** para nunca mais voltar, abdicando de tudo que pudesse me conectar a elas: dos proventos e do prestígio que adquirira por conta delas. Devolvi, inclusive, os 25% de ações que pertenceram a Cansanção. Saí como cheguei, sem nada delas. Aos 36 anos. Em alguns anos, aquelas **Empresas**, infelizmente, foram à falência e deixaram de existir.

AS MIL FACES DO EGOÍSMO

Ainda cultivando as minhas reflexões, deparei-me, certa vez, por estar face a face com o egoísmo, essa emoção que se cultiva sob as mais diferentes formas, seja como orgulho, soberba, ausência de compreensão, autoengrandecimento.

Anteriormente, eu disse ao leitor que nascemos com a bondade e o amor dentro de nós e durante o nosso desenvolvimento como seres humanos findamos por esquecer esses predicados e que, para nos defendermos contra as agressões da vida, criamos o egoísmo. A partir daí, vai se tornando cada vez mais difícil resgatar aqueles sentimentos, essencialmente o amor, que nos permitem ter relações sociais afetuosas, satisfatórias e amorosas com nossos semelhantes.

Farei considerações sobre o egoísmo, porque tive a oportunidade de reconhecê-lo em pessoas que fizeram parte de minha vida. E o identifiquei como uma das mais corrosivas variáveis determinantes com as quais me deparei, tão importante que não devemos mais adiar fazer algumas reflexões sobre essa emoção que se adere a tantos como uma sombra soturna. Para tecê-las, fundamentei-me em artigos sobre as doenças mentais e emocionais publicados no *Journal of Mental Health* e consolidados posteriormente numa publicação única[1] editada por Neurotics Anonymous International Liasion, Inc. (Neuróticos Anônimos).

Não é difícil reconhecer o egoísmo em nossos semelhantes, porém não é tão simples reconhecê-lo em nós mesmos. Ninguém quer admitir que coloca suas vontades em detrimento de outra pessoa com a qual se relaciona, que desdenha os interesses alheios, mesmo aqueles de pessoas mais próximas.

Um indivíduo egoísta sempre quer que a sua vontade prevaleça. Acredita convictamente que nada há de errado com seus pensamentos, que eles apenas estão impregnados com suas emoções. Quando os pais espancam os filhos, por exemplo, é porque julgam estarem eles afetando a realização de seus desejos egoísticos, interferindo nas suas conveniências. E quando alguém ascende social e economicamente, tornando-se luminoso em sua comunidade, o egoísta não o quer lá. Quer que seja ele em seu lugar, mesmo que não possua qualidades para tanto. E dentro de si começam a ebulir ressentimentos, ganância, mesquinhez e tantas outras emoções indesejáveis.

Uma pessoa tomada pelo egoísmo está doente emocionalmente e não sabe; não sabe que o seu egoísmo é a única causa de sua enfermidade mental. E é essa causa, esse egoísmo, que torna seu mundo desagradável, que a faz sentir-se frustrada por ver o outro surgir vitorioso, por querer estar em seu lugar e não ter a condição de atender às exigências para igualar-se. E nunca consegue, porque está acometida de uma doença de contornos emocionais que lhe cega e tem o potencial de afetar aqueles que vivem em seu entorno. E, quando não alcança o seu intento, reage com hostilidade, mau humor, atribuição de culpa a terceiros e até depressão. Ainda na infância, aprende todos esses mecanismos de fuga e apenas os amplia quando se torna adulta.

Você pode comprovar, em várias circunstâncias, que não há muita diferença entre a pirraça de uma criança para ganhar um brinquedo e a turra de um adulto egoísta que quer impor sua vontade ou o interesse de outros para sua própria satisfação. No entanto, o egoísmo é camaleônico. Ele não se apossa de alguém tão somente na forma de um interesse exclusivo por si próprio. Apresenta-se também no feitio de inúmeros desvios de caráter como a autopiedade, quando se faz uma avaliação deturpada de si mesmo e entra-se num estado de vitimização por não saber lidar com situações adversas; como o comodismo, quando se faz oportunista e busca-se o desfrute de uma situação já consolidada por outros, usurpando o caminho mais fácil, mas perdendo a capacidade de sonhar; como a hipocrisia, quando se oculta uma realidade por meio de um disfarce de aparência, escondendo os defeitos, fingindo possuir qualidades inexistentes; como a presunção, quando vanglória-se com opiniões excessivamente sobre si mesmo. A lista desses defeitos de caráter que evidenciam o egoísmo alonga-se indefinidamente, albergando, por exemplo, a autojustificação, a autodecepção, o ciúme, a inveja, a intolerância, a indiferença, a impaciência, o ressentimento.

E em nosso cotidiano flagramos constantemente atitudes egoístas cujo significado sequer nos damos conta. Por acaso conhece alguém que quando viaja não costuma dar notícias aos que ficaram em casa? Que, pela satisfação da exclusividade, não partilha informações de interesse comum? Que ocupa e utiliza privilégios para uso de pessoas em categoria especial? Que ocupa o apoio do braço da cadeira como se fosse sozinho neste planeta? Pois bem, o egoísmo é insidioso e cruel.

Realmente, o egoísmo é uma doença cruel. Uma doença que mexe com a mente, com as emoções, que penetra profundamente nas entranhas de cada um e destrói a sua essência. As pessoas perturbam-se mentalmente com os seus efeitos e, em consequência, nações, povos e até o meio ambiente padecem pelas ações desses indivíduos doentios. O egoísmo não permite que se ame as pessoas.

Aprendi que o egoísmo é uma doença da mais alta insidiosidade por conta da forma silenciosa com que se apodera da mente. No entanto, apesar de sua patogenicidade, ela tem cura. Para ela há um antídoto, uma vacina que, aliás, está aqui mesmo dentro de nós, esperando ser despertada. É o amor que veio conosco na concepção e que depois trocamos pelo egoísmo; o mesmo amor que os maiores pensadores da humanidade pediram que praticássemos.

Quando não suportamos mais as dores dos sintomas dessa doença emocional despedaçando o que resta de consciência, quando ocorre o colapso de todas as desculpas para as ações egoísticas e quando esgotam-se todos os recursos, inicia-se o caminho da cura com o desejo sincero de ser ajudado, com a aceitação incondicional da mão estendida. E aí, aquele sentimento do amor puro e simples e aquela capacidade de amar os nossos (desdenhados por tanto tempo) começam a brotar do mesmo chão onde jazem agora os despojos do egoísmo.

E assim você entendeu que o egoísmo é uma variável determinante nociva, seja em nós mesmos, seja em nosso semelhante, mas suscetível de eliminação e substituição pela sublime capacidade de amar.

• • • • ● • • •

O tempo passava enquanto os meus projetos de educação consolidavam-se a cada dia. A UNIPEC era uma faculdade incipiente, ainda não tinha músculos para enfrentar mastodontes, tanto que estava sendo nutrida pelo complexo Objetivo. Por essa razão, não foi tão fácil enfrentar, em

1989, rebeliões dos seus corpos docente e discente. Eram conturbações que se alastravam pelas escolas particulares, às quais não fomos exceção. Os professores, com o apoio dos alunos, faziam greve por melhores salários, enquanto os alunos, acumpliciados pelos professores, faziam greve pela redução de suas mensalidades.

Naquele momento difícil, decidi assumir a diretoria da instituição, que contava com o apoio de Jacques Cassiano (vice-diretor), Vendramini (no financeiro) e Vicente Moro (no setor pedagógico).

Locomovia-me numa Marajó (um modelo de carro da Chevrolet) para costurar os acordos necessários, e em um pouco mais de tempo aqueles ânimos exaltados findaram por acalmar-se. Aquele carro tornou-se meu parceiro por vários anos.

CAPÍTULO 17

Criando a Universidade Potiguar (UnP)

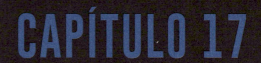

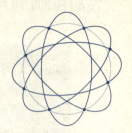

A MAGIA DO HÁBITO ANGULAR

Já decorriam mais de vinte anos que não se credenciava uma universidade privada no Brasil, até que no ano de 1989 o ministro da Educação publicou uma Portaria autorizando o CFE a protocolar pedidos de faculdades que pleiteassem a transformação em universidade. E o presidente-conselheiro, Guy da Fonseca, designou uma comissão para avaliar os eventuais pedidos.

Estava eu em Brasília quando tomei conhecimento daquela Portaria Ministerial e, ao retornar a Natal, trouxe na minha maleta a ideia fixa de iniciar uma ação para habilitar a UNIPEC no processo de transformação em universidade, embora ela administrasse apenas cinco cursos: Economia, Administração, Contabilidade, Formação de Executivos e Turismo. Pretendia aproveitar essa nova oportunidade.

Trazia a orientação normativa e a informação dos condicionantes necessários à elaboração de uma Carta Consulta, o primeiro passo para o cumprimento determinado pela Portaria Ministerial. Na feitura inicial desse documento, contei com a capacidade técnica e a dedicação do Professor Laércio Segundo e, na parte conclusiva, do Professor Mizael Barreto, ambos comprometidos com o mesmo espírito e ânimo que nos impulsionava a lutar por aquele objetivo.

Em 1991, a Carta foi protocolada no CFE e posteriormente distribuída para o Conselheiro Yugo Okida, o escolhido como seu relator.

O TRÂMITE DA CARTA CONSULTA NO CFE

Em conformidade com o procedimento definido pelo CFE, o Professor Okida constituiu uma comissão formada pelos educadores Antônio Carbonari Neto (da Universidade São Francisco/SP), Genuíno Bordignon (da UnB/DF) e Luís Robert Agostini (da UNICAMP/SP) para supervisionar, orientar e acompanhar o desenvolvimento do processo da UNIPEC. Ainda naquele ano, a comissão fez sua primeira visita de acompanhamento a Natal para avaliação da Carta Consulta.

A Carta Consulta recebeu acolhida pela Comissão Especial de universidades do CFE, no dia 3 de abril de 1991, tendo a relatoria do Conselheiro Yugo Okida, e obteve igual acolhimento do colegiado pleno do CFE, por intermédio do Parecer n. 200/91. Sua aprovação da Carta Consulta pelo plenário do Conselho (CFE) correspondia a uma imediata autorização para a elaboração do então denominado Projeto de Universidade.

Sob nossa supervisão e a coordenação técnica do Professor Mizael Barreto, então diretor da faculdade, foi constituído um Grupo Interno de Trabalho (GIP),* incumbido da elaboração do nosso Projeto de Universidade, que teve a duração de dois anos.

Todos os requisitos e condicionantes exigidos foram atendidos e contemplados no projeto que teve como fundamento o Plano de Desenvolvimento Institucional (PDI), um documento no qual se definia a missão da instituição de ensino superior, a política pedagógica institucional e as

---

* O Grupo Interno de Trabalho era constituído por Carlos de Paula (superintendente da APEC), Marino Azevedo (vice-diretor administrativo), Leideana Bacurau (coordenadora pedagógica), Cléa Bacurau (assessora técnica), Jurema Márcia Dantas da Silva (do departamento de Turismo), Marcos Lael (do departamento de Administração), Roseanne Azevedo (do departamento de Economia), Nelson Euclides dos Santos Neto (secretário da faculdade), bem como os professores Ednaldo Alencar, Eliana Trigueiro e Geralda Franciny, entre outros tão especiais com os quais contraímos uma dívida impagável.

estratégias para atingir suas metas e seus objetivos relacionados aos programas de ensino, pesquisa e extensão. Contemplava também um cronograma de crescimento, entre outros tantos requerimentos.

Aquele árduo trabalho de concepção foi acompanhado pela comissão de Okida, que, durante dois anos, esteve dez vezes em Natal em visitas bimestrais. Até que se concluiu o projeto e agora precisava ser protocolado no CFE para sua análise e relatoria. E foi nesse momento que aconteceu o impensável: no fim do governo de Itamar Franco, o seu Ministro da Educação decretou o fechamento do Conselho. Esse fato significava que eu não mais poderia entregar o nosso Projeto de Universidade, o qual fora tão meticulosa e arduamente elaborado dia após dia durante tanto tempo.

Convoquei toda a minha equipe e logo vi que o desânimo abatera-se sobre ela. Eu queria tão somente conversar sobre a decisão do encerramento das atividades do Conselho (CFE). Na realidade, não havia mais o que conversar. *Kaput*. Era a única palavra que me chegava à mente para descrever o cenário que emergia daquela inesperada circunstância. *Kaput*, uma palavra singular que, do alemão, significa "algo absolutamente destruído", como os escombros de um pós-guerra.

No entanto, o semblante de perplexidade de cada um dizia que não fora destruído apenas um projeto, que não restavam somente os escombros de alguns volumes escritos. Não. Fora destruído um sonho que estava sendo sonhado por todos.

Eu conseguia detectar todos aqueles sentimentos corporificados na tristeza que pairava naquela sala. E então, de repente, bati na mesa e disse em tom alto e claro.

— Acondicionem os volumes do projeto em caixas que eu vou levá-los para o Conselho, em Brasília. Precisamos dar entrada neles, precisamos protocolá-lo.

Notei que todos ficaram assustados. E não era para menos. Dava para pensar que eu ficara louco. Alguns ainda quiseram se opor àquela insanidade. Certamente com razão, mas fui inflexível com a minha impulsividade. Ou fora com a minha intuição? Ou teria sido com a minha fé, aquela mesma que trouxera desde a minha infância? Nunca descobri o que sentira naquele momento.

— Viajo hoje ainda.

E foi assim que deixei aquela sala cheinha de incrédulos e à tarde fui para o Aeroporto Augusto Severo.

O PROTOCOLO

Peguei um táxi ao sair do Aeroporto Presidente Juscelino Kubitschek, em Brasília. Embarquei as caixas com os volumes do projeto e dei o endereço da sede do CFE. Pelo caminho, nem notei que a cidade passava por mim. Eu dizia para mim mesmo que precisava dar entrada naqueles documentos, pois somente assim estariam relacionados para análise quando aquele Conselho fosse reaberto em qualquer tempo. Era com isso que eu contava, mas para tanto estava obrigado a protocolá-los. Mas como, com o Conselho fechado? E, mesmo assim, qual certeza eu teria de que eles seriam analisados?

Deixei o táxi esperando enquanto adentrava pelo prédio. E enquanto caminhava, pensava nos dois longos anos de um trabalho técnico intenso que pavimentaram o caminho percorrido até aqueles pacotes que esperavam na mala do táxi, lá fora.

As salas estavam vazias, não havia mais qualquer burburinho de gente. Não estavam presentes os meus amigos que costumeiramente encontrava por aqueles corredores desde quando iniciei minhas peregrinações em 1979. Estava só. Apenas as lembranças traziam para aquele imenso vazio Veronezi, Gabriel Rodrigues, Uchoa, Bonini, Paulo Cardin, Altamiro, Hermes Figueiredo, Sérgio e Paulinho de Goiás, Rubinho, Pedro Chaves, Edson, Verinha Gissoni, Jacques Grimber, Soninha, Marinho Veiga de Almeida, Sidney Lima, Marlene Salgado.

Ouvi um barulho de pastas sendo encaixadas em prateleiras. Ah! Ali estava a Professora Lúcia Tavares, a secretária da Comissão de Universidades. Por certo, finalizava as últimas providências antes de também ir embora. Caixas mudavam de lugar. Processos estavam sendo arquivados.

Ao longo daqueles últimos anos, frequentei mensalmente aquele ambiente e o conhecia muito bem. Aquela mesma sociabilidade inata em mim que tanto utilizei pela vida afora também ali estivera presente, e daí que sempre fora bem-vindo e recebido com carinho. Eram as sementes que eu estava semeando pelos terrenos por onde passava. E não seria diferente naquele momento.

Quando me viu, abriu um luminoso sorriso.

(**Professora Lúcia**) — Professor Paulo! O senhor por aqui?

(**Paulo de Paula**) — Olá, Professora Lúcia. É verdade, não é um momento muito adequado pelo que aconteceu.

(**Professora Lúcia**) — Mas aconteceu. E estamos todos desolados. Mas se o senhor está aqui é porque está precisando de alguma coisa. Em que posso ajudá-lo?

(**Paulo de Paula**) — Professora Lúcia, eu não sei como pode me ajudar. Mas preciso muito de sua ajuda. Preciso que me acenda uma luz para o meu problema.

E então eu lhe contei toda a história, desde a elaboração da Carta Consulta, a equipe de nossa própria faculdade construindo aquele projeto dia a dia durante aqueles últimos dois anos num trabalho ininterrupto, no qual fora tão comum passar noites e madrugadas em claro. Um trabalho perseverante e técnico acompanhado pela comissão de Okida. E agora, depois de pronto, eu só queria entregá-lo ao Conselho, protocolar o resultado desse trabalho feito a tantas mãos.

A Professora Lúcia olhou para mim e disse:

(**Professora Lúcia**) — Professor Paulo, o senhor não sabe o quanto eu gostaria de fazer alguma coisa para ajudar. Mas o Conselho está fechado.

Ainda insisti pela busca de uma possibilidade, por menor que fosse. Sei que ela sentiu que eu não estava pedindo, estava fazendo uma súplica. E enquanto eu falava, ela me olhava, talvez com pena por não poder fazer nada. Entendia meu desespero após dois anos de um esforço que ela podia sentir em minhas palavras. Subitamente, pareceu se lembrar de alguma coisa que poderia ser um fiozinho de esperança. Pediu-me para esperar por um tempo e se dirigiu ao gabinete de Ernani Bayer, o presidente da Comissão de Universidades. E eu ali fiquei, em meio àquele silêncio perturbador. O tempo passava, não sei se cinco ou dez minutos até que ela retornasse. Para mim foi um tempo sem fim.

(Professora Lúcia) — Professor Paulo, o Professor Ernani está em seu gabinete e deseja falar com o senhor.

(Paulo de Paula) — Muito obrigado, Professora Lúcia.

Logo estava diante do presidente da Comissão, o Professor Ernani.

(Professor Ernani) — Por favor, Professor Paulo, pode sentar-se. A Professora Lúcia contou-me de sua pretensão e também sobre o trabalho de sua equipe para elaborar o projeto de Universidade. Mas conte-me mais sobre esse trabalho.

E lhe contei sobre toda a nossa saga. Ao fim, ele revelou que havia acompanhado o nosso trabalho por meio de Okida e que se impressionara principalmente pelo fato de nosso projeto ter sido elaborado por nossa própria equipe da UNIPEC. E isso era um diferencial, pois comumente as faculdades contratavam os serviços de uma empresa para fazê-lo. E então ele falou:

(Professor Ernani) — Existe uma possibilidade de receber o seu projeto com o uso do número de um protocolo já aberto pertencente a uma instituição que desistiu do seu pleito. Vou pedir à Professora Lúcia para fazer o protocolo com esse número. Parabéns, Professor Paulo, e boa sorte.

Agradeci ao Professor e me despedi. Todas as emoções turbilhonavam em minha mente enquanto ia me encontrar com aquele anjo de secretária. Abri um largo sorriso ao vê-la novamente. E ela também sorria.

(Paulo de Paula) — Professora Lúcia, eu lhe confesso que a sua atitude se transformou em mim numa gratidão tão imensa que a levarei para o resto da minha vida. Mas agora vou buscar os volumes do projeto, que estão no táxi.

Todas as minhas ânsias, todos os sacrifícios e dores da minha equipe transformaram-se numa euforia indescritível. Claro que o projeto seria arquivado no cantinho silencioso do arquivo, mas eu sabia que um dia iam retirá-lo de lá. E, quando o fizessem, seria para analisá-lo. Juntamente com outros que formassem a fila de espera.

Despedi-me da Professora Lúcia, agradecendo-lhe por sua atitude, seu empenho, sua generosidade.

Imaginava agora os sorrisos voltando aos rostos de cada um da minha equipe, de cada uma daquelas pessoas especiais. Retornei a Natal com aquele papelzinho de protocolo tão insignificante na sua aparência, mas que tinha nele gravado o número de uma importância que nenhum matemático conseguiria medir. Iria mostrar a cada um de minha equipe e dizer a todos eles que trouxera o símbolo do imenso esforço que haviam despendido.

UM NOVO CONSELHO

Cumpri meus pensamentos. Em Natal, reuni toda a equipe e mostrei o protocolo. O clima mudara e os sorrisos voltaram. Sonhavam agora com um tempo de menos sacrifícios e mais ameno. No entanto, não foi bem assim.

(Paulo de Paula) — Meus amigos, tenho uma boa-nova para transmitir a vocês. O nosso projeto de transformação da UNIPEC em universidade está vivo lá em Brasília. E de lá trouxe para vocês a láurea por nossos sacrifícios. Neste momento de alegria e de gratidão a todos, faço questão que a peguem na forma deste protocolo e experimentem a emoção que senti quando o recebi das mãos da Professora Lúcia. Nosso projeto será relatado na ocasião da abertura do Conselho. E quando for, teremos de implantar tudo o que nele está escrito para podermos ser uma universidade. Porém, não penso que precisemos esperar que ele seja aprovado para iniciarmos a implantação do projeto com suas linhas de ensino, pesquisa e extensão como se universidade fosse. Portanto, iniciaremos hoje a sua implantação.

Dei um tempinho para que cada um assimilasse o que eu estava dizendo. E em meio à surpresa e ao pasmo, Mizael pediu a palavra.

(Mizael) — Professor Paulo, o senhor quer dizer que vamos implantar a universidade mesmo sem ter a garantia de que o projeto seja aprovado no futuro?

(Paulo de Paula) — É isso mesmo o que faremos. Vamos implantá-la de acordo com o nosso projeto. Vamos dar à UNIPEC uma filosofia de universidade, vamos criar os seus conselhos, vamos cumprir todos os condicionantes exigidos. Enfim, tudo o que vocês prometeram que fariam. E, como vocês estão com os ânimos renovados, nosso Grupo Interno de Trabalho volta hoje ao trabalho.

E dali todos saíram com suas missões. Dessa maneira é que construiríamos a nossa longa espera.

Esperamos três anos. Nesse tempo, expandimos a instituição, implantando a Unidade Salgado Filho, a Universidade Aberta para a Terceira Idade, a Unidade Nascimento de Castro. Já no governo de Fernando Henrique Cardoso, o Conselho reabriu, mas com a denominação de Conselho Nacional de Educação (CNE), agora em sede própria, instituído pela Lei n. 9.131/95 com a finalidade de colaborar na formulação da Política Nacional de Educação e exercer atribuições normativas, deliberativas e de assessoramento ao Ministério da Educação. Havíamos voltado ao jogo.

Eram 43 os projetos de universidade que faziam a fila dos que seriam analisados pelo novo Conselho, que instituiu uma Comissão para analisá-los. Na primeira seleção feita por aquela Comissão, dos 43 projetos iniciais, nove deles foram indeferidos; e, com a continuidade do peneiramento, dos 34 restantes 25 permaneceram para análise. Acompanhávamos ansiosos os resultados daquele trabalho de seleção. Até ali, o nosso projeto persistia entre os remanescentes. A cada resultado divulgado parecíamos a torcida de nosso time de futebol. E vibrávamos quando ressurgíamos.

Logo a fila diminuíra para dezessete, e com a próxima joeirada da Comissão mantiveram-se sete propostas de transformação, das quais foram escolhidas duas, a pedido do MEC, para serem analisadas e relatadas primeiramente. Uma delas fora a nossa UNIPEC.

COMISSÃO DE AVALIAÇÃO DE IMPLANTAÇÃO/GE/GT*

Seguiu-se então uma segunda fase institucional: o período experimental da estrutura proposta para a universidade. A UNIPEC passou a ser permanentemente avaliada e orientada pelo Conselheiro Yugo Okida, relator do processo de universidade no Conselho Federal de Educação, e pela Comissão designada pelo CFE, composta dos professores Antonio Carbonari, da universidade São Francisco (SP); Genuíno Bordignon, da Universidade de Brasília (DF); e Luís Roberto Agostini, da UNICAMP (SP), e, num segundo momento, pelo Professor Ignácio Ricken, de Santa Catarina, e pela Professora Senira, da Bahia.

Para internamente se efetivar a implantação do projeto, vários momentos institucionais antecederam o final credenciamento da universidade, compreendendo a criação e instalação de conselhos superiores, a definição e aprovação dos regulamentos acadêmicos e à implantação da estrutura basilar do ensino, da pesquisa e da extensão.

Com essa missão de efetivar-se o Projeto de Universidade, foram designados, em 28 de outubro de 1992, dois outros grupos de trabalho, o

---

* GE = Grupo Estratégico. GT = Grupo Tático.

> Grupo Estratégico e o Grupo Tático. O Grupo Estratégico foi formado por Paulo de Paula, Mizael Barreto, Carlos de Paula, Leideana Farias e Marino Azevedo. O Grupo Tático foi composto de Ana Cristina Cabral, coordenadora de Extensão e Pesquisa; Assis Souza, coordenador do curso de Educação Artística; Jayme Dias, chefe do departamento de Contabilidade; Iveraldo Guimarães, chefe do departamento de Ciências Biológicas e da Saúde; Socorro Martins, secretária da UNIPEC; Carlos de Miranda Gomes, coordenador do curso de Direito; Geralda Franciny; Marcos Lael; e Roseanne Azevedo.

O HÁBITO ANGULAR

Quando a nova Comissão veio a Natal, pela primeira vez, ainda em 1995, teve uma surpreendente e agradável surpresa, pois o processo de transformação da UNIPEC em Universidade Potiguar já se encontrava em estado avançado de implantação e com a constatável consolidação das linhas de ensino, pesquisa e extensão. Os integrantes da Comissão entrevistaram alunos e professores e averiguaram a qualidade das bibliotecas e a qualificação dos professores, entre outros parâmetros requeridos. Ficaram convictos de que na UNIPEC já tinha se instalado uma cultura de universidade.

Preciso falar ao leitor algo que particularmente chamou atenção daquela Comissão: todo o ambiente da instituição apresentava-se absolutamente limpo, dos banheiros às paredes, das carteiras nas salas de aula ao chão em que pisavam. E souberam que aquela qualidade ambiental não era circunstancial, mas permanente já havia algum tempo. E que aquele porta-informações pendurado no lado interno das portas dos banheiros funcionava como correio entre a escola e os alunos; e que desde a implantação do programa de ambiente saudável nunca haviam sido danificados.

Essa foi uma meta a que nos propomos e sua materialização tornou-se tão evidente aos olhos que a Comissão nos perguntou como havíamos conseguido aquele feito. A sua surpresa residia no fato de que era de seu conhecimento que as escolas brasileiras, com raríssimas exceções (as escolas militares, por exemplo), apresentam banheiros sujos, paredes grafitadas, chão com lixo, carteiras riscadas e outros atributos negativos. Em verdade, deixar o ambiente escolar degradado tornara-se um hábito no país. E decidimos substituir esse hábito negativo, e de difícil reversão, por um hábito positivo. Resolvemos mudar o comportamento vigente em nossa comunidade acadêmica.

Tudo começou quando a Carta Consulta foi aprovada e o Conselho Federal de Educação autorizou que elaborássemos o Projeto de Universidade. Naquele momento eu vi a universidade pronta. Entretanto, uma universidade não é uma faculdade. Uma universidade tem autonomia plena que lhe é conferida para instalar quantos cursos puder, e esse crescimento requer um aumento quase exponencial de alunos, professores, funcionários, coordenadores de curso. Ora, se eu já notava que alguns problemas começavam a surgir, desde a evasão de alunos a atrasos nas matrículas, de deficiências na própria gestão dos cursos à falta de financiamentos para os alunos, preocupava-me o momento do exercício da plena autonomia. Antes que encontrasse o modelo de gestão adequado ao vertiginoso crescimento que avizinhava-se, portanto, eu precisava elaborar e implementar um projeto do qual toda a comunidade da instituição concordasse em participar, que julgasse ser uma necessidade para todos e para cada um; um projeto no qual todos se engajassem e desejassem dele ser integrantes, por ser uma ação relevante e importante. Um projeto que, depois de materializado, servisse como impulsionador para outros mais complexos, como implantar um novo e heterodoxo tipo de gestão.

Como toda escola no Brasil, a nossa também não era um ambiente completamente limpo e aprazível de nele conviver: as salas de aulas apresentavam paredes riscadas, carteiras rabiscadas, chão com papéis nele dispersos; os banheiros apresentavam odores nem tão suportáveis. Aquele comportamento de manter tal cenário como algo comum e normal transformara-se num hábito rotineiro.

E naquele hábito vislumbrei o projeto que poderia convergir as ações de todos para um objetivo comum. Você deve estar se perguntando qual a razão de eu desejar algo que pudesse engajar toda a comunidade, do reitor ao aluno, numa ação de atitudes confluentes. Para responder a essa sua questão, retrocedo alguns anos, para quando implantamos o Centro de Educação Ambiental, a Escola das Dunas. Em um dos seus tópicos, sobre a necessidade de não se desperdiçar água, por exemplo, ensinava-se às crianças que pequenos hábitos indutores desse desperdício poderiam ser evitados, como escovar os dentes com a torneira aberta, usar a água para lavar calçadas e veículos, tomar banhos demorados. As crianças, ao regressarem da escola para suas casas, forçavam seus pais, conforme depoimentos deles, a mudarem aqueles hábitos. Em consequência, novos e positivos hábitos substituíram aqueles antigos e negativos, e eles obtiveram sensível redução no consumo de água. A partir daí, naturalmente, começaram a incorporar-se no cotidiano da família ações para minimizar gastos de energia, hábitos de higienização etc.

Eu sabia, portanto, que alguns hábitos podiam mudar outros. E determinados hábitos, mesmo sem qualquer grandiosidade, podem reformar comportamentos e promover futuras ações inovadoras. Eles conseguem principiar processos transformadores, por isso são conhecidos como **hábitos angulares**.

Eu não queria implementar aquele projeto por imposição, portanto realizamos uma pesquisa para verificar a aceitação de sua adoção. A grande maioria dos entrevistados respondeu que a desejava. Mesmo assim, existiram aqueles que não acreditavam na possibilidade de sucesso. Enganaram-se. Com o engajamento coletivo e consciente de todos (funcionários, professores, coordenadores de curso, líderes de classe, centro acadêmico), conseguiu-se em poucos anos a substituição do hábito de conviver em um ambiente inóspito (sujo e sem higiene) pelo de manter o ambiente limpo e saudável. Esse hábito angular, apesar de sua relativa pequenez, trazia consigo a potencialidade de iniciar processos de grandes transformações (como constatará você mais à frente). Fora uma verdadeira revolução comportamental. Muitos acharam que era muito mais mágica do que mudança de comportamento. E a Comissão de Avaliação do MEC parabenizou toda a nossa equipe pelo surpreendente êxito obtido.

• • • ● • • •

Era dezembro de 1996 e o nosso projeto estava para ser relatado, mas, por razões próprias, a Conselheira Silke Weber pretendia protelar a sua leitura na Reunião Plena do Conselho para fevereiro do ano seguinte. No plenário, eu assistia completamente indefeso e impotente aos esforços de muitos para que ela permanecesse presente e relatasse o processo. Em meio a esses presentes, o Conselheiro Yugo Okida realizou várias diligências a fim de convencer a Conselheira Silke a relatar naquele dia. Ela queria pegar um avião para Recife, e Okida lhe garantia que conseguiria levá-la ao aeroporto a tempo de ela não perder o voo. Inclusive o próprio carro estava à sua disposição. No entanto, ela teria de fazer a sua relatoria.

Até que finalmente ela decidiu ler o seu relatório.

Acompanhava atentamente a longa leitura, finalizada ao meio-dia. Em seguida, ela deu o seu parecer favorável e o relatório foi posto em votação. Por unanimidade, os conselheiros confirmaram o seu parecer: a **UNIPEC** (após alguns trâmites no MEC) transformou-se oficial e definitivamente na Universidade Potiguar, com a publicação no Diário Oficial em 20 de dezembro de 1996.

Aplausos e abraços. Muitas congratulações. Cumprimentei cada um dos conselheiros. Abraços apertados em Yugo Okida.

Se a Conselheira perdeu o seu avião? Não, não perdeu.

O segredo para o bom termo foi termos realizado nosso dever de casa, foi ter dito não à acomodação e implantado o Projeto de Universidade na prática, mesmo sendo faculdade.

UNP

Fui direto para o aeroporto. Precisava chegar o mais rapidamente possível a Natal, precisava dizer que agora os potiguares teriam sua primeira universidade privada. Enquanto a aeronave rumava direto para o Nordeste e as nuvens construíam na tela da pequena janela de vidro castelos imensos lá naquele horizonte que eu tão bem conhecia, as tensões dissolviam-se e davam lugar às minhas lembranças, que invadiam como queriam aquele meu momento sozinho.

Entre as idas e vindas de minhas recordações, parei por um instante numa certa noite do finzinho de 1991. A Escola das Dunas desenvolvia suas ações, porém eu precisava sistematizar, fazer uma espécie de estatuto no qual estivessem os princípios que regeriam aquelas atividades. Uma professora da UNIPEC, Jurema Márcia, diretora do curso de Turismo, sugeriu que eu conversasse com o biólogo Iveraldo Guimarães (meu parceiro e organizador na confecção deste livro). Em nosso encontro, na minha sala, no prédio do 7 de Setembro, realmente conversamos sobre a Escola das Dunas, mas num determinado momento começamos a falar sobre a futura Universidade Potiguar. Comentei da necessidade de criarmos uma sigla para a Universidade Potiguar. Já havia propostas como Unipo e Uniguar. O que ele achava? Num repente, Iveraldo respondeu: "E por que não UnP?". Um *n* pequenininho entre as letras graúdas U e P, que um dia poderia ser retirado para restar apenas UP, e que traduzo livremente como "sempre para cima".

A CHEGADA A NATAL

Meus pensamentos ainda emaranhavam-se quando o avião pousou no Aeroporto Augusto Severo em Natal. De repente, ouvi uma comissária de bordo chamar pelo meu nome e pedir para que eu me dirigisse à cabine do Comandante da aeronave. Ele fora meu colega de voo quando ainda passeava pelos céus da aprendizagem. Aproximei-me rapidamente de sua cabine. A comissária abriu a porta do avião da Transbrasil e disse:

(**A Aeromoça**) — Desculpe, senhor Paulo, mas o Comandante o enganou. E apontou para fora.

No pé da escada estava uma multidão. Nervosamente, desci os degraus. Abraçaram-me e desci suspenso no meio de tantos braços que tive medo de despencar dali de cima. Centenas de pessoas, alunos, professores, amigos, familiares formavam um corredor polonês desde o avião até o prédio do aeroporto. Todos gritavam em uníssono:

— UnP! UnP! UnP! UnP!

Foi tão surpreendente que eu apenas sorria com lágrimas nos olhos. Não conseguia articular uma palavra sequer. E aquela felicidade de todos se estirou pela tarde inteira, atravessando a noite toda pelos bares e restaurantes da cidade. Uma nova história estava para ser escrita.

· · · • · · ·

Algum tempo depois, retornei a Brasília. Peguei o telefone e fiz uma ligação.

(**Paulo de Paula**) — Alô! Quem está falando?

(**Professora Lúcia**) — Aqui é Lúcia.

(**Paulo de Paula**) — Professora Lúcia! Aqui é Paulo de Paula.

(**Professora Lúcia**) — Professor Paulo. Que bom ouvi-lo.

(**Paulo de Paula**) — Professora, estou em Brasília e gostaria de convidar você e sua família para jantar hoje comigo. Por favor, me dê esse prazer.

(Professora Lúcia) — Você me pegou de surpresa. Mas claro que aceito. Eu e meu marido ficaremos felizes em encontrá-lo.

Eu tinha muito o que agradecer àquela luminosa pessoa que apareceu na minha vida.

A AUTONOMIA UNIVERSITÁRIA

A minha formação como o ser humano que hoje sou derivou, essencialmente, de instituições cuja natureza caracteriza-se pela feitura com a formalidade, a cerimônia e o protocolo; assim, lapidei-me na clausura do Seminário, na disciplina da aviação militar, nas leis imutáveis do comércio, e iniciei-me na rigidez dos regulamentos da universidade. Como é do conhecimento do leitor, a minha iniciação no universo do ensino superior deu-se pelas mãos de uma faculdade. No entanto, você tem de ter em mente que uma faculdade é infinitamente mais prisioneira de liberdade em si mesma em termos de autonomia do que uma universidade e que não se pode entender a sua autonomia e seu poder sem a compreensão do que seja ela própria.

A universidade é uma instituição na qual se agregam e propagam conhecimentos cujos pilares que a sustentam são a pesquisa científica e a formação de profissionais por meio das práticas educativas responsáveis pela propagação do saber e do saber fazer; uma instituição em que se instiga o espírito inventivo, o desenvolvimento de tecnologias para soluções de problemas sociais e a geração de culturas. Como você pode observar, essa concepção basilar de universidade requer uma relação visceral entre o ensino, a pesquisa e a extensão em todos os campos do conhecimento.

Sabedor agora sobre a essência de uma universidade, você facilmente compreende que a autonomia universitária obrigatoriamente torna-se uma irmã siamesa dessa própria essência, uma condição imprescindível para a viabilização das suas metas. No entanto, não se deve confundir autonomia com soberania. Esta última é um poder político por meio do qual uma instituição ou uma nação regula interna e externamente seu próprio destino (usufruindo de uma personalidade internacional); enquanto autonomia é a criação de regulamentos internos próprios e possibilidades de autodireção.[1] Ampliando esse conceito, a referida autonomia de uma universidade contempla a liberdade do gestor em estabelecer seus próprios objetivos, implementando as linhas diretrizes do ensino, da pesquisa e da extensão; fixando critérios e normas de seleção; criando ou extinguindo cursos; admitindo e promovendo; outorgando graus, diplomas, certificados e outros títulos acadêmicos. Um poder que uma faculdade jamais terá. E era isso que eu tinha nas mãos.

A ACELERAÇÃO DO CRESCIMENTO

Contextualizando aquela época, quando a UnP foi criada existiam no Nordeste brasileiro apenas três universidades (a Católica de Salvador, a Católica de Recife e a Unifor de Fortaleza). E nós nos tornamos a quarta em funcionamento.

Como primeira ação que a autonomia me outorgava nomeei o reitor, Mizael Barreto, e os pró-reitores. No entanto, com a autonomia alcançada também veio a responsabilidade de implantar o Plano de Desenvolvimento Institucional (PDI), embora já o desenvolvêssemos desde que protocolara a solicitação de transformação da UNIPEC em universidade. No entanto, agora precisávamos acelerar esse processo. E o nosso Programa de Crescimento receberia prioridade.

A datar de 1997, a UnP já instalara os campi Salgado Filho e Nascimento de Castro, os quais se somaram ao campus Floriano Peixoto (do antigo Colégio 7 de Setembro). Aos três cursos iniciais oriundos da UNIPEC somaram-se mais quatro; se iniciáramos com trezentos alunos, em 1986, com os sete cursos instalados a instituição matriculara cerca de 3 mil.

Nesse ímpeto de crescimento, fizemos viagens para estreitar relações com outras universidades nacionais e estrangeiras, assinando convênios em várias áreas. Numa dessas jornadas, numa missão do MEC e acompanhados por reitores e representantes de universidades, tivemos como destinos Nova York e Washington. Em Nova York, já no aeroporto, fomos recebidos por uma comissão de professores, e um ônibus foi posto à nossa disposição para os deslocamentos necessários. Ali encontrei vários dos meus amigos, dentre eles Marinho, Rubinho, Altamiro, Padre Marcos. Sentei-me ao lado de um senhor muito alto e com um nariz que logo me chamou atenção. Não pelo seu tamanho destacando-se em seu rosto, mas pelo que ele me trazia de lembranças. Enquanto o ônibus iniciava sua trajetória rumo ao hotel, no qual ficaríamos hospedados, entabulei uma conversa com ele.

(Paulo de Paula) — O senhor é o Doutor Mota?

Ele olhou-me intrigado.

(Doutor Mota) — O senhor me conhece?

(Paulo de Paula) — Ah! Sim, desde Mogi das Cruzes.

(Doutor Mota) — Não estou recordando.

(Paulo de Paula) — Não é de admirar. Já se passaram vinte anos desde que entrei pela primeira vez em seu consultório. Eu estava inscrito para fazer o concurso da EPCAR e queria extrair minhas amígdalas por temer não passar nos exames de saúde. Como não tinha condições financeiras, recorri ao senhor, que atendia na Maternidade Mãe Pobre. Contei-lhe minha história.

Doutor Mota fitou-me por um instante e me reconheceu.

(Doutor Mota) — Agora estou lembrando.

(Paulo de Paula) — O senhor até disse que se via em mim porque também sempre sonhara em ser aviador. Fez minha cirurgia e não quis nenhum pagamento. A segunda vez em que estive em seu consultório foi para lhe agradecer, pois passara em todos os testes da EPCAR.

(Doutor Mota) — Eu lembro perfeitamente. Mas não o reconheceria. Você era um menino. Bem, eu sou um dos proprietários da Universidade Brás Cubas, em Mogi. E você, o que faz aqui?

(Paulo de Paula) — O mesmo que o senhor. Criei a Universidade Potiguar, no Rio Grande do Norte, e hoje sou o seu chanceler.

Doutor Mota sorriu e enfatizou como era bom que a vida desse tantas reviravoltas boas de serem vividas. E aquela era uma delas que ele estava vivendo; e que estava muito mais do que feliz em me reencontrar.

(Doutor Mota) — Mas acima de tudo estou mesmo é chocado com esse nosso reencontro. Estou perplexo.

Tornamo-nos muito mais amigos do que apenas colegas.

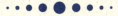

Retornando das lembranças, apenas com o crescimento previsto para a UnP, como havia dito anteriormente, eu já notava que alguns problemas começavam a surgir, como a evasão de alunos, principalmente no primeiro semestre. Se com tão poucos cursos o modelo de gestão praticado mostrava-se insatisfatório, preocupava-me extremamente quando pudesse exercer a plena autonomia que me seria conferida para instalar quantos cursos pudesse. Com essa autonomia, poderíamos criar dezenas de cursos de graduação e de pós-graduação. De repente, seriam necessárias dezenas de coordenadores desses cursos criados; o número de professores teria de ser significativamente aumentado, assim como o de funcionários. Urgia a necessidade do planejamento de uma gestão que se adequasse àquele desenvolvimento acelerado, sob pena de surgir um grave impasse administrativo. Tudo aquilo começava a afetar a minha mente. E foi nesse momento crucial que surgiu o inesperado. Vou contar ao leitor como ele apareceu, mas para isso terei de voltar um pouquinho no tempo.

CAPÍTULO 18

Uma nova tecnologia de Gestão Educacional

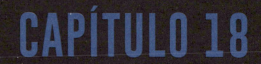

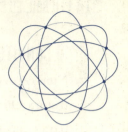

OS EFEITOS POSITIVOS DA VARIÁVEL DETERMINANTE DO PERDÃO

Quando me referi à implantação de um Centro de Educação Ambiental, a Escola das Dunas, em Pitangui, no litoral norte do Rio Grande do Norte, dissertei sobre salas de aulas sem paredes configuradas nos diversificados ecossistemas que constituíam sua área: as dunas, um remanescente de Mata Atlântica, o mar, as praias, os rios, os manguezais e as lagoas. Todos incorporados à estrutura da Universidade Potiguar, disponibilizadas para pesquisas biológicas e de ciências ambientais. Essa área estende-se por 2.700 hectares e apresenta 4 quilômetros de beira-mar.

Ainda em 1995, soube que o Fundo de Pensão dos Funcionários do Banco do Brasil (Previ) pretendia investir em três complexos turísticos no Nordeste brasileiro, e eu pressenti a oportunidade de implantar uma dessas unidades de turismo naquela área, em Pitangui. Para tanto, assinamos um pré-contrato que continha as características do empreendimento, o qual contemplava cinco hotéis, campo de golfe, cinco pousadas em uma vila típica nordestina, bares e restaurantes. Conforme cálculos preliminares, o investimento a ser feito rondava valores da ordem de 350 milhões de dólares.

Soube que a Construtora Odebrecht também assinara com a Previ um semelhante pré-contrato para a instalação de uma unidade semelhante em Sauipe, na Bahia. Outro pré-contrato de uma terceira unidade turística, no Ceará, de iguais características, também seria apresentado à Previ pelo Grupo M. Dias Branco.

O CONVITE DA ODEBRECHT

Num certo dia, recebi, em Natal, a visita de um dos executivos da Construtora Odebrecht (CNO), de nome Murilo, diretor da região Nordeste para aquela organização. Em nosso encontro, ele informou que sabiam ter a nossa empresa SPEL assinado um contrato com a Previ e que estávamos em fase de preparação dos projetos a serem apresentados. E informou ainda que eles também o fariam e que estavam adiantados na sua elaboração. Por fim, comunicou que a razão de sua visita era saber da minha disposição em participar de uma parceria com a Odebrecht na construção do complexo de Pitangui. Mais detalhes seriam fornecidos caso eu aceitasse o convite de ir ao escritório da empresa, no Rio de Janeiro. Murilo estava sediado em Recife, mas também estaria presente nessa reunião. Aceitei o convite.

·· • ● • ··

Cheguei com pontualidade ao encontro agendado e fui recebido por Murilo na recepção do escritório da Odebrecht, que me acompanhou a uma espaçosa sala de reunião, onde já se encontravam vários executivos, a quem fui apresentado. Nesse momento, chegou o Doutor Emílio Odebrecht, que, após os cumprimentos, pediu-me para sentar na cabeceira da mesa disposta no centro da sala.

À minha frente, abria-se uma janela com alguns metros de comprimento e outros de altura. Por trás do enorme vidro que lhe dava a forma de retângulo, descortinava-se um espetacular cartão-postal. Calculadamente, o Pão de Açúcar e as praias dispunham-se tão absolutamente centrados naquele painel transparente que provocavam um efeito mesmerizante. Tanto assim que foi preciso um pouquinho de tempo para que eu saísse do transe pela perfeição da paisagem e voltasse a atenção ao Doutor Emílio, que tomara a palavra.

(**Emílio**) — Professor Paulo, é um prazer recebê-lo em nosso escritório. Em nome dos presentes, dou-lhe as boas-vindas e agradeço que tenha aceitado o nosso convite. O senhor deve saber a razão desse encontro.

(**Paulo de Paula**) — Doutor Emílio, estou honrado com o convite feito e Murilo já me adiantou, em Natal, que há uma pretensão por parte da Odebrecht de fazer uma parceria comigo em relação ao complexo de Pitangui. Mas não sei mais detalhes.

(**Emílio**) — Perfeito. É exatamente esse o motivo. Mas antes gostaria de lhe dizer que já o conhecemos muito bem. O senhor tem uma biografia admirável e está prestes a criar uma universidade privada no Rio Grande do Norte. E por mais essa razão renovo o prazer de tê-lo conosco. O que nós desejamos, Professor Paulo, é lhe propor uma parceria no seu projeto junto ao Fundo Previ.

(**Paulo de Paula**) — E como seria essa nossa parceria, Doutor Emílio? Até o momento, despendemos muito tempo nos estudos do Plano de Negócio e reuniões com a Previ.

(**Emílio**) — Claro que temos conhecimento disso tudo. A sua empresa, a SPEL, continuará sendo a contratada da Previ para a instalação das obras, e a proprietária da área. A CNO assumirá a elaboração dos projetos, o planejamento, a construção dos equipamentos e a responsabilidade técnica. A partir de hoje, a CNO arcará com todas as despesas sobre projetos elaborados e construções. A cada fatura paga pela Previ durante o desenvolvimento das obras, a SPEL repassará à CNO o montante correspondente a 85% do recebido e ficará com os 15% restantes para fazer frente à área utilizada e aos estudos e às despesas já realizadas. Ao fim, a SPEL terá uma remuneração de 50 milhões de dólares.

(**Paulo de Paula**) — Entendemos como uma boa proposta, principalmente porque advém da CNO, uma empresa referência do setor construtivo. Aceito. Mas, Doutor Emílio, quero lhe fazer um pedido.

(**Emílio**) — Esteja à vontade.

(Paulo de Paula) — Gostaria que a CNO analisasse a possibilidade de os projetos serem desenvolvidos pelo arquiteto Luiz Fiúza, de Fortaleza.

(Emílio) — Este foi um dos arquitetos sondados por nós. Vamos aprofundar essa análise, mas acredito que seja viável a sua contratação.

Aquele meu pedido ao Doutor Emílio devia-se a um sentimento de gratidão que eu tinha por aquele arquiteto cearense. Tudo começara havia alguns anos, quando entrei numa concorrência para a construção de um edifício em Natal, no terreno onde se localizava a casa de Graco Magalhães, um amigo de longas datas. O arquiteto Fiúza elaborara o projeto e o apresentara juntamente com uma maquete do empreendimento. Apesar de ter sido o melhor projeto elaborado, não pudemos seguir adiante no processo por conta da proposta de uma empresa concorrente que inviabilizava a nossa economicamente.

Conversei com Fiúza, passando-lhe os números do projeto, e ele considerou que deveríamos sair do processo. Fiz questão de ressarci-lo dos custos que tivera com o projeto e a maquete, mas ele não aceitou receber; assim, fiquei devedor por sua generosidade. E aquele projeto em parceria com a Odebrecht seria uma oportunidade de devolver o seu gesto.

Depois de acertada a parceria, o Doutor Emílio e os diretores retiraram-se e permanecemos na sala Murilo e eu. Ele havia dito que queria me mostrar algo. Tirou da estante três livros de capa verde e os depositou sobre a mesa.

(Murilo) — Estes três livros foram escritos pelo pai do Doutor Emílio, o Doutor Norberto. Aqui está contida toda a filosofia na qual está assentada a nossa empresa. E não se faz nada fora deles. Mas o Doutor Norberto diz que, entre os princípios que elaborou, um deles deve também estar sempre em destaque: identificar, integrar e desenvolver jovens com talento e disposição para a atividade empresarial.

Eu peguei os livros em minhas mãos. Na verdade, eram três volumes de um livro cujo título destacava-se na capa: *Sobreviver, crescer e perpetuar –*

Tecnologia Empresarial Odebrecht – TEO.[1] Folheando-os, vi que se tratava de uma obra para propagar as concepções filosóficas da organização Odebrecht, os seus critérios gerais operacionais e a formulação de seus planos e programas de ação. Eu estava segurando em minhas mãos a bíblia da Odebrecht. Caminhamos pela sala e ele apontou para três letras que se destacavam no alto de uma das paredes: CNO.

(**Murilo**) — Essas três letras têm um valor imensuravelmente maior que o próprio valor do patrimônio da empresa. E todos os que fazem parte da CNO praticam a filosofia claramente expressa nesses volumes em suas mãos; uma filosofia que se encerra no cliente, posto que ele é a única razão da CNO existir. O senhor sabe por que foi convidado a sentar-se na cabeceira da mesa de reuniões?

(**Paulo de Paula**) — Não, Murilo.

(**Murilo**) — Porque o senhor é nosso cliente. Como está proclamado neste livro, o cliente é quem, de fato, detém o poder nas empresas da organização, pois somente ele é capaz de transformar em riqueza os serviços e bens que lhe são oferecidos. Nós não o queremos como um contratante de nossa organização, mas, sim, como parceiro, conforme o Doutor Emílio disse na reunião. Nesses livros, está escrito, e tem de ser praticado, que a nossa cultura aqui na empresa valoriza o envolvimento e o comprometimento de todos com laços fundados na disciplina, no respeito, na amizade e na lealdade. Por isso, um contrato é insuficiente para nós.

(**Paulo de Paula**) — O senhor não imagina quanto estou interessado nessa filosofia de gestão. Se tiver um pouquinho de tempo disponível, gostaria que falasse mais sobre ela.

(**Murilo**) — Será um prazer. Continuando ainda sobre o que a TEO propaga sobre parceria, ela enfatiza que, para a organização e os parceiros ganharem simultaneamente, há de haver um jogo de soma positiva que gere resultados líquidos a partilhar. E essa partilha de resultados requer uma sinergia entre as partes envolvidas. E é exatamente isso o que deverá ocorrer entre nós. Estou constatando o seu interesse pela TEO, então vou lhe dar um número de telefone na Bahia, e você falará com Paulo Rocha, que trabalha diretamente com Doutor Norberto. Ele lhe dará todas as informações de que precisar. E eu já vou agora entrar em contato com ele e apresentá-lo.

Quando deixei o prédio da Odebrecht no Rio de Janeiro, a Bahia não me saía da cabeça. Eu descobrira naquela filosofia de gestão o que estava buscando para enfrentar os desafios do desenvolvimento da Universidade Potiguar. A TEO nada mais era do que o exercício da arte de servir, a filosofia perfeita para mim. Ainda no carro, fiz uma ligação para a Bahia.

Algum tempo depois daquela reunião no Rio de Janeiro, liguei para Fiúza, já com o contrato da Previ assinado, e agendei com ele um encontro em Fortaleza. Cheguei a seu escritório acompanhado de dois engenheiros da Odebrecht, José Carlos Camargo, líder da nossa obra, e Érico Dantas, diretor de Engenharia. Ele se mostrou muito surpreso com aquela minha chegada um tanto quanto intempestiva. Depois das apresentações, revelei-lhe a razão de eu estar ali.

(Paulo de Paula) — Amigo, estou aqui com esses engenheiros da Odebrecht para entregar a você um contrato de 350 milhões de dólares referente à realização de um complexo imobiliário em Pitangui, no Rio Grande do Norte. Eles serão os responsáveis por tocar a obra.

Sua reação foi de absoluta incredulidade, e exclamou bem ao seu estilo:

(Fiúza) — Tá doido, macho!

Depois do espanto, começamos a detalhar o projeto. E foi assim que retribuí aquela generosidade que ele tivera comigo, ao não aceitar que o ressarcisse com os custos do projeto em Natal.

• • • • • • •

Anos depois, aquele projeto iria transformar-se num dos mais importantes polos imobiliários do Brasil à beira-mar. Sua evolução traria como parceiros os maiores empreendedores internacionais no âmbito dessa atividade. No entanto, não teria alcançado tal estatura se eu não tivesse tido ao meu lado companheiros para sua estruturação como Hugo, Wagner, Aristeu, Benevides e Ivanaldo Bezerra.

UMA TECNOLOGIA EMPRESARIAL PARA A UNIVERSIDADE

Liguei novamente para Paulo Rocha e apresentei-me. Disse-lhe que iria à Bahia encontrá-lo. Em resposta, informou que Murilo já o tinha comunicado sobre minha pretensão e que ele é que se encontraria comigo em Natal. Afinal, eu era um cliente da Odebrecht.

Na semana seguinte, estávamos reunidos em Natal.

Paulo mostrou-se um jovem administrador e filósofo que emanava uma alegria permanente. Alguém que gostava de fazer amizades, uma daquelas pessoas que conhecemos por boa-praça.

Uma das primeiras informações que ele me passou foi sobre a Fundação Odebrecht criada por Doutor Norberto em 1965. Era por meio dela e de seu Programa de Desenvolvimento e Crescimento Integrado com Sustentabilidade (PDCIS) que se irradiava a TEO para pequenas empresas com o objetivo de promover transformação social, econômica e ambiental, melhorando as condições de vida das pessoas.

Paulo trabalhava com Doutor Norberto Odebrecht havia muitos anos e era o responsável pelo treinamento dos novatos que chegavam à empresa, ministrando cursos sobre a Tecnologia Empresarial Odebrecht (TEO). E ele, atenciosamente, falou-me sobre os princípios daquela filosofia.

Ensinou-me que a TEO é a base da cultura da Odebrecht. E que, entre os seus princípios fundamentais, destacam-se a confiança nas pessoas, em sua capacidade e em sua força de vontade para evoluir; a parceria entre todos os integrantes que participam da concepção e da realização do trabalho e dos resultados que geram; e o autodesenvolvimento dos indivíduos por meio da educação pelo trabalho, assegurando a sobrevivência, o crescimento e a perpetuidade da organização. No entanto, ele me explicou que esses princípios não estariam bem ancorados sem os conceitos essenciais, por exemplo: a descentralização, que favorece o contato permanente e direto do integrante com o cliente e, consequentemente, a percepção clara de suas necessidades; a delegação planejada, que implica a prática da confiança, e quando os líderes devem estar seguros quanto à retidão de caráter dos seus liderados, acreditando no seu potencial, na sua competência, na sua força de vontade em desenvolver-se, além de seu alinhamento às concepções filosóficas da organização; e a tarefa empresarial, que consiste na identificação, conquista e satisfação do cliente. Esses conceitos garantem a eficácia e a clareza na interação entre os líderes e os liderados* e estabelecem uma linguagem comum quando somados aos princípios fundamentais, criando o Sistema de Comunicação Odebrecht.

Eu ouvia atentamente a explanação de Paulo enquanto a minha mente convulsionava, pois cada item desenvolvido eu transportava para a adequação na futura universidade. Eu teria de absorver todas as informações contidas naqueles três volumes de capa verde. Somente isso, porém, não bastaria para adaptar uma nova gestão ao momento de crescimento vertiginoso que viria com o advento da universidade. Seria necessário o engajamento de todos. E, quando falei das minhas pretensões de adotar a TEO para a universidade, ele ficou em estado de graça. Surpreso com a ideia, perguntou-me qual seria minha estratégia para colocar aquela ousadia em prática.

---

* Em minha visita ao Rio de Janeiro, enquanto andava pelos corredores do edifício da Odebrecht, observei que nas portas dos seus escritórios não se lia nas tabuletas "diretor", "coordenador" ou qualquer outra função, mas "líder".

(Paulo de Paula) — A primeira ação será contratar você. Gostaria que ministrasse um curso completo sobre a TEO. E queria saber de sua disponibilidade para uma consultoria visando a implantação dessa tecnologia.

Sua reação imediata foi um daqueles sorrisos permanentes em seu rosto.

(Paulo Rocha) — Coincidentemente, vou tirar uma licença-prêmio de seis meses da empresa e estarei disponível nesse período. Mas preciso de ajuda nessa empreitada. Para isso, pretendo trazer comigo o Professor José Luiz Banet, um filósofo parceiro nos cursos e na implantação da TEO.

(Paulo de Paula) — O que você precisar. Então, só nos resta marcar a data para iniciarmos. E não será mais a TEO que você implantará, mas a TEUP – a Tecnologia Empresarial da Universidade Potiguar.

(Paulo Rocha) — Acontecerá uma mudança radical no sistema de gestão da universidade. Você acredita que sua equipe topará essa revolução?

(Paulo de Paula) — Eu bem sei que não será tão fácil assim, porque sabemos nós que toda ideia nova sofre um natural processo inicial de rejeição. No entanto, vou lhe contar sobre uma mudança de hábito que conseguimos fazer aqui na UnP e que perdura até hoje. Eu precisava promover uma mudança de comportamento que todos aceitassem e para a qual convergissem com real desejo de sua realização. E para esse intento eu sabia que haveria iniciais reações contrárias.

Contei-lhe sobre a mudança de hábito com referência a tornar o ambiente de convivência de milhares de alunos asseado e limpo, desde as salas de aula, paredes, portas, pisos, carteiras, sobretudo os banheiros. E o convidei para fazer uma visita às dependências da instituição. Percorremos corredores e entramos em salas de aula, nas quais ele observou que as carteiras e as paredes não eram riscadas, que no chão não havia um pedacinho de papel jogado. Ao entrarmos nos banheiros, o ambiente era tão impecavelmente asseado e higiênico que ele não conteve a observação.

(Paulo Rocha) — Paulo, eu nunca vi nada parecido em nenhuma escola no Brasil. Como você conseguiu essa proeza?

Ainda fomos visitar as outras unidades da UnP, nas quais ele constatou o mesmo cenário. Quando voltamos de nosso périplo, continuamos nossa conversa.

(Paulo de Paula) — Pois bem. Como lhe dizia, realmente não é fácil fazer uma mudança de um comportamento, de um hábito, mas não é impossível. Existem hábitos com importância maior do que a de outros para promover mudanças em nossa vida e que são conhecidos por hábitos angulares, os quais possuem a capacidade de principiar processos de transformação. E, esse novo hábito adquirido por nossa comunidade de preservar o ambiente asseado, despoluído, sem sujidades pode servir como uma ferramenta para facilitar a aceitação, por parte da nossa equipe, da nova forma de gerir a universidade, com a implantação da TEUP com base na filosofia da TEO. Com o processo de descentralização e de autonomia dos cursos, transformando-os em unidades produtivas geridas por diretores – e não mais por coordenadores –, teremos mais possibilidades de pôr em prática um programa de inclusão, por exemplo.

(Paulo Rocha) — Sinceramente, estou impressionado e convicto de que teremos muito sucesso com a implantação dessa tecnologia. Mas me explique melhor esse seu programa de inclusão.

(Paulo de Paula) — Para explicar o programa, começo com a revelação de que a variável determinante para um positivo resultado operacional de uma universidade privada é a média de alunos por sala de aula. Toda universidade sofre muito com a evasão, tanto que cerca de 45% dos alunos que iniciaram o curso não chegam ao seu fim, e desse contingente 70% deles se evadem ainda no primeiro semestre. As salas, portanto, ficam vazias até o fim do curso, mas com os mesmos custos para a instituição como se tivessem com todas as suas vagas preenchidas. Pode chegar até à sua inviabilidade econômica. Eu quero, aproveitando a TEUP, implementar esse programa que objetiva substituir os alunos que se evadem com maior intensidade no primeiro semestre. A inclusão é uma variável determinante para um positivo resultado operacional da instituição e tem como meta aumentar a média de alunos por sala de aula durante todo o curso. Eu vou lhe dar um exemplo do que acontece. Se temos um curso com a duração de quarenta e oito meses e ocorre uma evasão de 30% dos alunos nos primeiros seis meses, as salas de aula vão permanecer com esse déficit de ocupação até o seu término – e com tendência de aumentar. O nosso plano é, para esses casos, dividir o primeiro semestre em dois bimestres com matrículas em janeiro, abril e julho para os alunos comporem as turmas de janeiro.

Ele olhou-me por uns instantes antes de questionar-me:

(**Paulo Rocha**) — Vou lhe perguntar novamente: você acredita mesmo que sua equipe vai assimilar esse seu projeto?

(**Paulo de Paula**) — Desde que tomei conhecimento sobre a TEO, sabia que havia encontrado o único caminho a seguir para construir uma universidade diferenciada para o cliente e em resultados. Por isso, vamos começar a trabalhar.

Quero adiantar aqui que o programa de inclusão foi um sucesso absoluto e teve adesão total de todos os atores solicitados para sua implementação. Tanto foram os seus resultados altamente positivos que chamou atenção de outras instituições de ensino de todo o Brasil, as quais enviaram representantes para conhecê-lo e promover sua implantação.

Reuni toda a minha equipe técnica (reitor, pró-reitores, coordenadores de curso, responsáveis por setores administrativos) e comuniquei-lhes de que faríamos um curso intensivo sobre um novo modelo de gestão a ser implantado em nossa instituição. E que eu contava com o engajamento de todos.

UMA NOVA TECNOLOGIA DE GESTÃO

Após ter sido repassada a TEO para nós e adaptada às características próprias das atividades universitárias, transformando-a em Tecnologia

Empresarial Universitária (TEU), principiamos a implementar as ações para fazer frente ao crescimento frenético que estava por chegar.

O fundamento e o único objetivo da TEUP também seriam o nosso cliente, o nosso aluno, pois era ele que definitivamente detinha o poder na organização. E começamos a implantar um dos seus conceitos essenciais: a descentralização do poder de decisão.

O PLANO DE METAS

Os coordenadores de curso passariam agora a ser seus diretores com autonomia para tomar decisões relativas aos seus alunos (clientes), pois eram esses diretores que estariam mais próximos deles e tinham a percepção mais evidente de suas necessidades. Na prática, dividimos a universidade em partes, cada uma das quais foram transformadas em unidades produtivas. Metaforizando, a universidade passara a ser uma holding, em que cada curso transformara-se em sua subsidiária com autonomia delegada para suas ações. Para assumir a direção de seu curso, cada diretor possuía um perfil alicerçado na habilidade e na competência para exercer suas novas funções. Além dessas qualidades, ele também assumia uma sala de aula, pois somente assim teria um contato permanente com seu aluno (cliente), conhecendo suas necessidades. E para auxiliá-lo a exercer suas atividades, poderia admitir um ou dois liderados. Juntamente com essa descentralização, também se instituiu uma remuneração variada, que seria valorada de acordo com o cumprimento de suas metas.

No entanto, para exercer a sua nova função como diretor, ele teria de cumprir o seu próprio plano de metas (com cinco designações brevemente explicitadas a seguir), bem como um plano de ação para cada das metas estabelecidas, atendendo às especificidades de cada curso.

PLANOS DE METAS E DE AÇÕES

A primeira meta contemplava o atendimento de cada um dos itens a serem observados pela Comissão de Avaliação do MEC em suas visitas. A segunda solicitava aumentar o número de candidatos nos vestibulares (a cada semestre). A terceira determinava o aumento da média do número de alunos por sala de aula durante a vigência do curso. A quarta, por sua vez, referia-se à necessidade de redução da inadimplência. E a quinta, por fim, incorporava três exigências: participação efetiva do diretor nas reuniões de planejamento da instituição; cumprimento das datas de matrícula por parte dos alunos; e cumprimento da entrega das cadernetas ao fim de cada período letivo, por parte dos professores.

No início da implantação daquelas metas, surgiram críticas alardeando que elas não seriam factíveis de cumprimento, e nesse momento se sobressaiu a pergunta que desconcertou aqueles críticos:

— Como difícil? Vocês mesmos foram atores na implantação de um ambiente limpo e saudável, substituindo o antigo hábito de se conviver em meio ao desasseio. O que consideravam impossível tornou-se realidade. Como não fazer daqui para a frente mudanças de qualquer comportamento inadequado à nossa nova filosofia de gestão?

JOGOS UNIVERSITÁRIOS BRASILEIROS (JUBS) DE 1999

Nenhuma meta a que nos propuséssemos a partir dali deveria ser considerada impossível de ser alcançada, mas sempre existiam aqueles que ainda duvidavam disso, como descobri no ano de 1997. Reuni reitor, diretores e professores para comunicar que a UnP iria participar dos Jogos

Universitários Brasileiros (JUBs), os quais a cidade de Natal iria sediar em 1999. Além dessa comunicação, anunciei que a Universidade Potiguar seria a campeã dos jogos. E foi nessa afirmação que se estampou a incredulidade nos rostos dos presentes. Alguns contra-argumentos foram desferidos, como: "Mas não temos atletas para esse nível de competição". No entanto, continuei afirmando que seríamos campeões.

Um aspecto importante a destacar para aquele certame é que, pela primeira vez em sua história, as competições não mais ocorreriam entre as seleções estaduais, e sim entre as mais diversas instituições de ensino superior, num congraçamento de universitários de todos os estados do país. Seria sua 48ª edição e aconteceria no período de 28 de maio a 6 de junho. O maior incentivo para esse evento em Natal devia-se às comemorações do seu 4º Centenário. Os JUBs abrilhantariam ainda mais o seu aniversário. Sendo Natal uma cidade turística, os milhares de atletas presentes, juntamente com seus dirigentes, treinadores e torcedores, movimentariam o comércio local com seus supermercados, hotéis, pousadas, restaurantes, cinemas. E seria uma oportunidade ímpar para a UnP apresentar-se ao Brasil, principalmente sendo campeã.

Convidei Magnólia Figueiredo, recordista nos 400 metros, e seu marido (professor de Educação Física) para uma reunião, durante a qual solicitei de ambos engajarem-se num grande projeto que tinha como objetivo participar competitivamente dos JUBs de 1999. Eles coordenariam a preparação de uma equipe de atletas e treinadores com potencial de ganhar medalhas.

Magnólia havia implantado um polo de atletismo para treinamento de alunos das escolas do estado, apesar das imensas dificuldades de toda ordem que enfrentava. Ao tomar conhecimento daquele esforço solitário, tornei a UnP sua parceira nesse empreendimento, e ela começou a contar com a estrutura de nossos cursos de Educação Física e Fisioterapia.

O nosso objetivo comum passou a ser aquelas olimpíadas universitárias que aconteceriam em Natal. Durante os próximos dois anos, seriam convidados alunos de segundo grau, com potencial para o esporte competitivo, a ingressar na UnP com bolsa total para financiar os seus estudos. O projeto elaborado seguia o planejamento de nossa gestão com metas e planos de ação.

Durante esse tempo de preparação, Magnólia e nossos diretores de esporte promoveram torneios internos e com equipes de outras instituições de ensino e de esporte. No ano em que se dariam os JUBs, a massa crítica de excelência de atletas estava formada.

Ao fim dos jogos, no quadro geral de medalhas, a Universidade Potiguar foi a grande vencedora, com destaques individuais para o atletismo. Dias depois, fiz um convite ao reitor, aos demais dirigentes, professores, alunos e treinadores e alunos atletas para uma solenidade no campus da Salgado Filho. E todos perguntavam-se uns aos outros de que, afinal, tratava-se aquele convite. Chamava atenção uma enorme cortina a cobrir parte de uma das paredes do salão, que logo se tornou repleto dos presentes.

Tomei a palavra e disse que aquela solenidade tinha a finalidade de homenagear os nossos alunos atletas e seus técnicos, verdadeiros heróis esportivos que haviam sido campeões das olimpíadas esportivas universitárias, os JUBs, de 1999. Havia sido um feito heroico e memorável do qual a Universidade Potiguar, mesmo ainda emergente, sempre se orgulharia, louvando a todos os seus responsáveis. Principalmente Magnólia Figueiredo, a extraordinária atleta que se dedicou com exclusividade para que aquele êxito fosse realizável, competindo com gigantes; uma vitória do tamanho das dimensões do Brasil inteiro. Ela conduzira seus coordenados com competência e eficácia até as medalhas e os troféus. E naquele momento ela estava convidada a descerrar a imensa placa comemorativa daquele feito, a qual é exibida até hoje no campus da Salgado Filho.

Na oportunidade, após as congratulações, enviei a mensagem a todos de que aquela vitória coletiva que tornara a Universidade Potiguar campeã dos JUBs era mais uma demonstração de não existir meta inalcançável. Bastava que houvesse uma união de propósitos, que todos se engajassem trazendo dentro de si a perseverança, a força de vontade, a resiliência e a fé.

UMA HOMENAGEM AO 4º CENTENÁRIO

Com o título de campeã dos JUBs de 1999, a UnP contribuíra brilhantemente nas comemorações do 4º Centenário de Natal. No entanto, eu queria algo que não fosse apenas um mera atuação passageira, queria que esse algo fosse perdurável, útil e duradouro para os seus habitantes. Afinal, Natal acolhera-me como se eu fosse um filho dela nascido. Pensando assim, procurei a prefeita da cidade. Disse-lhe que a Universidade Potiguar desejava presentear a cidade com um evento concreto em sua homenagem. Propus, então, a criação de uma escola de ensino fundamental na qual seríamos parceiros. A UnP cederia, para seu funcionamento, as instalações do campus Floriano Peixoto, mas teria uma gestão nos moldes daquela implementada na Universidade Potiguar, com metas claras e definidas, com a participação efetiva de professores, da família dos alunos e de sua parceria, com disciplina, de maneira que se tornasse uma escola modelo, referência para o município e o estado. E foi com esses princípios basilares que nasceu a Escola 4º Centenário.

O sucesso daquela iniciativa traduzia-se nos números que produzia. Enquanto o índice de evasão nas demais escolas estaduais alcançava números da ordem de 25%, na Escola 4º Centenário não ultrapassavam os 2%. Para orgulho de todos que trabalhavam em prol daquela unidade educacional, desde 2007, quando foi criado o Índice de Desenvolvimento da Educação Básica (Ideb), ano após ano, ela foi obtendo a maior média na sua avaliação entre as escolas do Norte e Nordeste do Brasil. Em consequência, seus alunos preenchem, em maioria, as vagas oferecidas pelo Instituto Federal do Rio Grande do Norte (IFRN). Um sucesso tão candente apenas poderia acontecer com o empenho de uma equipe constituída por pessoas abnegadas, conduzidas pela extraordinária Professora Uiara Mesquita.

A minha satisfação não tem limite de tamanho quando presencio resultados dessas dimensões na educação. Às vezes, flagro-me perguntando se as penúrias daquela minha escola primária em Guaxupé não teriam alguma influência nessas minhas decisões de também participar em homenagens dessa natureza.

O CRESCIMENTO E A COMUNICAÇÃO EFETIVA

Na UnP, os diretores dos cursos participavam ativamente da operacionalidade da instituição. Fazia-se presente um clima organizacional que fluía dos círculos internos para os externos.

Os anos 2000 chegaram com a implantação dos campi de Mossoró, João Medeiros (zona norte de Natal) e Roberto Freire (zona sul de Natal); da Faculdade Potiguar da Paraíba; do Centro universitário de Guararapes; de cursos de Educação a Distância; e da criação da Comissão Própria de Avaliação (CPA), com a instalação de dezenas de cursos – incluindo os da área biomédica, como Biologia, Odontologia, Fisioterapia, Farmácia, Fonoaudiologia e Medicina. Foram 25 mil alunos matriculados, que contavam com 2 mil funcionários que deles cuidavam. Estes últimos foram essenciais e fundamentais ao exercerem dedicadamente suas funções para o clima organizacional criado, dentre os quais Renito, Conceição, Neusinha e Nelson (numa representação de todos).

Com esse crescimento exponencial, urgia que implantássemos uma comunicação na universidade, tanto no âmbito interno quanto no externo. Em razão dessa necessidade, criamos o departamento de Marketing Interno (o endomarketing) e o departamento de Marketing Externo (o exomarketing), os quais ficaram sob a responsabilidade de André de Paula e Cristiano.

Instituiu-se na universidade um processo de comunicação efetiva, durante o qual não se permitia residir dúvidas entre líderes e liderados. Além disso, não poderia haver incompreensão no que era solicitado nem em como atender a essa solicitação, tampouco – e principalmente – desentendimento ou falta de clareza no atendimento das solicitações do aluno. E para todas as ações contempladas pela comunicação exigia-se retorno.

O ENCONTRO COM NORBERTO ODEBRECHT

Após implantada a TEUP, adaptada da TEO, Paulo Rocha retornou à Bahia, mas o Professor Banet continuou em Natal trabalhando conosco na sua filosofia, e tanto gostou de Natal que aqui se radicou.

Doutor Norberto Odebrecht soube, por intermédio de Paulo Rocha, do sucesso que havia sido a implantação da TEO na área da educação. E foi aí que o empreendedor-filósofo quis me conhecer pessoalmente. Sua secretária me telefonou e disse que o Doutor Norberto queria se encontrar comigo. Seria possível ir até a Bahia?

Claro que sim.

Com um compromisso agendado em Brasília (fazia parte de minha rotina ir mensalmente ao MEC e ao Conselho Nacional de Educação), aproveitaria para, na volta, fazer uma escala em Salvador.

• • • ● • • •

Meu voo fez uma escala em Fortaleza, quando embarcaram novos passageiros. Eu estava sentado na primeira fila de poltronas, e os assentos contíguos estavam vazios. O primeiro passageiro a entrar na aeronave foi um homem alto que, apesar da idade um tanto avançada, aparentava-se tão forte quanto costumam ser os nossos sertanejos nordestinos. Pediu licença para sentar ao meu lado e o reconheci de imediato. Era realmente ele: o Padre Manoel Bezerra de Melo. E naquele momento eu voltei a ser o menino de Mogi das Cruzes. Agigantou-se em mim um misto de emoções inexprimíveis.

(**O Menino Adulto**) — Tudo bem, Padre Melo?

Ele me olhou com os olhos cheios de interrogação perfurando seus óculos quadrados.

(**O Padre**) — Você me conhece?

Respondi, apresentando-me com o apelido pelo qual eu era tão conhecido em Mogi.

(O Menino Adulto) — Sim. Eu sou Paulinho Guaxupé.

Ele demorou um instante, enquanto processava, e de repente explodiu numa alegria genuína.

(O Padre) — Paulinho! É você? É você mesmo, meu menino? Mas eu não lhe reconheceria se você não dissesse. O que está fazendo nessa vida?

(O Menino Adulto) — Sou empresário no campo da educação. Criei uma universidade no Rio Grande do Norte. Como lhe disse um dia que criaria.

Findei por contar-lhe minha história, desde que deixei Mogi das Cruzes para ingressar na Aeronáutica. Minha vida de piloto, de vendedor de ferramentas, de empresário e de educador.

(O Padre) — Paulinho, Paulinho. Como haveria eu de esquecê-lo? Você sempre foi um menino ativo. O mais vivaz que eu conheci. Hoje, ao encontrá-lo tão feliz e tão vivaz como sempre, sinto-me feliz também. Estou até orgulhoso.

E eu notei por trás de seus óculos quadrados um brilho a mais.

Para conter aquele momento emotivo, de repente eu disse:

(O Menino Adulto) — Eu simplesmente segui o seu exemplo. Só não participei de uma carreira política. Mas o senhor é chanceler de uma universidade, e agora eu também sou. Aliás, o mais moço do Brasil. Pelo menos, por enquanto.

Sua risada tonitruante passeou por todo o corredor do avião e só não invadiu a cabine do comandante porque a porta estava fechada.

(O Padre) — Estou orgulhoso mesmo. E você tem razão. Enveredei pela política e sou deputado federal. Mas me conte mais.

Continuamos a pescar boas recordações enquanto a aeronave quebrava as fronteiras do céu. Quando já chegávamos ao nosso destino, ele olhou-me fixamente e perguntou se eu ainda sabia o Pai-Nosso em latim. Aí foi a minha vez de olhá-lo fixamente. E nós dois caímos num riso frouxo. Saltamos em Brasília. Ele me deu uma carona até o hotel. Despedimo-nos e nunca mais o vi.

Cheguei a Salvador no dia anterior ao meu encontro na CNO e fui rever meus amigos Chico Catelino (e sua Carmen) e Eugênio (e sua Viviane). E ali passei momentos agradáveis e felizes.

No dia seguinte, às 10h, fui gentilmente recebido por Doutor Norberto em seu escritório. Ele tinha uma compleição germânica e afabilidade brasílica. Levou-me à sua sala e deixou-me à vontade.

(**Norberto**) — Professor Paulo, é um prazer conhecê-lo pessoalmente, embora saiba a seu respeito por intermédio de Paulo Rocha, que muito conviveu com o senhor em Natal. Ele me relatou sobre o trabalho de vocês para implantar a TEO na sua universidade. No entanto, eu queria mesmo era ouvir um relato vindo do senhor. Na verdade, estou impressionado com a sua disposição de implantar a nossa TEO numa área de educação. Impressionado e muito feliz.

(**Paulo de Paula**) — Eu que estou honrado e privilegiado em conhecê-lo, Doutor Norberto. Devo lhe confessar que sua filosofia empresarial me impressionou e seus ensinamentos estão surtindo efeitos muito positivos e surpreendentes na UnP. O trabalho de Paulo Rocha e do Professor Banet na adequação da TEO, é merecedor de elogios.

(**Norberto**) — Banet é um sábio. Estou muito agradecido em tê-los recebido tão bem na sua terra. Eles disseram-me que estão felizes por terem realizado esse trabalho e que o senhor tem uma determinação incomum. Mas fale-me de sua experiência.

Comecei, então, um relato desde o momento em que Murilo apresentou-me à TEO, no Rio de Janeiro, o convite a Paulo Rocha e o desenvolvimento de seu trabalho de implantação e adequação até surgir a TEUP, a qual promoveu uma extraordinária revolução em termos de administração, com seus novos princípios e conceitos essenciais. Entendemos a importância da descentralização administrativa, cuja consequência imediata fora a resolução de problemas crônicos; e desse conceito fundamental gerou-se a delegação planejada. Cada curso não teria mais um coordenador, mas um diretor escolhido de acordo com sua competência técnica na área, sobretudo por seu caráter, por acreditarmos no seu potencial e na sua força de vontade em desenvolver-se. E, somando-se a esses predicados, a necessidade do alinhamento com a concepção da nova filosofia de trabalho. Uma filosofia que tinha uma única meta, um único objetivo e uma única razão: o nosso aluno. Todos que faziam a nossa universidade eram obrigados a entender que o nosso aluno era o único com real poder em nossa organização, pois, de acordo com um dos fundamentos da TEO, e agora incorporado à TEUP, ele é o único capaz de transformar em riquezas os serviços que lhe são oferecidos.

Enquanto eu falava e falava sobre a implantação da sua TEO no mundo da educação, o Doutor Norberto permanecera absorto.

(**Paulo de Paula**) — Como o senhor pode descobrir nesse meu relato, eu realmente bebi na fonte da sua filosofia. Na verdade, ela vestiu a nossa universidade como uma luva veste uma mão; com toda sinceridade, não sei o que seria daquela instituição sem essa nova maneira de pensar uma universidade. Eu tive as graças dos céus por ter recebido o destino que me fez encontrar a sua TEO.

Doutor Norberto levantou-se e andou um pouco pela sala. Notei que ele estava visivelmente emocionado. E, então, dirigiu-se a mim.

(**Norberto**) — Professor Paulo, o senhor hoje me deu um dos melhores presentes que recebi em minha vida. O senhor conseguiu transferir para a educação o que elaborei para uma empresa de construção. Eu só tenho que lhe agradecer.

O meio-dia havia chegado, e eu precisava ir para o aeroporto, pois de lá retornaria a Natal. Doutor Norberto providenciou um carro para atender-me. Apertei a mão daquele homem, que construíra um império onde prevalecia a doutrina da Tecnologia Empresarial da Odebrecht. Entrei no carro e parti. Nunca mais tive o prazer de reencontrá-lo.*

A TERCEIRA GRANDE DECISÃO

Já revelei ao leitor que de minha impulsividade nasce uma hipersensibilidade. Ela atua sobre mim, em alguns casos, com intensidade que me dói como se tivesse entrado num moedor de almas e ele atomizasse a minha. Lembro, por exemplo, que as dores foram profundas e duradouras com o falecimento Pai Sebastião, em 1990. No entanto, eu não poderia sequer imaginar a magnitude de sofrimento mental que se avizinhava em minha vida.

Desde o início do ano 2000, comecei a preparar-me para aumentar as dimensões e o alcance da Universidade Potiguar. Com a descentralização dos cursos, a UnP operacionalizava como se fosse uma holding, sendo uma empresa gestora de outras empresas (62 cursos de graduação e 120 cursos de pós-graduação funcionando como unidades produtivas independentes), mas detendo o controle das políticas empresariais. E foi a partir daí que comecei a pavimentar o caminho para a chegada de uma holding educacional.

Para isso, principiava a agregar faculdades como as dos Guararapes e da Paraíba. E negociávamos a compra da Unifacs (Salvador) e da Uninorte (Manaus), entre outras. Planejava, com a UnP, consolidar uma holding, incluindo o sistema de Educação a Distância com 72 polos, já credenciados, nas principais cidades brasileiras. Exatamente em meio a esse plano de crescimento ocorreram eventos que impediriam sua conclusão.

Em 2003, enfrentei o processo de divórcio de Jurema, minha esposa, e ao mesmo tempo o sofrimento da perda de Mãe Eliza. Esses dois

---

* Por conta de problemas enfrentados com a Previ, o projeto que seria construído com a Odebrecht findaria por ser implantado mais no futuro em parceria com outros empreendedores.

acontecimentos foram a faísca de ignição que pôs em movimento as engrenagens de eventos responsáveis por ações e comportamentos, os quais fraturariam o meu equilíbrio emocional e afetariam mais ainda minha psique.

O processo do divórcio de Jurema não consistiu tão somente em um ato burocrático de assinaturas e envolvimento de bens materiais, foi algo muito além, pois afetou emoções e sentimentos das pessoas mais importantes da minha vida: as minhas filhas. Seus sofrimentos recrudesciam em meu EU e potencializavam a minha hipersensibilidade. Em consequência, minhas dores psíquicas ultrapassaram todos os limites, todas as fronteiras da minha capacidade de suportar.

Esses episódios negativos abalaram drasticamente a minha aptidão de pensar conscientemente e os alicerces do meu equilíbrio emocional. As pressões foram se somando no decurso dos anos que se arrastavam pelo chão encrespado de cada dia.

Nesse período de turbulências mentais, eu refletia como a minha existência havia se comportado tal qual uma onda com suas cristas e vales, construindo-se de acordo com a amplitude de minhas hiperatividade e impulsividade, ou de circunstâncias inesperadas. Enquanto descia e subia naquele tobogã de emoções convulsionadas, prospectava incessantemente uma maneira de seguir adiante sem tantos sobressaltos. E absorvia tudo o que pudesse para entender um pouco dos mistérios da consciência humana.

Pelo menos uma daquelas cristas, naqueles momentos mais tormentosos, representava uma nova etapa em minha vida, pois chegara Zélia, com quem viveria dali por diante.

No entanto, o acúmulo das pressões comprimindo minha mente levaram-me a tomar, talvez, a mais difícil de todas as decisões de minha vida. Joguei os meus planos de consolidação da holding educacional no ralo de minhas angústias e resolvi negociar uma parceria para a UnP. E, por fim, pouco tempo depois, a parceria transformou-se numa negociação de venda. Uma decisão que fragmentava toda a construção do meu íntimo, e cujos detalhes não importam para a essência de nossa narrativa. As suas consequências, porém, importam. O fato de eu desfazer-me daquela universidade carreou os últimos resquícios de meu equilíbrio, se é que ainda os tinha. Afinal, a UnP fazia parte de mim.

O DESEQUILÍBRIO

Não importava o significativo capital financeiro transferido para mim. A UnP não era apenas um negócio. Ela servia-me como um meio de atender aos meus propósitos congênitos. Assim como fui agraciado com uma bolsa de estudos pelo Padre Melo no momento mais crucial, aquela universidade dava-me a condição de distribuir centenas e centenas de bolsas para aqueles mais desfavorecidos; utilizava cada curso, com suas especificidades, para auxiliar segmentos mais carentes da comunidade com seus conhecimentos e serviços nas áreas de Odontologia, Psicologia, Fisioterapia, Economia, Contabilidade, Direito, Engenharia, Medicina e Arquitetura.

Com sua venda, joguei fora todas essas oportunidades e muitas outras mais de servir. Ademais, eu experimentava uma sensação de ter abandonado meus funcionários, meus professores, meus alunos, meus diretores – enfim, todas as pessoas que haviam lutado comigo para edificá-la. Aquelas circunstâncias que comprimiam a minha consciência levaram-me ao limite e eu sucumbi sob um insuportável sentimento de culpa. Entrara em colapso absoluto de minhas energias positivas; desfizera-me de um bem muito mais intangível do que tangível para mim. E foi aí então que iniciei uma desesperada fuga de mim mesmo.

Comprei carros de luxo – Mustang e Hummer, conhecido por suas ações na Guerra do Golfo – e agora enfrentava os lodaçais das trilhas enlameadas do sertão e das praias. Comprei relógios caríssimos, da ordem de alguns milhares de dólares a unidade. E por que não os comprar se somente adquiri o meu primeiro relógio quando alcancei a patente de aspirante, na Aeronáutica? Comprei um avião acrobático que soltava fumaça. Às vezes, penso que eu queria dar aquele avião de presente ao menino de Guaxupé, que se extasiava com os aviões da Esquadrilha da Fumaça riscando com sua fumaça branca os céus de suas pipas, como se desenhasse com giz numa lousa azul.

Viajei para a Europa e bebi suas melhores e mais caras bebidas em seus melhores e mais caros restaurantes; hospedei-me nos mais espetaculares hotéis e naveguei por suas costas em um iate belíssimo que aluguei a peso de ouro.

Uma vida de nababo, mas não estava feliz. Era como se quisesse comprar uma felicidade para empanar uma culpabilidade que criara. A verdade é que perdera o equilíbrio das minhas energias e o que comprara foi um imenso vazio.

Assim como fugira num repente, também repentinamente decidi encerrar a minha fuga. Uma fuga para o nada.

A FORÇA DO PERDÃO

No entanto, não foi do nada que tomei a decisão de retornar de minha confusão mental. A verdade é que comecei a reconsiderar os meus conceitos referentes à culpa e ao vitimismo ao perceber que meu comportamento fora determinado por processos que fugiam ao meu controle. Ninguém tem consciência do alcance que nossas ações têm sobre nós mesmos e sobre os outros, pois a maioria já está arraigada em nossos comportamentos condicionados à nossa mente inconsciente. E, portanto, eu tinha uma chance de dar-me um perdão.

Não por acaso, Jesus proferiu sua frase lapidar: "Pai, perdoa-lhes. Eles não sabem o que fazem" (Lucas 23:34). Ele via o perdão como um seguro caminho para a paz, renovando nossa vida com a mudança de pensamentos. O perdão pode nos libertar para um futuro produtivo e positivo.[2] Para o psicólogo norte-americano Fred Luskin, autor de *O poder do perdão,* "o perdão nos ajuda a não ficarmos presos ao passado".[3]

É bem provável que o sentimento do perdão a me invadir naqueles momentos levou-me de volta à minha mente consciente, dando-me a oportunidade de reescrever o meu comportamento arquitetado por minha mente inconsciente. Ora, mas quem ela pensava que era para achar que destroçaria assim tão facilmente a minha vida? E a minha consciência tomou seu posto de observadora como se estivesse sobrevoando todo o cenário, como se estivesse fora dele.

Eu já sabia ter sido comprovado pela Física Quântica que as nossas observações mudavam a realidade. Se eu estava determinado a mudar aquela programação que me fizera entrar em colapso, precisava analisá-la, observá-la, mas de fora dela. Como diz o ditado popular, quem vê de fora vê melhor. E foi então que percebi poder ser eu um observador daquelas circunstâncias e tornar-me consciente da minha realidade para ter a condição de realizar sua desprogramação.

Além desse sentimento a me invadir, preciso confessar que haviam ficado intactos em mim os propósitos com os quais nasci, a mesma atenção em servir, a mesma generosidade, o mesmo sentimento de gratidão. Voltei com uma grande necessidade de reencontrar-me. Desfiz-me do Hummer, dos carros de luxo, do avião de fumaça e doei os meus relógios. Afinal, não haveria um caminho a seguir com minha vida sendo feliz de uma maneira mais continental e menos insular? Tinha vivido em pequenas ilhas de felicidade e visto-as se dissolverem com a agudez de meus tormentos sempre que ela tornava-se plena.

Em verdade, as respostas para as minhas questões vinham sendo dadas por todo o transcurso da minha jornada. Acredito até que tive relances de seu significado; no entanto, não as juntava para formar um todo visível em minha consciência. Eram peças esparsas esperando para serem unidas. Foi nesse meu retorno que comecei a juntá-las naquele jogo de armar (como se fosse uma espécie de *lego mental*), e elas principiaram a surgir em minha mente, da mesma forma como as coisas vão aparecendo de dentro de uma noite à proporção que o dia as vem alumiando.

ABRINDO NOVAS FRENTES

O contrato que firmara com a compradora da UnP continha uma cláusula que não me permitia atuar na atividade de ensino superior (para evitar competição), e por isso me perguntava em qual área da educação poderia agora investir. Eu já tivera uma experiência com Ensino a Distância (EAD) quando ainda estava na Universidade Potiguar e fora provedor de um desses sistemas educacionais, chegando a credenciar 72 polos nas principais cidades brasileiras. A ideia de implantar um empreendimento desse tipo começou a tomar forma em minha mente. No entanto, faria mudanças fundamentais nos métodos até então empregados naquele modelo de ensino, objetivando levar para todo o Brasil a educação básica, os cursos técnicos, profissionais e de qualificação. Não demorou muito, alicerçado em estudos sobre aquela atividade, fiquei convicto de sua viabilidade. E foi a partir dessa convicção que criei o Instituto Brasileiro de Educação (ITB).

Em pouco mais de cinco anos, desenvolvemos e implantamos uma pioneira metodologia que consiste num sistema híbrido de educação corporificado por um ensino semipresencial (Ensino a Distância e Presencial). Iniciamos esse projeto com quinze cursos técnicos e mais de duzentos cursos profissionalizantes, todos regulados, utilizando-se de uma plataforma digital que permite a metodologia semipresencial e de uma linguagem virtual de aprendizagem.

Para a ampliação e propagação de sua metodologia, o ITB encontrou na fusão com a MoveEdu, um complexo educacional de franquias nas áreas de educação profissional, Inglês e STEAM (Ciência, Tecnologia,

Engenharia, Artes e Matemática), o parceiro adequado. Trata-se de um complexo que detém as redes Prepara Cursos, Microlins, People, SOS, Ensina Mais, Turma da Mônica, English Talk e Pingu's English. Com essa parceria, o ITB, atualmente, se faz presente em 1.200 escolas distribuídas pelo Brasil, com mais de 500 mil alunos.

Paralelamente às atividades educacionais, dei continuidade ao já referido projeto imobiliário de uma Cidade Planejada, construída numa área de 2.700 hectares à beira-mar, no município de Extremoz, na praia de Pitangui (com as devidas licenças ambientais), e constituída de hotéis, resorts, parques temáticos, SPA médico e outros equipamentos de lazer. Para a implantação desse empreendimento imobiliário que se tornou o maior da América Latina, a SPEL, nossa empresa de engenharia, tem, por exemplo, entre seus parceiros, Alphaville Urbanismo (a principal urbanizadora do Brasil, especializada no desenvolvimento de empreendimentos horizontais), e VCI, com a bandeira Hard Rock (uma cadeia norte-americana de restaurantes temáticos).

• • • • ● • • • •

JUNTANDO AS PEÇAS

O meu itinerário de vida fora demarcado com as placas indicativas dessas peças configuradas em inúmeras variáveis determinantes, nesse instante ressurgindo nitidamente na minha memória.

Quando aprendi que um único elétron pode saltar de sua órbita no seu átomo com o aporte de energia, dando o seu **salto quântico**, deduzi que todos os elétrons de todos os átomos do meu corpo também teriam a mesma condição. Imaginei que esse particular fenômeno pode acontecer quando nossos pensamentos concentram-se e aportam energia advinda de uma emoção nascida. Aí ocorre uma mudança de estado quântico em todo o organismo ou, como dizemos, uma mudança de estado de espírito. Os exemplos mais presentes (contidos em nossa narrativa) que posso dar sobre essas mudanças são as emoções da minha impulsividade que me levaram a tomar as três grandes decisões de minha vida (assumir as **Empresas** e deixar a FAB, deixar as **Empresas** e vender a UnP). Foram drásticas mudanças de estado de espírito. Estou citando a minha impulsividade como peça importante no processo de regressão dos meus traumas psíquicos, porque ela é uma emoção, e a **emoção** é um dos constituintes de minha realidade pentâmera que construí também com o **físico**, a **mente** e o duo **consciência/espírito**.

Ao ter o **físico** como um componente dessa realidade, findei por constatar a sua essencialidade no cérebro, que abriga a **mente** numa convivência tão simbiótica que se tornam indistinguíveis enquanto a vida nele não cessa – apesar de um estar na forma de partícula (matéria) e a outra na forma de energia (ondas). No entanto, quando extinta a vida, torna-se absolutamente independente na compleição de uma **consciência**, por muitos nominada de **espírito**, daí resultando no duo **consciência/espírito**, tantas vezes já referido.

Essa mesma **mente**, responsável direta por meus distúrbios psíquicos, também é responsável pela criação de uma rede de **conexões neurônicas** (ligação de células nervosas), nada mais sendo do que a materialização de nossos pensamentos e a consequência da **plasticidade** do nosso cérebro (mais uma imprescindível de nossas variáveis determinantes). E essa rede assume uma importância determinante em nossa vida, porque cada uma de suas conexões está diretamente interconectada com um comportamento específico que adquirimos por conta de sua aparição, o qual gera uma **emoção**.

Agora observe como os componentes desse pentâmero funcionam numa interligação coletiva, simultânea e associativa, a tal ponto que se tornam uma única essência, porque o cérebro (**físico**) e a **mente** são uma unidade que cria os pensamentos, os quais formam **conexões de neurônios** geradoras de **emoção**. E a **mente** (consciente e inconsciente) assume a forma de **consciência** (ou **espírito**). Portanto, cada componente detém a sua individualidade, mas, na composição do todo, o pentâmero cria a minha realidade, funcionando como uma única função psicofísica.

No entanto, esse funcionamento sincrônico de meu pentâmero, de minha realidade pentâmera, somente pode ocorrer havendo equilíbrio entre todos os componentes. Como ensinou Siddhartha Gautama, o Buda, se as cordas da cítara estiverem esticadas demais, ela não tocará, pois findarão por se romperem; e se estiverem frouxas, nenhum som a cítara emitirá por nelas não existir qualquer tensão. Para a cítara soar um melodioso som, será necessário haver um equilíbrio entre a frouxidão e a tensão. O meu pentâmero é semelhante a uma cítara. O **físico**, a **mente**, a **emoção** e a **consciência/espírito** são as cordas de meu pentâmero. Se elas estiverem esticadas em demasia, entrarei em colapso; e se estiverem frouxas, não terei energia suficiente para a força de vontade, a fé, a resiliência e outras variáveis determinantes imprescindíveis para seguir em frente. Portanto, também imprescindível é o equilíbrio entre as suas cordas.

Apesar da unicidade e sinergia do pentâmero, a variável determinante da **emoção** chama-me especial atenção por ser uma das peças do meu *lego mental*, genitora de sentimentos fundamentais de minhas questões psíquicas.

Além das variáveis determinantes anteriormente citadas como importantes peças envolvidas no processo de regressão dos meus traumas psíquicos, outras cinco também merecem menção: o **comportamento do hábito**; o **comportamento do hiperfoco**; **a intuição** – aquele conhecimento independente de raciocínio ou análise que habita uma dimensão Metafísica e inexiste na nossa realidade –; a **percepção** de que o nosso universo individual constitui-se de uma esfera interior em nosso íntimo, e outra exterior, na qual desenvolve-se o nosso cotidiano; e, por fim, o **agora**, o domínio definitivo de nossa mente consciente.

E assim as peças estavam dispostas no tabuleiro de minha mente e precisavam ser encaixadas para formar a resposta às minhas questões de encontrar alívio para as minhas agonias psíquicas.

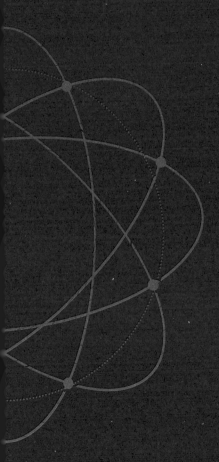

CAPÍTULO 19

O Anticódigo

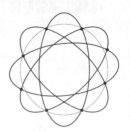

O PODER DO EU SOU

A Neurociência afirma, como averiguou você, que os pensamentos têm o poder de materializar-se através da formação de conexões neurônicas. Ou seja, quanto mais um pensamento faça-se presente, o cérebro tornará mais permanente a conexão neuronal relativa a ele. Existindo um pensamento recorrente, o processo de construção dessa estrutura é petrificante. Diante dessa realidade, comecei a entender por qual razão eu tinha tanta dificuldade de reverter os meus obsessivos pensamentos sobre os eventos negativos que vivera: os meus pensamentos haviam construído uma estrutura neuronal duradoura de tanto que a minha mente teimava em levar-me para o passado.

É importante enfatizar que as conexões neurônicas são formadas tanto a partir de pensamentos negativos, quanto de pensamentos positivos.

Na abrangência desse tema, faço a você duas observações pertinentes: a primeira é que o cérebro não distingue se o pensamento é negativo ou positivo, se é falso ou verdadeiro (ele aceita tudo); e a segunda é que as conexões neurônicas somente tornam-se permanentes com pensamentos recorrentes, pois caso eles não mais ocorram as suas conexões específicas tendem a desaparecer por seu desuso, e sem mais energia deixam de frequentar as nossas mentes.

Nesse contexto, o pensador Troward,[1] que não conhecia os mistérios das estruturas neuronais, ao transmitir os antigos conhecimentos orientais, revelou os mesmos segredos mentais afirmando que "o pensamento chegado à

Consciência pode ser falso (ou negativo), mas, até que outro pensamento mais verdadeiro (ou positivo) seja impresso mais forçosamente em seu lugar, ele subsistirá como uma realidade para a Consciência que lhe dá existência".

Por conta dessa possibilidade de uma conexão sobrepor-se a outra pelo mecanismo de uso e desuso, gostaria de exemplificar utilizando o trabalho prático dos *neuróticos anônimos* quando usam o amor como antídoto eficaz contra o egoísmo. As pessoas egoístas não conseguem amar e por isso não são amadas. O amor é o único antídoto psíquico que pode curar essa neurose.

O que acontece nos meandros bioquímicos dos seus pacientes (embora eles assim não o expliquem) é que as conexões dos sentimentos egoístas podem dissolver-se por desuso, caso pensamentos positivos continuados veiculando o sentimento do amor, por exemplo, criem suas novas conexões.

As ondas de energia dos pensamentos egoístas e aquelas contendo o **sentimento do amor** até podem ter a mesma frequência, no entanto, as que tiverem maior amplitude transportarão uma potência eletromagnética maior e prevalecerão as suas conexões. Conclui-se então que as pessoas libertadas da neurose do egoísmo emitiram com intensidade ondas impregnadas de amor com maior conteúdo energético suprido por energias, certamente, da fé e da força de vontade.

Essa variável determinante do amor é tão poderosa e influente no desenvolvimento de nossas vidas, que lhe peço permissão para tecer-lhe um tanto mais de considerações. Na verdade, eu vou lhe expor a intimidade de minhas reflexões sobre esse tema.

A VARIÁVEL DETERMINANTE DO AMOR

Troward[1] ensinava que a humanidade:

> *É uma reprodução em escala maior de cada indivíduo, e qualquer ação que desenvolva os seus poderes deve estar em sintonia com a Consciência*

Universal; e que o egoísmo é ignorância de nossas possibilidades e limitação desses poderes. Portanto, se há uma correlação harmoniosa em nosso mundo físico, isso nos leva à Consciência Universal que se expressa como o poder do amor.

De acordo com os conhecimentos de nossa ciência, existem quatro forças fundamentais do Universo: a força nuclear forte, a força nuclear fraca, a força eletromagnética e a força da gravidade.

AS FORÇAS FUNDAMENTAIS DO UNIVERSO

As forças fundamentais do Universo são responsáveis por mecanismos essenciais à manutenção da vida e equilíbrios cosmológicos, porque permitem as ligações entre átomos e moléculas, e por decaimentos radioativos (emissão de radiação). A **força nuclear forte** liga as partículas que formam os prótons e nêutrons do núcleo atômico; a **força nuclear fraca** é responsável pelo decaimento radioativo (sem ela, não ocorreria a fusão do hidrogênio e, portanto, não haveria sol nem a vida na Terra); a **força eletromagnética** promove as ligações entre os átomos e moléculas para formar a matéria; e **força gravitacional** possui alcance infinito com sua atração e atua sobre a matéria e a energia.

Todas essas forças mencionadas possuem em comum a característica de aglutinação, de atração, de união, e se qualquer delas oscilasse em seus valores, um mínimo que fosse, todo o nosso Universo não poderia mais existir. Mas será que essas forças tão imprescindíveis, tão vitais, são realmente as únicas fundamentais que existem no Universo?

Se todas as forças fundamentais do Universo possuem a característica comum da aglutinação, em minhas reflexões, o amor é também uma força de igual magnitude, pois consegue aglutinar as pessoas em torno de um único propósito que é amar; uma força de igual importância para a vida da humanidade, como se fosse uma quinta força universal além das quatro já reconhecidas.

Estou fazendo essa analogia porque, ao descobrir quão imensurável é a força do amor, não resisti em colocá-la no mesmo patamar de uma força fundamental do Universo. E esse amor assume a essência deste nosso livro na forma de variáveis determinantes, tais como a generosidade, a gentileza, a gratidão, a fé, a atitude de servir o próximo e colocar-se no lugar do outro.

Os cientistas certamente ririam com essas minhas reflexões sobre o amor, pois diriam que as nominaram de forças fundamentais porque elas têm a singularidade de poder atrair e unir os átomos e suas partículas e moléculas da matéria, como se fossem uma cola energética.

Ora, se toda matéria é constituída de átomos e tudo no Universo é energia, nós também somos átomos e energia. Somos trilhões de átomos emitindo e recebendo permanentemente ondas de energia. Portanto, se o amor tem a propriedade de aglutinar pessoas, então ele está promovendo a junção de átomos (em forma de pessoas), como acontece no fenômeno da fusão nuclear. Só que o amor está fazendo essa fusão a frio, em temperatura ambiente, coisa que jamais conseguimos realizar, apesar de toda a nossa tecnologia e a sofisticação de nossos aparelhados laboratórios.

Mas, por favor, tenham em mente que eu, esse simples mortal, não estou criando nada de original em pensar o amor como uma força aglutinadora. Essa força singular e poderosa vem sendo apregoada, há milênios, por filósofos, místicos e santos, a exemplo do indiano Mohandas Karamchand Gandhi (Mahatma Gandhi), defensor do Satyagraha, princípio da não agressão que proclamou ser o amor a força mais abstrata, e também a mais potente que há no mundo; de Aristóteles, filósofo grego, para quem o amor entre as pessoas tem uma conexão única, transformando-as numa só; de Siddharta Gautama (o Buda), que semeava o amor como o reconhecimento do outro como parte de si mesmo; de Jesus Cristo, que pregava o amor no seu estado mais puro e absoluto ao pedir que nos amássemos uns aos outros como a nós mesmos.

Se tantos eminentes personagens da história da humanidade consideram o amor absoluto e puro um poderoso sentimento capaz de unir pessoas para amar-se entre si, então estamos nós trilhando o caminho mais certo.

A CONEXÃO DO HÁBITO

Você acompanhou toda a minha vida e constatou que suportei, a duras penas, as investidas do passado, cujos ataques abalavam minhas estruturas mentais com efeitos intensificados pelos meus **sentimentos** de **impotência** para a realização dos meus desejos, das minhas necessidades; de baixa **autoestima (sentimento de não merecimento)**; e de **rejeição**, por sentir-me preterido em meu meio; todos afetados pela aceleração de meus pensamentos.

Peço-lhe permissão para fazer uma breve digressão em nossas considerações para dizer que sofri muito com esses três **sentimentos** arraigados em minha mente. No entanto, muitas outras pessoas sofrem com outros tipos de sentimentos e emoções que também são torturantes, mas que são passíveis de serem vencidos. Dentre tantos, exemplifico com três que, para mim, são comuns a nós, seres humanos: os sentimentos do **egoísmo** na forma de ingratidão, de soberba, de orgulho, de ciúme, de inveja, de intolerância, de indiferença; o **sentimento da culpa**, configurada em remorso, vingança, raiva, mágoa, rancor; o **sentimento do medo**, que causa a ansiedade, o desespero, o temor.

Retornando às nossas considerações, você acompanhou os combates e assistiu minha vitória sobre aqueles três sentimentos que tanto me atormentavam. Ocultei-os como pude de todos, absolutamente de todos que comigo conviveram ou de mim estiveram próximos.

Eu não estava mais temendo o tormento que se hospedava com frequência em minha cabeça, aquelas investidas dos meus sentimentos petrificados do passado; apenas estava odiando aquele rosto diante de mim no espelho. Fora o seu dono o responsável por minhas angústias e seria ele o responsável por eliminá-las ou trancafiá-las no calabouço mais profundo e de segurança máxima, fosse lá onde fosse. Mas, eu decidira enfrentar os demônios.

Bem sabia que aqueles meus pensamentos, o veículo das más lembranças, eram poderosos, quebravam-me as resistências e invadiam com facilidade a minha mente. No entanto, eu estudara suas estratégias de combate e descobrira suas fragilidades. Foram necessários muitos anos de estudo, mas eu descobrira. Sua eficácia somente a prática diria. De tanto que aqueles pensamentos frequentaram minhas áreas mentais, findaram por construir fortificações para longas permanências e edificaram as instalações das suas conexões neurônicas. Mas elas não eram inexpugnáveis; podiam ser invadidas.

O estudo do hábito descortinou as possibilidades, pois, ao pesquisar essa variável determinante, constatei que ela também é resultado, como bem afirmamos, de pensamentos que criam as suas próprias conexões em nosso cérebro. E isso significa que, conseguindo-se anular essa conexão correspondente a um hábito indesejável, será possível substituí-lo por outro que seja mais conveniente.

Imaginemos que você tenha um hábito de comer um petisco adocicado sempre que chega em casa da jornada diária, o qual contribui para a permanência de sua obesidade. Assiste o programa favorito na televisão enquanto delicia-se com o petisco. Mas você decide quebrar aquela rotina e em lugar do petisco come a fruta pela qual é fanático. Nos primeiros dias, algo muito poderoso (a conexão do petisco) reluta em aceitar a novidade da fruta, e você resiste. Com o tempo, a relutância diminui, até que desiste; a conexão do petisco, no cérebro, fora desfeita e se fizera a nova conexão da fruta. Seria essa a mesma estratégia a ser empregada contra os pensamentos que traziam os meus traumas, as minhas crenças e as minhas pretensas culpas.

Eu sempre soube que a minha libertação não poderia ser um evento repentino. Um milagre, por assim dizer. Não. Isso seria uma realidade impossível. Ninguém se recupera de uma doença grave de um dia para outro. Tem que esperar os efeitos dos remédios tomados, da alimentação adequada para que o organismo se fortaleça. Ninguém que quebre um braço terá um novo no dia seguinte. Comigo não seria diferente.

APAZIGUANDO OS DISTÚRBIOS DA MENTE

O sentimento de perda que eu sentia com a transferência da UnP para o domínio de outros adicionara em minha mente já combalida uma carga a mais de dor psíquica. Por essa razão, eu precisava desesperadamente e urgentemente encontrar uma maneira de reduzir a suas forças. Urgia que eu retornasse, não só da minha fuga, mas para mim mesmo.

Foi nessa circunstância crucial de desassossego que, inicialmente, encontrei guarida na harmonia da meditação. Devo o aprendizado de meus primeiros passos nessa prática aos meus amigos Hermógenes, Cunha e Ju Flor. Ali, depois de tanto tempo, curti uma calma interior, um pouco de paz mental. Não foi nada definitivo, porém, o suficiente para começar a reequilibrar-me. À proporção que os anos passavam, fui tornando um hábito aquela prática.

Não demorou muito até que eu conhecesse a Kriya Yoga, uma técnica de meditação mais profunda que tem como objetivo o nosso envolvimento com a Consciência Universal; também busca tornar a nossa vida cotidiana, no âmbito de nosso exterior, bem mais fácil de ser vivida; permite uma realização maior no âmbito de nosso interior.

KRIYA YOGA

De acordo com a mitologia indiana,[2] Rama e Krishna (Avatares de Vishnu) praticavam a técnica da Kriya Yoga (mesmo que não tivesse ainda essa nomenclatura). Quem assim a batizou foi um mestre yogue de nome Babaji Maharaj, já no século XIX. Através de vários de seus discípulos, aquela técnica propagou-se pelo Oriente e pelo Ocidente chegando até nós. Essencialmente, sua prática fundamenta-se na plena concentração (na coluna, cérebro e respiração, proporcionando uma transformação no corpo e na mente).

A Kriya Yoga não se aprende através de livros. Somente um professor qualificado pode ajudar um neófito a alcançar a percepção do seu EU através da luz, do som e da vibração da Consciência Universal. Foi um processo progressivo para o qual dediquei e ainda venho dedicando todos os meus dias.

Confesso a você que naquele momento eu não almejava tanto. Se aquela técnica apenas mitigasse os meus sofrimentos psíquicos eu estaria satisfeito por demais. Os anos passaram-se. De fato, até que consegui apaziguar os meus distúrbios mentais, aqueles sentimentos que tanto me atormentaram, e alcancei um pouco de paz, mas, eu era um rio que precisava ir muito mais além das cachoeiras. Para mim, não bastaria alguns minutos de liberdade mental, eu já sofrera demais. Eu necessitava desafixar-me de pensamentos que rondavam nas lonjuras do passado ou do futuro. E até que conseguia, naquele tempinho, segurar-me no presente.

Realmente, naqueles minutos de meditação, eu conseguia estar no presente, com a minha mente consciente amordaçando a minha mente inconsciente, impedindo-a que me falasse, naquelas breves ocasiões de liberdade, sobre quaisquer agruras.

O CÓDIGO DA MEMÓRIA

O que eu pretendia mesmo era elaborar um código a partir das imprescindíveis variáveis determinantes que passara a conhecer, e que tivesse uma senha com o atributo de lacrar a porta da minha mente inconsciente, impedindo as suas investidas. Mas que fosse um código capaz de fazer frente aos códigos da memória, os quais tanto afetavam a normalidade da minha vida; e um código com esse condão eu até me arriscaria a batizar de Anticódigo, sem qualquer intensão de ser pretensioso.

Um código é uma palavra, um vocábulo, um axioma, uma representação simbólica para nomear determinada comunicação afim de manter e transmitir uma informação de forma oculta, mas entendida por quem a recebe. Os códigos não são nada de extraordinário em nossas vidas. Eles povoam nosso cotidiano em todas as circunstâncias. Estamos elaborando códigos a todo momento: código binário, código de barras, código Morse, código de cores, código de sinais (trânsito ou para deficientes auditivos), código de navegação marítima. Até a natureza tem seus códigos. Feito o código genético.

Quando vivenciamos um evento como a enchente de um rio sobre a cidade, as lembranças dos acontecimentos, como a água invadindo as ruas, as casas, levando com violência tudo o que encontra pela frente, são tão lúcidas que mesmo anos depois a tragédia parece ter acontecido no dia anterior. Isso acontece porque o nosso cérebro evoluiu para assim proceder. Ele absorve a informação, armazena-a na mente inconsciente e a usa como conhecimento para elaborar uma solução de sobrevivência em situações semelhantes que venham a ocorrer no futuro. Aprender com a vivência concede aos seres vivos a capacidade de adaptar-se para sobreviver. Mas, como o cérebro produz essas lembranças?

Os neurocientistas há décadas tentam dar essa resposta. E a cada dia estão mais e mais próximos de decifrar esse código da memória (código neuronal) em nossos neurônios, que orienta o cérebro a converter as sequências de impulsos elétricos em percepção, memória e comportamento. Mas ainda não o decifraram completamente.

Por essa razão, preciso esclarecer que não há, em nosso trabalho, nenhuma pretensão de substituir ou dissolver as conexões neurônicas decifrando os códigos da memória, até porque não possuímos qualquer compreensão da sua codificação neural. O que pretendemos é a elaboração de uma senha (para o Anticódigo) que, utilizada recorrentemente, construa uma conexão neurônica, oriunda de pensamentos positivos em contraposição a pensamentos negativos, cujas conexões serão desativadas por falta de uso. E a formulação desse Anticódigo utilizará muito mais ferramentas do campo da Psicologia, mais afeitas á compreensão das emoções e dos sentimentos do que propriamente da complexidade material de outras áreas como a Neurociência, a biofísica ou a biologia molecular.

UMA SENHA PARA UM ANTICÓDIGO

As peças do meu *lego mental* estavam esperando para o processo de encaixe. Eu já havia entendido que o passado era uma ilusão e, portanto, todos os acontecimentos negativos que comigo ocorreram, em qualquer passado, não existiam no presente. Mas, de repente, existiam quando eu acionava, inconscientemente, a sua conexão específica. E esse fato é consequência da absorção de ocorrências durante a infância (que solidificaram meus sentimentos de impotência), as quais se tornam uma verdade em nossa mente. No entanto, apesar de haver uma mente inconsciente que controla a nossa vida, existe a possibilidade de tudo que foi programado poder ser desprogramado e reprogramado.[2]

Então, o que eu precisava fazer era danificar aquela maquininha molecular que meu cérebro protegia em sua fortaleza de osso e construir outra feita de pensamento benévolo. O cérebro nem se importaria. Esse pensamento benévolo seria o meu Anticódigo, a chave com a qual eu fecharia a porta que dava acesso ao meu passado.

Quando conceituamos o código, dissemos que ele era uma representação simbólica para nomear uma comunicação com o objetivo de manter e transmitir uma informação. Dessa maneira, o nosso Anticódigo teria que conter em sua simbologia todas as informações liberadas capítulo a capítulo no desenvolvimento deste livro. Mas eu queria ainda que fosse uma força singular a brotar do meu íntimo. E, quando o evocasse, deveria tomar conta de minha mente consciente, deixando-me na segurança do presente, do *agora*. Eu precisava que ele afastasse a torrente de pensamentos indesejáveis, como se fosse uma enorme pedra fincada no meio de um rio que desvia as águas do caudal fazendo-as desaparecer numa foz qualquer.

Qual seria essa senha? Que chave fecharia a porta para a minha mente inconsciente? Como imaginado, fui procurar esse meu Graal no meu interior. Mergulhei nas suas camadas de tempo até que cheguei à camada correspondente ao meu tempo do Seminário. E a ansiada senha para o Anticódigo estava ali na minha frente configurada num vocábulo repetido por alguém que sabia a sua força: um homem chamado Jesus de Nazaré (aqui presente em sua personificação de filósofo). Trarei à tona aqueles momentos seminaristas apenas para reavivar a nossa memória.

Nos sermões das missas, o padre referia-se às passagens da Bíblia que Jesus protagonizava; e eu ficava absorto e mesmerizado com aqueles cenários em que aquele Cristo, decididamente, chamava para si a responsabilidade, clamando a seus seguidores o aforismo **Eu Sou**. E agora aquele vocábulo voltava à minha mente com uma força absoluta.

Quando alimentava seus discípulos, exortou-os a trabalhar, não pelo pão do trigo, perecível, mas por aquele imperecível que ele o daria. E arrematava "Eu Sou o pão da vida" (João 6:35). Quando dirigiu-se a fariseus e líderes religiosos, conclamou para que todos o seguissem, pois assim sairiam da escuridão, dizendo-lhes: "Eu Sou a luz do mundo" (João 8:12). Quando, de acordo com a Bíblia, ressuscitou pessoas, ele declarou: "Eu Sou a ressurreição e a vida" (João 11:25,26). E quando proclamava ser Filho de Deus, asseverava convicto "Eu Sou o caminho, a verdade e a vida" (João 14:6).

Já sabemos que é uma realidade a existência de uma Consciência em cada um de nós necessitando de nosso cérebro para perceber o Universo; e que se torna independente com a cessação da vida na forma de uma Essência Energética Pensante.

Os antigos conhecimentos dos hindus, como revelou Troward, explicavam que "os pensamentos (Consciência Individual) postos em harmonia com as Grandes Leis entram em sintonia com a Consciência Universal; e o homem reconhece-se como sua expressão sem perder a identidade tornando-se cada vez mais pleno de uma perfeição".

Então, os antigos hindus diziam que a nossa Consciência mesclava-se com a Consciência Universal sem, no entanto, perder a sua identidade. Se usarmos a metáfora do mar, uma gota de chuva que lhe cai transforma-se em oceano sem deixar de ser uma gota. Ora, se eu (e todos nós) sou uma Consciência Individual mesclada na Consciência Universal, então o Eu Sou dela será o mesmo meu. E esse fato confere a mim o poder que ela tiver. Por essa razão, ainda de acordo com os ensinamentos seculares dos hindus (transmitidos por Troward), "Eu Sou o que eu sou porque eu posso ser o que eu quiser ser. A minha individualidade é um dos modos pelos quais o infinito se expressa e, portanto, Eu Sou aquele verdadeiro poder que considero ser o interior mais profundo de todas as coisas".

Mas o Eu Sou também está contido nos pensamentos do filósofo francês René Descartes (1596-1650), que duvidava de tudo o que se dizia e do que estava posto. Ele só não duvidava do seu próprio pensamento e por essa razão criou o provérbio "Penso, logo existo". E explicava que se eu duvido de tudo, o meu pensamento existe, e se ele existe, eu também existo. "Penso, logo existo" é uma frase costumeiramente assim traduzida do latim *Cogito, ergo sum*. Acontece que a sua tradução mais literal, na verdade, seria "Penso, logo (EU) SOU".

> **RENÉ DESCARTES**
> René Descartes instituiu a dúvida. Ele proclamava que somente o que puder ser provado é o que realmente existe. Com esse fundamento, Descartes queria provar que ele próprio existia e escreveu o aforismo "Penso, logo existo". O seu Método Cartesiano (por conta de seu nome em latim Cartesius) consiste em duvidar do que idealiza-se sem clareza e possui quatro regras basilares: verificar se existem evidências reais; analisar dividindo as coisas em suas partes; sintetizar agrupando novamente as partes analisadas; e enumerar as conclusões para manter a ordem dos pensamentos.

Eu nem suspeitava que aquele axioma Eu Sou fora tão repetido ao longo da história humana por líderes de povos antigos, santos e filósofos, e de que era tão onipresente, por exemplo, no *O livro de ouro de Saint Germains*.[3] Apesar de todos esses registros terem sido garimpados nos escritos de caráter filosófico originários de pensamentos daqueles referidos líderes de povos antigos, de santos e de filósofos, a força consciente do axioma Eu Sou, para confrontar meus afligimentos psíquicos, também estava explicada nos princípios científicos da Física Quântica.

A FORÇA DO EU SOU SEGUNDO A FÍSICA QUÂNTICA

Em capítulo anterior, você descobriu que a nossa mente consciente tem papel preponderante no fenômeno da materialização de uma onda por meio do colapso da função de onda. Atualmente, muitos experimentos nos laboratórios do mundo inteiro continuam a corroborar essa realidade. Mas, como já relatado, tudo começou com a experiência da Fenda Dupla, a qual demonstra que o observador de um determinado sistema pode mudar o estado quântico desse sistema observado, ou seja, a condição de uma onda ou partícula pode alterar-se com a observação de uma mente consciente. Mas uma realidade só vira outra realidade se você a observa com essa intensão.

Um pesquisador espera que uma onda se comporte como partícula, e ela assim o faz. Nesse mistério, existe uma estreita interconexão entre a onda e a mente do pesquisador, comprovando, assim, que a nossa mente consciente é capaz de criar novas realidades.

Portanto, ao invocar o vocativo Eu Sou (com a máxima intensidade dos sentimentos), através da minha mente consciente, com a intensão de relegar os pensamentos indesejáveis que afloravam de minha mente inconsciente, eu consegui mudar a realidade; consegui substituir a conexão neurônica referente aos pensamentos malévolos por outra, referente à nova recorrência da invocação do benévolo axioma Eu Sou.

CRIE O SEU MANTRA

A propósito, o pensador Thomas Troward, há mais de um século, escreveu sobre os pensamentos[1] "que se o poder do pensamento pode produzir uma coisa, então pode produzir todas as coisas". É desse poder a gênese do axioma que complementa o meu mantra EU SOU quando invoco com todas as forças dos meus sentimentos, EU POSSO!

E Troward arrematava com manifestações convergentes a essas nossas atuais experiências ao afirmar que "[...] nunca podemos destituir o nosso pensamento de sua característica inerente, e a única questão é se devemos usá-lo de maneira ignorante em nosso prejuízo ou de maneira sábia em nosso benefício".

Sempre que pensamentos negativos pretendam aproximar-se de minha mente, simplesmente digo ou penso Eu Sou, Eu Posso! De tanto repetir esse mantra, a conexão neurônica a ele relacionada entrou num processo de petrificação.

Como vê você, não poderia ter encontrado um vocábulo mais adequado para a senha do Anticódigo do que Eu Sou, complementado com o Eu Posso: **eu posso ter minha mente consciente no comando de meus pensamentos; eu tenho o conhecimento suficiente para não aceitar pensamentos negativos impostos por minha mente inconsciente.** Mas lembre-se de que foi necessário modificar de forma positiva aqueles sentimentos negativos fortalecidos por amplitudes poderosas das ondas de energia da fé e da força de vontade inabaláveis no poder que tem os pensamentos para que eu conseguisse mudar a minha realidade.

Portanto, mesmo que o pensamento seja poderoso, não terá o poder suficiente para mudar uma realidade se não potencializarmos a energia de nossos sentimentos tornando-os verdadeiros, absolutamente genuínos.

Você também poderá criar o seu próprio mantra. E, certamente, assim como fiz, encontrará aquele mais adequado ao seu próprio EU. Na minha busca, por exemplo, inicialmente acrescentei outros vocábulos ao EU SOU, como constatará você no **item 2** do Apêndice deste livro. Ali estão elencadas minhas ideias primordiais tais como EU SOU . . . *a vibração e a luz da consciência universal*!; EU SOU . . . *abundante de sentimentos e hábitos positivos*!; ou ainda, EU SOU . . . *grato ao Universo e à vida*! Ou simplesmente EU SOU . . . *grato*. Em verdade, tenho de lhe confidenciar que, com esse mantra de gratidão ao complemento de EU SOU, consigo enlevar-me de tal maneira que todo e qualquer sentimento negativo que tente aflorar-me instantaneamente dá lugar em minha mente a sentimentos benfazejos, a exemplo do perdão, da própria gratidão, da generosidade, de acordo com a especificidade de seus requerimentos. É como se eu ligasse uma chave invisível que fechasse uma porta às negatividades e abrisse outra para deixar-me em estado de graça pela invasão desses bonançosos sentimentos.

Ao expressar esse mantra da gratidão (e conforme as descobertas da psicobióloga americana Loretta Graziano Breuning[4]), o meu cérebro é estimulado a produzir um coquetel químico feito dos hormônios *endorfina, serotonina, dopamina* e *oxitocina* (conhecido pelos neurocientistas como *Quarteto Químico da Felicidade*), o qual inunda o meu organismo presenteando-me com as sensações de prazer, bem-estar e felicidade.

Nada disso é mágica; é tão somente mecanismos da plasticidade cerebral com seus fenômenos de uso e desuso de conexões neurônicas e mecanismos bioquímicos reagindo aos nossos pensamentos de sentimentos positivos.

Sugiro que encontre um mantra de vocábulo curto para que possa ser acionado e dito (ou pensado) com muita rapidez. E ele nem precisa ser necessariamente um vocábulo, pois pode ser até mesmo um sorriso.

Farei agora algumas considerações, as quais podem até lhes parecer redundantes, mas são apenas um desejo meu de enfatizar aspectos desses temas que permearam nossa narrativa (conexões neurônicas; plasticidade cerebral; sentimentos negativos e positivos; pensamentos e emoções como ondas cerebrais e suas vibrações e frequências).

AS VIBRAÇÕES DAS EMOÇÕES

Como disse anteriormente, logo no início de todas essas nossas considerações a respeito da vida e do Universo, a matéria-prima de tudo, de absolutamente tudo, é a energia. E isso porque a matéria no Universo é constituída por átomos, e os átomos são constituídos por elétrons orbitando seus núcleos, como já explicitado. A matéria irradia energia exatamente por conta desses elétrons, porque eles vibram e, por estarem sempre vibrando, geram carga elétrica que cria um campo magnético ao seu redor; e a energia gerada é emitida em forma de ondas eletromagnéticas. E assim, a natureza está sempre em transformação devido às metamorfoses e intercâmbios das suas energias.

Os nossos pensamentos, sentimentos e emoções são ondas eletromagnéticas fornecidas pela atividade eletroquímica das células cerebrais, as quais são comumente conhecidas por ondas cerebrais, e cujas frequências podem ser medidas através de ciclos/segundo, ou Hertz (Hz). Essas ondas modificam essas suas frequências de acordo com as mudanças psíquicas de cada um de nós. E cada um de nós incorpora características únicas das atividades dessas ondas cerebrais, com suas frequências aparecendo em valores mutantes de acordo, como já dito, com o nosso estado mental, mas dentro de um espectro convencionado de **delta, theta, alfa, beta e gama**.[5]

Vimos, então, que existe um estreito relacionamento entre as ondas cerebrais geradas pelos processos eletroquímicos do cérebro e atividades funcionais de nosso organismo. E depreendemos das considerações feitas que estar consciente desses processos nos dá condições de equilibrar as frequências das nossas ondas energéticas, aprendendo a controlar nossas emoções e sentimentos para que trabalhem a nosso favor e não contra.

As emoções podem ser comparadas às cores, que em uma combinação entre as primárias (azul, vermelho e amarelo) originam cores secundárias (laranja, verde e violeta), e assim, misturando-as mais e mais, vão nascendo cores quase que indefinidamente. Analogamente, a combinação de emoções básicas pode resultar em emoções mais complexas.

O equilíbrio das frequências das ondas cerebrais através da requalificação positiva de emoções e sentimentos provoca uma ressonância de ondas de energia positiva aumentando sua amplitude e proporcionando a mudança da realidade. É dessa maneira, e visualizando nossos intentos antecipadamente, que conseguimos colapsar nossos desejos (utilizando a energia de nossa força de vontade e da fé). Por essa razão é que a tão propalada Lei da Atração Universal não tem nenhuma consequência se você apenas desejar. Por exemplo, você deseja um carro novo ou uma casa mais ampla e imediatamente o seu desejo será atendido magicamente pelo Universo. Não. Não será com o simples fato de dirigir seus pensamentos ao Universo que será atendido em seus desejos. A Lei da Atração Universal é um fenômeno secundário, ela existirá independentemente de nossas vontades.

Para que o Universo compartilhe com os seus desejos, vou deixar com você umas dicas que findei por aprender. É necessário que as vibrações de suas ondas de energia (pensamentos, sentimentos e emoções), originadas em sua consciência, estejam em equilíbrio e sejam possuidoras de amplitudes energizadas positivamente para que possam entrar em ressonância com as ondas de energia da Consciência Universal. Você deve mitigar (ou anular) os sentimentos negativos e estar abundante de sentimentos positivos, como o perdão, a generosidade, a gratidão e o amor. E mais, não basta pedir. Tem que saber pedir. E isto significa pronunciar-se com toda a clareza e objetividade possíveis, tornando a comunicação absolutamente efetiva. E o Universo o escutará!

•••●•••

Ao longo dessa nossa caminhada, já lhe confidenciei inúmeras reservas minhas com total desprendimento e agora o farei novamente, e desta vez com uma enorme satisfação: estou feliz. Com muito mais extensão de felicidade do que aquelas minhas pequenas ilhas tão dissolventes. Não mais me atormentam quaisquer perturbações mentais com as quais minha mente inconsciente insista em fustigar-me, alimentando-se de meus sentimentos negativos de então. Com o aprendizado e a absorção do **Eu Sou**, construí uma defesa contínua aos seus ataques, uma casamata edificada com as variáveis determinantes elencadas sobre o alicerce dos conhecimentos da Neurociência, da Psicologia, da Física Quântica e da Filosofia. E como todos esses conhecimentos estão visceralmente conectados com o cérebro (o **Físico**), a **Mente**, a **Emoção** e o duo **Consciência/Espírito,** o nosso Anticódigo nada mais é do que o uso do pentâmero de minha realidade.

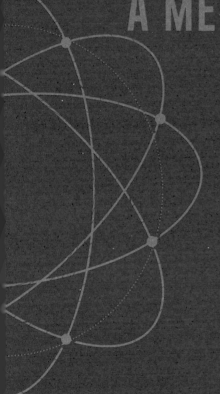

A METÁFORA DO VOO

Às vezes, penso que nasci avião. E confesso a você que nunca consegui me desvestir daqueles com feitura de metal. Eu até tenho em minha casa um simulador de voo. De vez em quando, entro na sua nacele e saio por aí cortando os céus do mundo, pousando nos mais diferentes aeroportos, decolando vezes sem conta para destinos virtuais.

Sabe aquela energia que fluía de Mãe Eliza e da Vó Terezinha naqueles meus momentos iniciais nesta vida, lá nas lonjuras do Sítio do Cucuruto? Certamente foi o combustível que encheu os meus tanques invisíveis. E o meu primeiro vagido, ecoando por entre as paredes da morada campesina, fazia-se como o ronco da pequenina aeronave que se preparava para arremeter por entre a frágil e trêmula luminosidade dos candeeiros alumiando a pista do quarto rústico.

Eu avião, ainda aprendendo a voar, pousei em Pratápolis, mas, após uma breve estadia, rumei para Guaxupé, cuja catedral estendia seus dedos pontudos, talvez querendo tocar aqueles céus tão azuis, e as avenidas ladeavam o Jardim de Cima e o Jardim de Baixo. O Seminário parecia, dali por entre as nuvens de meus olhos infantis, tão pequenino, mas era apenas uma ilusão, pois em breve se tornaria tão gigante diante dos meus olhos de menino, que só perderia em tamanho para o silêncio que habitava suas noites.

E foi ali, naquela pequena cidade, naquele meu novo destino, que sofreria minha primeira turbulência por vivenciar eventos que me machucariam para sempre, pois ficariam gravados em minha mente inconsciente.

Ainda sem um plano definido de voo, à proporção que o caminho do tempo se estirava à minha frente, naveguei por entre as dobras de meu cérebro, afastando-me dos relevos dessa absorvente mente inconsciente enquanto me aproximava da mente consciente – aproximava-me da adolescência. E Mogi das Cruzes surgiu na tela de meu radar. Como acontece com as visões que passam fugazes na transparência do *plexiglass* das aeronaves, desfilaram em meu *plexiglass* os amigos, o bar O Palhaço, o *footing* nas praças, os cinemas, as fanfarras, o Marabossa, o Padre Melo e a materialização do que antes fora visão. Numa manobra de voo vertical, fui em busca da existência de Deus, de uma Consciência Universal, e construí caminhos misteriosos com os ladrilhos da Física Quântica e dos pensamentos de antigos sábios.

Durante um mergulho frontal nos lobos frontais, no meu painel acenderam-se as luzes de alerta que sinalizavam para as causas e os efeitos da minha hiperatividade e minha impulsividade; e, ultrapassando a barreira das dimensões, detectei a **consciência/espírito** flutuando muito além do **físico**, muito além do cérebro.

Do mesmo modo que as naves estelares da ficção científica saltam num átimo de tempo de uma galáxia para outra, também dei um salto (quântico?) em minha vida ao aterrissar na EPCAR. E, depois de absorver seus ensinamentos de disciplina, de companheirismo, de bons hábitos e de fortalecimento do entendimento do poder da **generosidade** e da **gratidão**, alcei voo novamente e tracei meu percurso no sentido de Natal, onde incorporaria aeronaves de ferro no Centro de Formação de Pilotos Militares (CFPM). Eu, avião, pus em mim uma sobrecapa de outro avião, vesti os Zarapas e a grife dos jatos, e com eles saí descobrindo os segredos de como percorrer as vias do firmamento; muitos deles já codificados pela natureza nas asas dos pássaros.

No entanto, muito mais relevante para mim do que descobrir as azinhagas dos céus, foi entender que para percorrê-las tinha de manejar instrumentos intangíveis, como as variáveis determinantes do meu **hiperfoco**, da minha **fé** e da minha **força de vontade** inatas; e compreender que para combater a guerrilha de minha mente inconsciente precisava usar a magia e o poder de abrigar-me no **presente**. Até que um dia deixei aqueles meus pássaros metálicos perfilados em hangares ou à margem da pista e retomei o curso do meu voo, dessa vez retornando no sentido do Sudeste para encontrar-me com outros aviões. E logo estava sobrevoando a AFA em Pirassununga. Ali pousei e dali arremeti três anos depois, buscando em meu horizonte os caminhos de volta a Natal.

Aproximou-se, rapidamente, a pista 16 do CATRE. Voltei a voar em aviões pelos céus do meu pentâmero e tornei-me um piloto de Xavante. Tanto me aperfeiçoei que fui nomeado instrutor de voo e comecei a treinar meus alunos em céus azuis ou enegrecidos de tormenta. E quando cortamos os espaços até Belém, conheci o mais importante instrumento de voo, a **intuição**, uma variável determinante que não fazia parte do painel de navegação colorido à minha frente, mas mostrou-se tão eficaz nos momentos de decisões como nenhum outro. Os meus voos nas aeronaves reais estavam por terminar e novamente retomei os meus voos no eu avião. E, igualmente a qualquer voo, o meu enfrentaria dali a pouco outro tempo tenebroso e turbulento.

As **Empresas** de meus sogros estavam em estado falimentar, e comecei a sobrevoar sobre aquelas circunstâncias. Num gesto de impulsividade, decidi deixar todo o meu universo construído de quadrantes para manobras aéreas; de troar de turbinas a jato; de loops, tunôs, estóis e parafusos; de voos rasantes em combate, para edificar outro universo feito de parafusos, tintas, lâmpadas, chapas metálicas. E nunca mais vestiria aqueles pássaros de metal.

Comecei a pilotar coisas do comércio num universo, com horizontes de vendas e compras e todas as suas nuances. E nesse novo universo pude ver a aplicação plena da **gentileza**, uma das mais importantes variáveis determinantes da natureza humana. Uma década depois, circunstâncias tempestuosas forçaram-me a deixar aquele universo, rasgar os seus limites e penetrar em outro num voo quase cego para principiar sua construção: o universo da educação.

Arquitetei aquele novo mundo desde o ensino fundamental à universidade (com singulares técnicas de gestão) e à educação ambiental. Um universo em que foi possível cultivar variáveis determinantes como os **hábitos angulares**, a **generosidade**, a **gratidão** e as mais diferentes **emoções**; a **resiliência** e novamente o fenômeno de **ver pronta, no futuro, a visão do presente**.

No decorrer desse meu voo, às vezes planícies, às vezes escarpas, a minha mente inconsciente insistia no seu afã de machucar-me, e eu buscava incessantemente encontrar uma maneira de impedi-la. Daí que findei por mapear a geografia das **conexões neurais**, um território que ao fim descobriria ser estratégico para mitigar meus sofrimentos psíquicos. No entanto, antes do combate final, tive de enfrentar uma borrasca de proporções agigantadas que formava-se em meu horizonte.

Eventos negativos como a morte de Mãe Eliza e o divórcio de minha primeira esposa fragilizaram o meu EU, e a minha mente inconsciente ganhou um terreno fértil e adequado para suas escaramuças. Abandonei o teatro de guerra e voei para longe das refregas. Só mais tarde compreendi que precisava voltar e assumir as minhas lutas, e assim retornei com minhas asas, dando o ritmo acelerado do voo da volta; e aprendi a substituir as **conexões neurais** petrificadas com meus pensamentos negativos recorrentes anulando-os, para desespero de minha mente inconsciente, com as novas **conexões** corporificadas no axioma **Eu Sou** – o qual, por sua vez, era a incorporação de todos os conhecimentos adquiridos e usados para a minha libertação psíquica.

Se os aviões possuem seus porões para transportar suas cargas, o eu avião não poderia ser diferente. Sua carga, porém, é de valor tão impossível de ser mensurado, pois constitui-se do **amor** que assume sua essência, como já disse, na forma de outras variáveis determinantes como generosidade, gentileza, gratidão, fé, atitude de servir o próximo.

O meu voo continua, pois nunca deixei de ser avião. E continuo a fazer os meus loops, parafusos e oitos preguiçosos, mas agora nos céus dos meus apaziguados sentimentos e em companhia de minha copiloto Zélia para singrar todos os firmamentos que virão com muito mais suavidade.

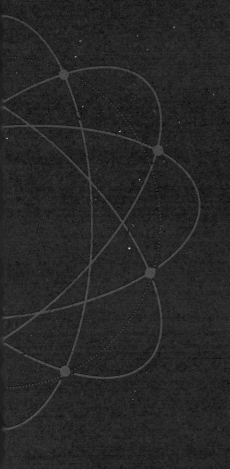

EPÍLOGO

De volta para Barbacena

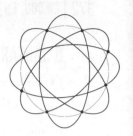

Em setembro de 2018, retornei a Barbacena para comemorar o jubileu dos cinquenta anos da minha turma de 1968 da EPCAR. Senti uma felicidade imensa, indescritível, ao conviver novamente com meus companheiros. Durante todo o tempo em que ali passei, permaneci no **agora** de cada instante. Encontrei-me com meu passado com um sorriso tatuado no rosto. A minha mente consciente estava em pleno domínio dos meus pensamentos, das minhas atitudes, das minhas ações; e a minha mente inconsciente tornou-se impedida de ali estar por conta da maior permanência da minha mente consciente.

Desembarcamos no aeroporto de Belo Horizonte e iríamos de carro até Barbacena para as comemorações da EPCAR. Acompanhavam-me Zélia e minhas filhas Ana Paula, com minhas netas Anita e Nair; e Ana Eliza, com meus netos João Paulo e Ana Luiza. Minha terceira filha Ana Augusta não pôde estar presente naquela festividade, mas nos acompanhou passo a passo graças ao milagre do celular.

Quando chegamos ao nosso destino, a tarde chuvosa já findava. Ficamos bem acomodados no hotel e, ao sair por suas dependências, fui surpreendido com a presença de meus amigos Rezende e Telles Ribeiro, o companheiro das viagens a Tiradentes em busca das pratarias. Sentamo-nos a uma das mesas do restaurante e findamos por rememorar os tempos da EPCAR e falar sobre como pensávamos em resolver os problemas da Força Aérea e, sobrando um tempinho, do mundo também. Alguém nos avisou que o jantar na EPCAR seria às 20h.

O JANTAR

O primeiro compromisso de nossa comemoração seria um jantar no Cassino de Oficiais na EPCAR. A noite chegara. Olhei pela janela do apartamento e vi a cidade estender-se como se fosse um tapete de piche faiscante de luzes. Não parecia que havia se passado meio século desde que ali vivera com tanta intensidade um pedaço de minha vida. E logo me encontraria com aqueles que o vivenciaram comigo. Não nego que estava um tanto inquieto com a proximidade daquele momento, mas imensamente feliz. Eu sorria a todo instante.

Passamos pelo portão da entrada do Cassino dos Oficiais e estacionamos mais adiante. Saltei do carro acompanhado por minha família. Ao entrar no Cassino, eu o vi repleto. Cerca de 150 amigos e suas famílias eram os responsáveis por aquele ininterrupto vozerio que zumbia em cada pedacinho daquele imenso salão. Logo ouvi o primeiro chamado: "Mogi!". E depois outro: "De Paula!". E depois mais outro e outro. Principiaram os abraços e as apresentações. E lá estavam Rivaldo, Vidal, Nicolich, Paulo Roberto, Macagi, Hofmann, Werneck, Chies, Vasconcelos, Ghelli, Hamilton, Feijó, Acióli, Mardem, Damásio, Rangel, Madureira.

No entanto, ali também estavam vários de nossos professores; os meus companheiros Machado e Pohlmann, que alcançaram a patente de Tenente-Brigadeiro; Telles Ribeiro e Salamone, que obtiveram a patente de Major-Brigadeiro; e Paulo Roberto, Negri e Fogaça que chegaram à patente de Brigadeiro do Ar. E o nosso Comandante Segadães. Ali estava ele, e a ele me dirigi.

Estava acompanhado de sua esposa, que conversava com outra senhora na mesa vizinha. Ele a chamou e fez as apresentações.

(**Segadães**) — Este é o De Paula, um dos meus bons alunos. Este rapaz tem feito trabalhos belíssimos em sua vida. Ele até criou uma universidade lá no Rio Grande do Norte. É um empresário bem-sucedido. Tenho muito orgulho dele.

Depois das apresentações, continuamos a conversar e a rememorar várias passagens daqueles idos tempos na escola.

(**Segadães**) — Sabe, De Paula, eu gostava muito de você por conta de positivas atitudes que tomava. Lembra aquele campeonato de futebol de salão entre os esquadrões, quando jogava o primeiro contra o terceiro ano e Cantuária se machucou?

Eu ri ao recordar aquela partida.

(**De Paula**) — Claro que lembro. O Cantuária era um gigante que estava parando aqueles caras que batiam pra valer.

(**Segadães**) — Isso mesmo. E com Cantuária fora do jogo, perguntei quem queria ser o voluntário para substituí-lo e sentar a pua neles. Você foi o primeiro a prontificar-se. Achei aquele seu gesto muito corajoso, já que você não era tão forte assim diante daqueles brutamontes.

Rimos os dois. Outros assuntos vieram e findamos por falar sobre aquele tenso momento do corte de tantos alunos.

(**Segadães**) — Você era realmente um bom aluno, mas o que mais me impressionou foi aquela sua disponibilidade para consertar as creches. Eu vou lhe confessar que aquele seu gesto de ajudar as crianças foi determinante para eu não o cortar. Nunca me esqueci daquilo. Com aquelas suas ações, esqueci completamente a falta de não se apresentar no devido prazo, quando você foi a Mogi. Até hoje fico muito feliz em não o ter desligado.

Conversamos mais um pouco, mas ele não me disse se sabia ou não daquele meu discurso insurreto na rua Tiradentes. Também não perguntei.

Ouvi alguém chamar meu nome em outra mesa. Despedi-me do Comandante. Fui em direção a Moris, que me chamara. Nas mesas próximas encontrei Sydney e Couto Dias. Levantei-me da mesa de Moris e encontrei-me com Mauro, André, Servan. E depois prossegui com meu périplo da amizade.

Foi uma das noites mais felizes que passei na minha vida, ali juntinho de meus companheiros. Uns estavam calvos, outros tinham cabelos brancos, rugas no rosto sinalizando quantos caminhos haviam percorrido. Já não eram mais donos dos corpos rijos pela rotina dos exercícios físicos. O tempo ia dando a sua forma. No entanto, quando os olhava nos olhos, eu só os via como eram em 1968. E eu, como estava? Como já afirmara no capítulo anterior: livre, absolutamente livre de todas as talingas da mente, de todas as amarras psíquicas. Eu não queria nem precisava de mais nada.

E naquela noite feliz, ocorreu ainda o lançamento do livro *Lindos passarinhos*, de meu companheiro Ricardo Nogueira, que conta de forma romanceada a vivência da nossa turma na EPCAR.

UM RETORNO AO PASSADO DA EPCAR

No dia seguinte, pela manhã, estávamos de volta à escola e atravessamos o Portão da Guarda. Às 9h, todos nós estávamos no auditório. Os organizadores do evento e outros companheiros, entre eles Werneck, Temístocles, Machado, Biasus, Pohlmann, referiram-se ao nosso jubileu e foi apresentado uma tocante multimídia com o histórico da turma.

Em seguida, fomos para a cerimônia do descerramento da Placa Comemorativa. Cada instante daquela festividade era um enorme motivo de alegria. Antes de seguirmos para o Pátio da Bandeira, saí com minha família caminhando por aquele chão que tão bem conhecia. Queria apresentar a eles o universo no qual vivera e que fora o portal para outros tantos universos que criaria.

Ali estava o restaurante. Enquanto olhávamos as mesas vazias, eu as via cheias, numa efervescência de jovialidade na qual a azáfama, o converseiro juvenil, tomava conta de cada naco daquele ambiente. No rancho, fomos recebidos por um silêncio tão comprido quanto as fileiras de mesas à espera das novas turmas. Ali, expliquei, durante um período de três anos, nós nos encontrávamos três vezes ao dia, ligando-nos de maneira intensa, e naquele momento deu uma vontade imensa de abraçar novamente meus amigos Lana, Monte, Montoni, William, Debs, Gonçalves e outros que já se foram definitivamente. Peguei meus netos pelas mãos e entrei nas salas de aula, dizendo-lhes que naquelas carteiras havia estudado as ciências e as línguas, mas o que mais aprendera fora ser amigo e gostar do amigo. Nos laboratórios, eu me vi manipulando os equipamentos, os instrumentos e as vidrarias; eu estava ali com 17 anos lado a lado com Rivaldo, Juarez, Vale da Silva, Ribeiro, Ribeiro de Almeida, Ribeiro da Silva, Rangel, Chies, Vanderlan. Fechei a porta daquele universo e saí com eles ao meu lado.

O DESFILE

No Pátio da Bandeira, todos nós, vestidos com camisas azuis, acompanhados de nossas famílias, ficamos de pé para assistir ao desfile dos novos alunos que ingressaram na EPCAR, numa homenagem a nós, os veteranos.

Ao passarem à nossa frente, eu não me contive. O meu riso, que tatuara no rosto até então, deu lugar a mais emoções convulsionadas. Eu estava me vendo em cada um daqueles meninos impecavelmente fardados. Os toques das cornetas e o hino dos esquadrões ao som da banda repicavam em cada pedacinho de meu corpo. No entanto, eu me sentia como se fosse eles – um menino que acabara de entrar para o corpo discente daquela escola.

Ao fim do seu desfile perfeito, fiz questão de conversar com vários daqueles pré-cadetes. Emocionei-me novamente quando ouvi suas histórias para chegar até ali, as quais muito assemelhavam-se à minha própria história. E, então, aí é que eu fiquei muito mais parecido com eles.

O toque da corneta ecoou chamando-nos, os veteranos, para entrarmos em forma. Agora seria a nossa vez. Eu colocara-me no mesmo lugar, na fila da esquerda, onde sempre desfilara.

Quando novamente ressoou o som da corneta, a ordem ecoou no espaço:

— Sentido!

E, logo em seguida, a segunda e definitiva ordem:

— Marchar!

Eu estava ali, com os amigos marchando comigo, Valério no comando, e minha família aplaudindo-me na plateia com lenços em mãos secando os olhos úmidos de emoção. Não podia existir alguém com uma alegria tão genuína quanto aquela que eu emanava naquele ***agora***. Eu me tornara, naquele pátio, o pré-cadete 268 da turma de 1968. Comecei a chorar com um largo sorriso no rosto. Meus óculos escuros talvez conseguissem impedir que me vissem tão emotivo. Em vão.

Rodeavam-me os meus colegas Fontenelle, Coelho, Yamamoto, Claudino, Cunha, Jair, Irber, Rezende, Paulo Roberto, Silva Leal, Antônio Carlos, Pedro, Carvalho, Couto Filho.

De repente, Nicolich avisou:

— Macagi, o Mogi está chorando!

— Tá chorando por quê, Mogi? — perguntava Baioca.

— Saudade daqueles tempos — aventurava-se Gueli.

Não nego, eu estava chorando, mas de muita alegria. Sim. Eu estava chorando. As lágrimas queriam ocultar-se na penumbra dos óculos, mas findavam por revelar-se. Há poucos momentos eu havia dito à minha família que estava completamente livre das artimanhas da minha mente inconsciente, e de todos os sentimentos negativos que nela chegassem, e com acesso ilimitado a todos os sentimentos positivos. Completamente livre. E foi com essa verdade tão duramente de ser construída que findei, gritando como resposta aos meus companheiros.

— Estou feliz e livre!

Eles não sabiam que eu fora libertado dos grilhões invisíveis dos calabouços perversos de uma mente inconsciente. Naquele *agora*, vivia uma catarse que somente eu poderia saber a vastidão de sua amplitude.

E chegamos ao fim do desfile. Abracei meus familiares e meus amigos. Abracei Hofmann, Feijó, José Vieira, Outeiro, Fontenelle, Francisco, Vidal, Chies, entre tantos.

O LEGADO DA EPCAR

Há meio século, quando cheguei à EPCAR, fui surpreendido com a inexistência de diferenças sociais ou econômicas, não havia com ou sem sapatos ou roupas de grife. Era um universo igualitário e, portanto, senti-me igual. Essa foi a primeira e importante diferença de vida que comecei a viver. Acabara de entrar em outro universo e nele encontraria decisivas variáveis determinantes que moldariam a minha maneira de viver no tempo futuro que viria.

Entre as mais importantes impregnou-me a **disciplina**. Não que fosse uma variável estranha para mim, pois já a vivenciara quando seminarista, mas apresentava-se com novas feições de contornos muito mais rígidos. Esse comportamento de disciplinar-se e realizar incumbências sem precisar de qualquer tipo de motivação incorporou-se à minha personalidade e construiu o que hoje sou.

Os três anos de minha vida que usufruí naquela escola amadureceram o meu senso de **responsabilidade**, outra variável determinante basilar. Ali aprendi de vez a ser o único responsável por meus atos, a assumir eventuais erros conjuntamente com suas inevitáveis consequências e nunca transferir sua autoria para quem quer que seja. Com o senso de responsabilidade que ali maturei, ficou mais fácil percorrer os caminhos mais difíceis e ser soberano de minha própria vida. Portanto, a EPCAR foi o meu alicerce para a vida e a ela eu devoto todos os meus sentimentos de gratidão.

A DESPEDIDA

A confraternização após o nosso desfile estendeu-se até a hora do almoço, agendado para o meio-dia, e continuou mesmo após ele, sem trégua. Ao seu término, fiz questão de visitar as mesas para conversar com os amigos com quem ainda não tivera a oportunidade de falar. Abracei com um abraço irmanado Negri, Fuchs, Salamone, Leiras, Hamilton, Mardem, Vasconcelos, Lima, Rivaldo, Boabaid, Biasus, Coelho, Ressaquinha, Lobo, Barão. E assim fui falando com todos em meio a um contentamento visível em cada olhar, em cada rosto.

Depois de me despedir de meus amigos, dirigia-me para a saída quando alguns deles me pediram para tirar umas últimas fotos. E foi com muitos sorrisos que as fizemos, mas a saudade já se desenhava em todos os rostos, os quais, embora marcados pelo tempo, continuavam os mesmos da minha Turma H de 1968.

Já era uma tarde avançada quando deixamos a EPCAR. De Barbacena rumaríamos de volta para Belo Horizonte. Dias felizes os que ali passei. Eu estive presente, eu estive sempre no momento. Deleitei-me em conviver com meus companheiros, mesmo por pouco tempo; desfrutei de suas companhias com carinho, com atenção a cada um. Curti cada conversa, cada revelação, cada história. Enfim, somei alegrias à minha alegria, fiquei mais feliz ainda ao saber que estavam felizes.

E o carro seguia engolindo caminhos.

REFERÊNCIAS BIBLIOGRÁFICAS

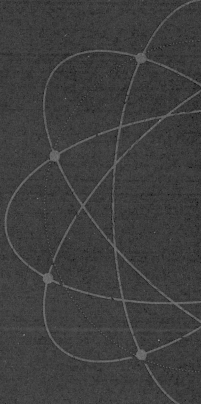

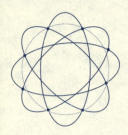

APRESENTAÇÃO

1. CAPRA, F. *O tao da física*. São Paulo: Cultrix, 1983.
2. TROWARD, T. *O poder oculto e outros ensaios sobre a ciência da mente*. São Paulo: Clio, 2011.

CAPÍTULO 1

1. JR, R. M. *A religião do cérebro*. São Paulo: Gente, 2016.
2. MARTINS, J. B. *A história do átomo*: de Demócrito aos Quarks. Rio de Janeiro: Ciência Moderna, 2002.
3. TROWARD, T. *O poder oculto e outros ensaios sobre a ciência da mente*. São Paulo: Clio, 2011.
4. CAPRA, F. *O tao da física*. São Paulo: Cultrix, 1983.

CAPÍTULO 2

1. AZEVEDO, F. A. C. *et al*. Equal Numbers of Neuronal and Non-Neuronal Cells Make the Human Brain an Isometrically Scaled-Up Primate Brain [Números iguais de células neuronais e não neuronais fazem do cérebro humano um cérebro de primata ampliado isometricamente]. *Journal of Comparative Neurology*, v. 513, n. 5, p. 532-541, 2009.
2. MACLEAN, P. D. *The Triune Brain in Evolution*: Role in Paleocerebral Functions [O cérebro trino na evolução: papel nas funções paleocerebrais]. Nova York: Springer-Verlag, 1990.

3. VOLCAN, S. M. A. Relationship Between Spiritual Well-Being and Minor Psychiatric Disorders: A Cross-Sectional Study [Relação entre bem-estar espiritual e transtornos psiquiátricos menores: um estudo transversal]. *Rev. Saúde Pública*, v. 37, n. 4, p. 440-445, 2003.
4. SAAD, M.; MASIERO, D.; BATTISTELLA, L. Espiritualidade baseada em evidências. *Acta Fisiátrica*, v. 8, n. 3, p. 107-112, 2001.
5. KOSSLYN, S. M. Mental Images and the Brain [Imagens mentais e o cérebro]. *Cogn. Neuropsychol*, v. 22, n. 3, p. 333-347, 2005.
6. PYLYSHYN, Z. Return of The Mental Image: Are There Really Pictures in The Brain? [Retorno da imagem mental: existem realmente imagens no cérebro?]. *Trends Cogn. Sci.*, v. 7, n. 3, p. 113-118, 2003.
7. MALINOSKY-RUMMELL, R.; HANSEN, D. J. Long-Term Consequences of Childhood Physical Abuse [Consequências a longo prazo do abuso físico na infância]. *Psychological Bulletin*, v. 114, n. 1, p. 68-79, 1993.
8. KOUIDER, S. *et al.* A Neural Marker of Perceptual Consciousness in Infants [Um marcador neural da consciência perceptiva em lactentes]. Laboratório de Ciências Cognitivas e Psicolinguísticas de Paris, França. *Science*, v. 340, n. 6130, p. 376-380, 2013.
9. NØRRETRANDERS, T. *The Use Illusion*: Cutting Conscious Down to Size [A ilusão do usuário: a diminuição da consciência para o tamanho certo]. Nova York: Penguin Books, 1998.
10. MORAIS, R. J. *As chaves do inconsciente*. Rio de Janeiro: Vozes, 2000.
11. LIPTON, B. H. *A biologia da crença*. São Paulo: Butterfly, 2007.
12. LEWIN, R. Is Your Brain Really Necessary? [Seu cérebro é realmente necessário?]. *Science*, v. 210, n. 4475, p. 1.232-1.234, 1980.
13. MONTESSORI, M. T. A. *Mente absorvente*. Rio de Janeiro: Nórdica, 1949.

CAPÍTULO 3

1. RAMOS, O. *A física quântica na vida real*: nas atividades e nos relacionamentos. 2. ed. Blumenau: Odorizzi, 2015. p. 123.

2. PATIL, Y. S.; CHAKRAM, S.; VENGALATTORE, M. Measurement-Induced Localization of an Ultracold Lattice Gas [Localização induzida por medição de um gás de malha ultracold]. *Phys. Rev. Lett.*, v. 115, 2015.
3. HAWKING, S. *O Universo numa casca de noz*. São Paulo: Mandarim, 2001.
4. HAWKING, S. *O grande projeto*. Rio de Janeiro: Nova Fronteira, 2011.
5. DAWKINS, R. *Deus:* um delírio. São Paulo: Companhia das Letras, 2007.
6. COLLINS, F. S. *A linguagem de Deus*. São Paulo: Gente, 2007.
7. SAGAN, C. *Contato*. São Paulo: Companhia das Letras, 2008.

CAPÍTULO 4

1. BROMBERG, M. C. Aspectos relevantes do Transtorno de Déficit de Atenção e Hiperatividade. *J. Paran. Pediatr.*, v. 3, n. 1, p. 12-15, 2002.
2. ROMAN, T.; SCHMITZ, M.; POLANCZYK, G. V. Etiologia. *In*: ROHDE, L. A.; MATTOS, P. *Princípios e práticas em TDAH*. Porto Alegre: Artmed, 2003.
3. SEGENREICH, D.; MATTOS, P. Atualização sobre comorbidade entre Transtorno do Déficit de Atenção e Hiperatividade (TDAH) e Transtornos Invasivos do Desenvolvimento (TID). *Rev. Psiquiatr Clin.*, v. 34, n. 4, p. 184-190, 2007.
4. LOU, H. C. *et al.* Striatal Dysfunction in Attention Deficit in Hyperkinetic Disorder [Disfunção estriatal no déficit de atenção e transtorno hipercinético]. *Arch Neurol.*, v. 46, n. 1, p. 48-52, 1990.
5. IGARASHI, R. T. *Psicologia budista*. Rio de Janeiro: Gryphus, 2001.

CAPÍTULO 5

1. FRUEHAUF, H. *Todas as doenças vêm do coração*: o papel central das emoções na medicina chinesa clássica. Disponível em: http://medi-

cinachinesaclassica.org/blog/wp-content/uploads/artigos/alldiseases.pdf. Acesso em: 27 jul. 2020.
2. BEAUREGARD, M.; O'LEARY, D. *O cérebro espiritual*: uma explicação neurocientífica para a existência da alma. Rio de Janeiro: Best-Seller, 2010.
3. SABOM, M. B. *Recollections of Death:* A Medical Investigation [Recordações de morte: uma investigação médica]. Nova York: Harper and Row, 1982.
4. SABOM, M. B. *Light and Death:* One Doctor's Fascinating Account of Near-Death Experiences [Luz e morte: o fascinante relato de um médico sobre experiências de quase-morte]. Grand Rapids: Zondervan, 1998.
5. CLARK, K. Clinical Interventions With Near-Death Experiencers [Intervenções clínicas com experimentadores de quase-morte]. *In*: GREYSON, B.; FLYNN, C. P. (ed.). *The Near-Death Experience:* Problems, Prospects, Perspectives. Springfield: Charles C. Thomas, 1984. p. 242-255.
6. RING, K.; COOPER, S. *Mindsight*: Near-Death and Out-Of-Body Experiences in The Blind [Visão mental: experiências de quase-morte e fora do corpo para cegos]. Palo Alto: William James Center/Institute of Transpersonal Psychology, 1999.
7. LOMMEL, V. et al. *Near-Death Experience in Survivors of Cardiac Arrest*: A Prospective Study in The Netherlands [Experiência de quase-morte em sobreviventes de parada cardíaca: um estudo prospectivo na Holanda]. *Lancet*, v. 358, n. 9.298, p. 2.039-2.045, 2001.
8. SABOM, M. B. *Recollections of Death*: A Medical Investigation [Recordações de morte: uma investigação médica]. Nova York: Harper and Row, 1982.
9. NOYES, R. Attitude Change Following Near-Death Experience [Mudança de atitude após a experiência de quase-morte]. *Psychiatry*, v. 43, p. 234-242, 1980.

10. KELLY, E. F. *et al. Irreducible Mind*: Toward a Psychology for the 21st Century [Mente irredutível: em direção a uma psicologia para o século XXI]. Lanham: Rowman & Littlefield Publishers, 2007.
11. HAWKING, S. *O Universo numa casca de noz*. São Paulo: Mandarim, 2001.
12. DEUTSCH, D. *The Ends of the Universe*. The Fabric of Reality: The Science of Parallel Universes – And Its Implications [Os fins do Universo. O tecido da realidade: a ciência dos universos paralelos – e suas implicações]. Londres: Penguin Press, 1997.
13. HAROCHE, S. Controlling Photons in a Box and Exploring the Quantum to Classical Boundary [Controlando fótons em uma caixa e explorando o *quantum* ao limite clássico]. *UFN*, v. 184, n. 10, p. 1.068- -1.088, 2014.
14. WINELAND, D. J. Superposition, Entanglement, and Raising Schrödinger's Cat [Superposição, emaranhamento e criação do gato de Schrödinger). *UFN*, v. 184, n. 10, p. 1.089-1.100, 2014.
15. DUFFAU, H. Brain Plasticity: From Pathophysiological Mechanisms to Therapeutic Applications [Plasticidade cerebral: de mecanismos fisiopatológicos a aplicações terapêuticas]. *J. Clin. Neurosci*, v. 13, n. 9, p. 885-897, 2006.

CAPÍTULO 6

1. LILIENFELD, S. O. *et. al.* The Scientific Status of Projective Techniques [O status científico das técnicas projetivas]. Psychological Science in the Public Interest. *American Psycological Society*, v. 1, n. 2, 2000.
2. HANH, T. N. *Vivendo Buda, vivendo Cristo*. Rio de Janeiro: Rocco, 1997.
3. PERT, Candace. *Molecules of Emotion*: The Science Behind Mind-Body Medicine [Moléculas da emoção: a ciência por trás da medicina mente-corpo]. Nova York: Scribner, 1997.

CAPÍTULO 7

1. PESSOA Jr., O. O problema da medição em mecânica quântica: um exame atualizado. *Cadernos de História e Filosofia da Ciência*, v. 2, n. 2, p.177-217, jul.-dez. 1992.
2. SCHWARTZ, J. M.; STAPP, H.; BEAUREGARD, M. Quantum Theory in Neuroscience and Psychology: A Neurophysical Model of Mind/Brain Interaction [Física Quântica na Neurociência e psicologia: um modelo neurofísico de interação mente-cérebro]. *Philosophical Transactions of the Royal Society B: Biological Sciences*, v. 360, n. 1.458, p. 1.309-1.327, 2005.
3. DAS, L. S. *O tempo de Buda*: abrindo os olhos para as infinitas possibilidades do agora. São Paulo: Cultrix, 2013.
4. TOLLE, E. *O poder do agora*: um guia para a iluminação espiritual. Rio de Janeiro: Sextante, 2002.

CAPÍTULO 8

1. ESPERIDIÃO-ANTÔNIO, V. *et al*. Neurobiologia das emoções. *Rev. Psiq. Clin.*, v. 35, n. 2, p. 55-65, 2008.
2. MESICH, K. *Guia de sobrevivência da pessoa sensível*. São Paulo: Pensamento, 2001.
3. DUHIGG, C. *O poder do hábito*: por que fazemos o que fazemos na vida e nos negócios. Rio de Janeiro: Objetiva, 2012.
4. JAMES, W. *The Principles of Psychology* [Os princípios da psicologia]. Scotts Valey: Createspace Independent Publishing Platform, 2017. v. 1 e 2.
5. COVEY, S. R. *O 8º hábito*: da eficácia à grandeza. Rio de Janeiro: Alta Books Editora, 2017.

CAPÍTULO 9

1. SILVA, A. B. B. *Mentes inquietas*. São Paulo: Gente, 2003.

CAPÍTULO 10

1. VINCE, L. *Codice del Volo*. Milano: Leonardo da Vinci 3 SRL, 2007.

CAPÍTULO 11

1. TROWARD, T. *O poder oculto e outros ensaios sobre a ciência da mente*. São Paulo: Clio, 2011.

CAPÍTULO 12

1. COWEN, A. S.; KELTNER, D. Self-Report Captures 27 Distinct Categories of Emotion Bridged by Continuous Gradients [Autorretrato captura 27 categorias distintas de emoção ligadas por gradientes contínuos]. *Proc Natl Academ. Sci.*, v. 114, n. 38, p. 7.900-7909, 2017.

CAPÍTULO 13

1. JUNG, C. G. *A natureza da psique*: a dinâmica da psique. Petrópolis: Vozes, 2011. parte 2, v. 8.
2. WAN, X. *et al.* Developing Intuition: Neural Correlates of Cognitive--Skill Learning in Caudate Nucleus [Intuição em desenvolvimento: correlatos neurais da aprendizagem de habilidades cognitivas no núcleo caudado]. *Journal of Neuroscience*, v. 32, n. 48, p. 17.492-17.501, 2012.
3. BECHARA, A.; DAMASIO, H.; DAMASIO, A. R. Role of The Amygdala in Decision-Making [Papel da amígdala na tomada de decisão]. *Annuals of the New York Academy of Sciences*, v. 985, n. 1, p. 356-369, 2003.
4. BECHARA, A. *et al.* Different Contributions of the Human Amygdala and Ventromedial Prefrontal Cortex to Decision-Making [Diferentes contribuições da amígdala humana e do córtex pré-frontal ventromedial para a tomada de decisão]. *The Journal of Neuroscience*, v. 19, n. 13, p. 5.473-5.481, 1999.
5. MOSSBRIDGE, J.; TRESSOLDI, P.; UTTS, J. Predictive Physiological Antecipation Proceding Seemingly Unpredictable Stimuli: a Meta-

-Analysis. [Antecipação fisiológica preditiva provocando estímulos aparentemente imprevisíveis: uma meta-análise]. *Front Psychol*, v. 3, n. 390, 2012.
6. CAPRA, F. *O tao da física*: um paralelo entre a física moderna e o misticismo oriental. São Paulo: Cultrix. 1983.

CAPÍTULO 14
1. VERGARA, S. C. Razão e intuição na tomada de decisão: uma abordagem exploratória. *Revista de Administração Pública (RAP)*, v. 25. n. 3, p. 120-138, 1991.
2. PARIKH, J. *Intuição*: a nova fronteira da administração. São Paulo: Cultrix, 1997.

CAPÍTULO 15
1. MANUAL DIAGNÓSTICO e Estatístico de Transtornos Mentais. Associação Americana de Psiquiatria. DSM. 5. ed. Porto Alegre: Artmed, 2014.
2. RETNOWATI, G.; SALIM, R. M. A.; SALEH, A. Y. Effectiveness of Picture Story Books Reading to Increase Kindness in Children Aged 5-6 Years [Eficácia da leitura de livros de história ilustrada para aumentar a bondade em crianças de 5 a 6 anos]. *Língua Cultura*, v. 12, n. 1, p. 89-95, 2018.

CAPÍTULO 16
1. NEUROTICS ANONYMOUS INTERNATIONAL LIAISON, INC. As Leis da Doença Mental e Emocional (definição, origem, manifestação, prognóstico e cura). *Journal of Mental Health*, 1969.

CAPÍTULO 17
1. CURY, C. R. J. A questão da autonomia universitária. *Universidade e Sociedade*, ano 1, n. 2, p. 25-29, 1991.

CAPÍTULO 18

1. ODEBRECHT, N. *Sobreviver, crescer e perpetuar. Tecnologia Empresarial Odebrecht (TEO)*. Rio de Janeiro: Editora Fundação Odebrecht, 2008.
2. LIPTON, H. B.; BHAERMAN, S. *Evolução espontânea*. São Paulo: Butterfly, 2013.
3. LUSKIN, F. *O poder do perdão*: uma receita provada para saúde e a felicidade. Brasília: Francis, 2002.

CAPÍTULO 19

1. TROWARD, T. *O poder oculto e outros ensaios sobre a ciência da mente*. São Paulo: Clio, 2011.
2. WATTS, A. *The Way of Zen*. Nova York: Knopf Doubleday Publishing Group, 2011.
3. CLAUSSEN, M. S. *O livro de ouro de Saint Germain*. Porto Alegre: Editora Ponte para Liberdade, 2007.
4. BREUNING, L. G. *Los Hábitos de un Cerebro Feliz*. Barcelona: Ediciones Obelisco, 2017.
5. TAPAN DAS, T. *Brain Waves Create Consciousness* [Ondas cerebrais criam consciência]. *International Journal of Development Research*, 8, (06), pp. 20910-20912, 2018.

APÊNDICE

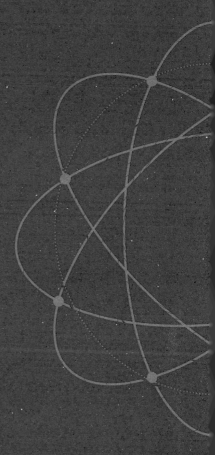

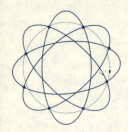

1. RETRATOS DA EPCAR

No Pátio da Bandeira, todos nós, vestidos com camisas azuis, acompanhados de nossas famílias, ficamos de pé para assistir ao desfile dos novos alunos que ingressaram na EPCAR, numa homenagem a nós, os veteranos. Ao passarem à nossa frente, eu não me contive. O meu riso, tatuado no rosto até então, deu lugar a mais emoções convulsionadas.

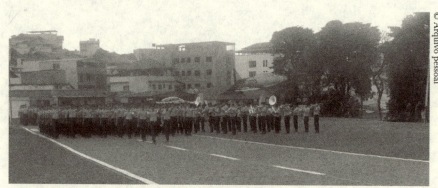

Desfile dos atuais pré-cadetes em homenagem aos cinquenta anos da turma de 1968.

Eu estava ali, com os amigos marchando comigo, e minha família aplaudindo-me na plateia com lenços em mãos secando os olhos úmidos de emoção. Não podia existir alguém com uma alegria tão genuína quanto aquela que eu emanava naquele agora. Eu me tornara, naquele pátio, o pré-cadete 268 da turma de 1968. Comecei a chorar com um largo sorriso no rosto. Meus óculos escuros talvez conseguissem impedir que me vissem tão emotivo. Em vão.

Há meio século, quando cheguei à EPCAR, fui surpreendido com a inexistência de diferenças sociais ou econômicas. Não havia com ou sem sapatos ou roupas de grife, era um universo igualitário e, portanto, pela primeira vez senti-me igual. Essa foi a primeira e importante diferença de vida que comecei a viver. E agora, meio século depois, ao lado de meus amigos de banco escolar e de minha família, continuo com aquele mesmo sentimento de ser igual que a EPCAR incutiu em mim quando ali fui viver três anos de minha vida.

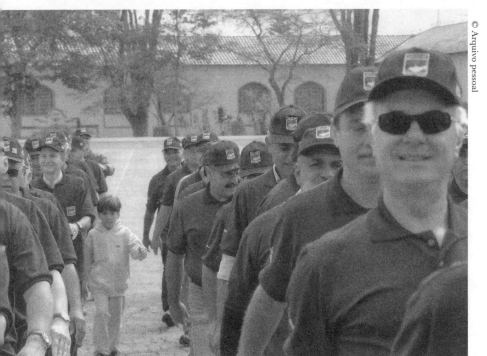

Paulo de Paula (primeiro à direita) desfilando com os seus companheiros no desfile de cinquenta anos da turma de 1968.

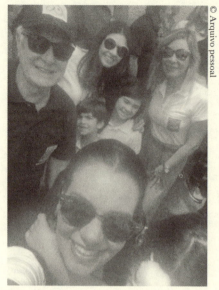
Paulo, após o desfile, com a esposa Zélia, as filhas Ana Paula e Ana Eliza, e os netos Ana Luiza e João Paulo.

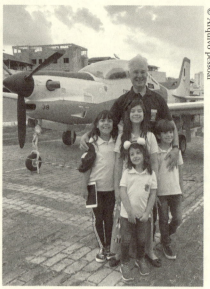
Paulo com os netos Lulu, Cabrita, Nanã e JP.

• • • • • •

Depois de me despedir de meus amigos, dirigia-me para a saída quando alguns deles me pediram para tirar mais algumas fotos. E foi com muitos sorrisos que as fizemos.

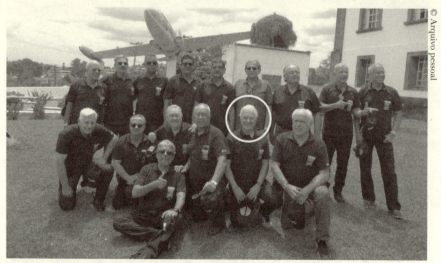
Foto dos cinquenta anos da turma H de 1968 da EPCAR. Logo atrás, é possível ver ao alto um avião xavante no qual Paulo de Paula foi instrutor em Natal. Na fotografia temos a sensação de um voo rasante, como se o avião quisesse surpreender os que estão logo abaixo.

Apêndice | 393

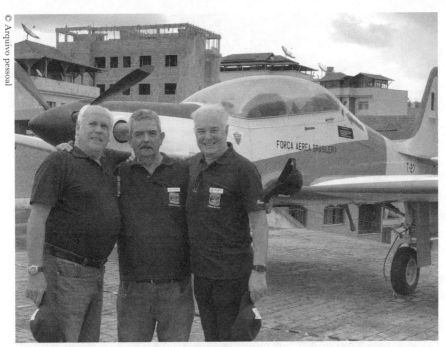

Após o desfile, De Paula (primeiro à direita), Vasconcelos e Macagi.

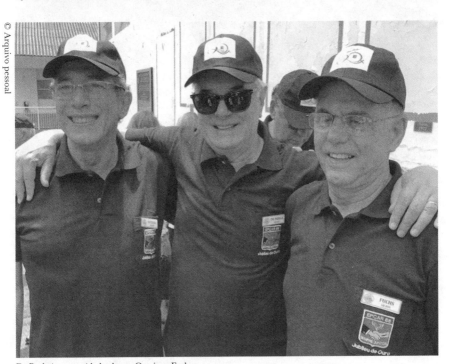

De Paula (ao centro) ladeado por Outeiro e Fucks.

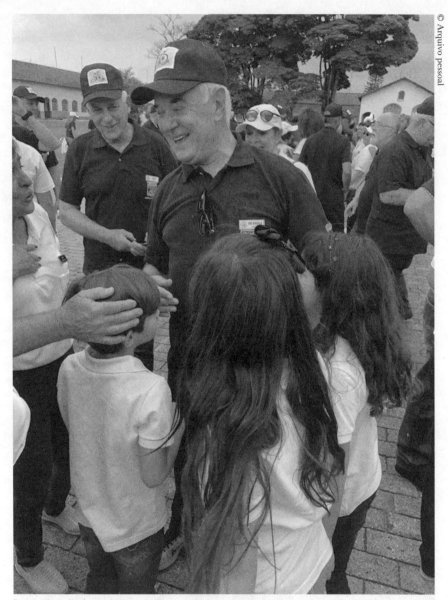

Paulo, após desfile, festejando com a família e, ao fundo, o grande amigo Chies.

Aquele meu estado de espírito foi capturado em toda a sua vasteza e completude pelos sentimentos de minhas filhas Ana Paula, Ana Eliza e Ana Augusta, explicitados com pureza e singeleza numa carta a mim enviada, os quais eu não poderia repassar sem transcrevê-la na íntegra.

Oi, Pai. Segue a carta que escrevemos quando voltamos de Minas Gerais. Com amor!!!

Essa ida a Barbacena nos fez entrar num túnel do tempo e voltar cinquenta anos, quando ainda não éramos nascidas, a uma fase que foi tão importante e especial para a sua formação, crescimento e vida. Ver o encontro do passado com o presente foi emocionante. Todas nós ali presentes sentimos como você estava feliz. Daí que não resistimos e choramos um choro incontido de emoção.

Mas a verdade é que foi muito difícil segurar as lágrimas diante de tanta felicidade, de tanta alegria, quando éramos sabedoras do quanto era especial aquele lugar para você e muito mais especial aquele momento.

Na época, você nem sabia, mas foi toda aquela disciplina que lhe fez estruturar seus pensamentos e fortalecer seus valores, criando a sua forte personalidade; fortalecendo os seus sentimentos tão bons e dando-lhe a visão singular que lhe fez ver tão à frente e construir uma linda história de amor e sucesso.

Temos certeza de que foi muito difícil para você deixar esse seu mundo aeronáutico que tanto amava, e que lhe dava segurança, para enveredar por caminhos tão diferentes como os dos empreendimentos, do comércio. Imaginamos que tenha sido uma das mais difíceis decisões de sua vida. Mas você venceu todas as intempéries que lhe propuseram como provações; libertou-se do passado e voou mais do que em seus aviões.

EU SOU, EU POSSO!

Por onde passou semeou sementes de amor. Plantou generosidade e colheu gratidão; plantou gratidão e colheu reconhecimento. E até hoje continua sendo um semeador de generosidade.

Você é o pai mais digno de admiração e orgulho. Jamais nos esqueceremos do seu exemplo, das suas lições de fé e de força de vontade; de seus mantras repetindo que atentássemos para a identificação das variáveis determinantes da vida. Por continuar sendo um pai e um ser humano tão extraordinário, faz crescer em nós o nosso amor, o nosso orgulho e a nossa admiração por você. Só podemos agradecer a Deus o destino de tê-lo como pai; só desejamos que nossas filhas, filhos, netos e netas venham a orgulhar-se tanto de nós, como nós nos orgulhamos de você. Obrigada por ser nosso pai.

Ana Paula, Ana Eliza, Ana Augusta

2. A CAMINHADA PARA ENCONTRAR O MEU ANTICÓDIGO

PRIMEIRO PASSO:

Utilizei conexões neurológicas positivas com o objetivo de sedimentá-las ao meu inconsciente:
— *Eu sou parte do todo e o todo é parte de mim!*
— *Eu sou parte da Consciência Universal! Eu posso realizar tudo o que eu desejo!*
— *Eu sou o som, a vibração e a luz da Consciência Universal! Eu posso me conectar com o todo!*
— *Eu sou a plasticidade do meu cérebro! Eu posso substituir os registros negativos da minha mente!*
— *Eu sou abundante de sentimentos e hábitos positivos! Eu posso expandir a consciência!*
— *Eu sou abundante na saúde física, mental e espiritual! Eu posso viver em equilíbrio!*
— *Eu sou o perdão! Eu posso me perdoar e perdoar o próximo!*
— *Eu sou próspero! Eu posso criar riquezas!*
— *Eu sou o amor! Eu posso amar e ser amado!*
— *Eu sou sábio! Eu posso observar e viver no presente!*
— *Eu sou, eu posso melhorar e elevar meus sentimentos!*
— *Eu sou, eu posso colapsar os meus desejos!*
— *Eu sou, eu posso cocriar meus objetivos!*
— *Eu sou, eu posso eliminar minhas crenças negativas e substituí-las por novas crenças positivas!*
— *Eu sou, eu posso atrair vibrações positivas!*
— *Eu sou, eu posso utilizar a lei da atração a meu favor!*
— *Eu sou grato ao Universo e à vida! Eu posso ver meu desejo realizado!*

SEGUNDO PASSO:

Condensei a mensagem com o objetivo de acessar o inconsciente com maior precisão e efetividade:
— *Eu sou equilibrado!*
— *Eu sou abundante!*
— *Eu sou o perdão!*
— *Eu sou o amor!*
— *Eu sou sábio!*
— *Eu sou feliz!*
— *Eu sou gentil!*
— *Eu sou generoso!*
— *Eu sou solidário!*
— ***EU SOU GRATO!***

TERCEIRO PASSO:

— *EU SOU!*
— *EU SOU!*
— *EU SOU!*
EU SOU!!!

CARO LEITOR,

Queremos saber sua opinião sobre nossos livros.
Após a leitura, curta-nos no facebook.com/editoragentebr,
siga-nos no Twitter @EditoraGente,
no Instagram @editoragente
e visite-nos no site www.editoragente.com.br.
Cadastre-se e contribua com sugestões, críticas ou elogios.

*Este livro foi impresso
pela Gráfica Loyola
em papel pólen bold 70g
em setembro de 2020.*